国家出版基金项目
NATIONAL PUBLICATION FOUNDATION

医学传播学

Medical Communication

from Theoretical Models
to Pratical Exploration

从理论模型到实践探索

王韬 牟怡 徐仲卿 著

上海科技教育出版社

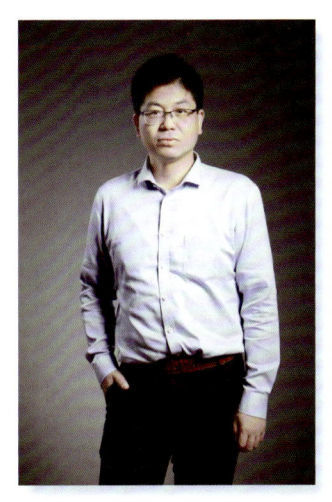

◀ **王 韬** 教授，博士生导师

>> 现任同济大学附属东方医院国家临床重点专科、上海市重中之重学科急诊医学部常务副主任，应急管理办公室主任，灾难医学教研室主任；上海交通大学媒体与传播学院健康与医学传播研究中心主任，同济大学艺术与传媒学院应急管理与灾难舆情研究中心主任。兼任中国科普作家协会医学科普创作专委会主任委员，中国医师协会医学科普分会医学传播学专委会主任委员，上海市科普作家协会医疗健康专委会主任委员，上海市中西医结合学会科普专委会主任委员等10余个重要学术职务。

>> 首创"科普学术化"理论，将医学科普实践上升到医学传播学的学科构想并成为学科带头人，在上海交通大学医学院开设了医学传播学选修课，在上海交通大学医学院附属同仁医院建立了医学传播学教学示范点。创立了"达医晓护"医学传播智库，"达医晓护"是中国科协"科普中国"品牌和国家卫健委"健康中国"入驻品牌，上海市"十三五"公民素质建设示范项目。

>> 以第一或通信作者身份累计发表论文近80篇，包括国际权威期刊《柳叶刀》，影响因子达到45.217；主编著作4部，获国家专利11项；近3年带领团队先后获得医学传播相关课题39项，包括一项国家社科基金重大项目。获科技部全国优秀科普作品，上海市科技进步奖一等奖，中国科技传播奖先进个人，中华医学科技奖科普奖等荣誉10余项；同时也是上海市科普教育创新奖"科普杰出人物奖"，中国科协"十大科学传播人物"，人民网首届"国家名医"等称号的获得者。

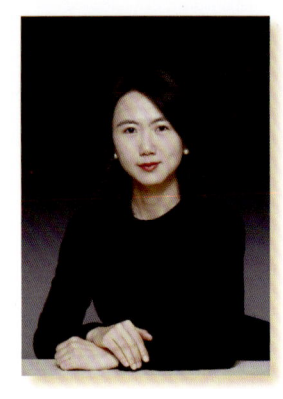

◀ **牟 怡** 特别研究员，博士生导师，传播学博士

>> 上海交通大学媒体与传播学院特别研究员、博士生导师，上海市浦江人才（2017），"达医晓护"医学传播智库学术部主任，上海交通大学媒体与传播学院健康与医学传播研究中心副主任，未来媒体与人机传播研究中心主任。

>> 主持或完成包括教育部人文社科项目在内的多个健康传播科研项目，其中包括健康传播框架下的大学生艾滋病风险行为干预机制研究，社会网络视角下的老年群体健康传播研究，中国网民通过网络获取中医养生信息的行为与态度研究等。

>> 现为5份国际学术期刊编委并担任18份国际学术期刊的论文评审，系国际传播学会、国际中华传播学会和中国新闻史学会会员及中华预防医学会健康传播专业学组成员。已发表70余篇论文，其中包括20多篇SSCI、EI、SCI期刊论文，30余篇论文被国际传播学会、新闻与大众传播教育学会等国际学术会议接收。多次荣获国际国内会议最佳论文奖。

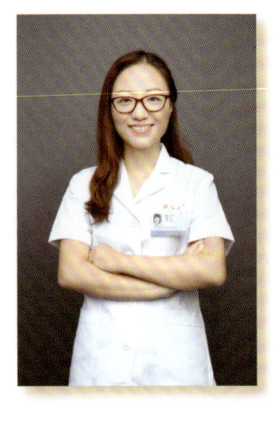

◀ **徐仲卿** 主任医师，医学硕士

>> 上海交通大学医学院全科医学系副主任，上海交通大学医学院附属同仁医院全科医疗科行政主任，上海交通大学医学院附属同仁医院全科教研室主任。兼任中国医师协会医学科学普及分会医学传播学专业委员会副主任委员，上海交通大学媒体与传播学院健康与医学传播研究中心副主任，上海交通大学女教师女医师学术交流协会副会长，上海中西医结合学会急救专委会副主任委员，世界中医药学会联合会急症专业委员会常务理事，上海中西医结合学会医学科普专委会医学传播学组组长等10余个重要学术职务。

>> 负责创建了上海交通大学医学院附属同仁医院全科医疗科，长期从事全科医学临床及教学工作，致力于区域内全科医疗体系的一体化及全科医生终身继续教育体系的构建及评价。

>> 近5年来主持及参与多项课题，在国内外期刊发表论文10余篇，参编著作2部。2019年获上海交通大学医学院三八红旗手称号。

推荐序

移动互联网逐渐成为公众首选信息渠道,医学与健康传播出现了新变化。《2017年中国网民科普需求搜索行为报告》显示,在八大科普主题中,健康与医疗的搜索占比为63.16%,位居第一。然而,同期发布的《2017年健康素养监测报告》显示,我国公民的健康素养水平仅为14.18%。这两组数据表明,我们的医学科普事业任重道远。

当前,"人人传播,万物皆媒",健康资讯市场高度繁荣,内容质量却参差不齐,虽不乏优质医学科普内容,但也充斥着谣言和伪科学。究其原因,很重要的一点在于,专业医务人员在健康传播领域的参与深度与广度不够,专业性和实用性都有待提高。如何推动更多权威医护专家对大众发声,如何加强网络健康知识的甄别,如何让医学与传播有机结合……这些亟待破解的难题,催生了传统的健康传播学向医学传播学的创新与发展。

医学传播学是一门以专业医务人员为研究主体的全新的学术门类,同时也是医学、传播学、社会学等多学科交叉研究领域,是应对公共卫生服务诸多问题和挑战的重要策略,是保障和增进公众健康的重要手段。这本《医学传播学:从理论模型到实践探索》正是王韬等人多年来对医学传播学从理论和实践两方面不断探索的结晶。该书明确阐述了专业医务人员为什么要做科普,做什么样的科普和如何做科普,特别是如何用医学传播理论来指导科普实践这些关键性问题,意义重大。

在我看来,专业医务人员,运用医学传播的理论与技巧,有诸多好处。

首先,有利于医患沟通,成为临床工作的重要辅助。其次,有利于患者教育,有益康复养护,加速康复过程,减少后遗症。更重要的是,医学传播可以推广健康文明的生活方式,推动公众自我健康管理,为疾病预防、全民健康作出贡献。每个人都可能患病,每个人对医学常识的基本需求,就是做好医学传播工作的源动力。做好医学传播,是"健康中国"战略的重要一环,可真正实现"从以治病为中心"转向"以人民健康为中心"。

我欣喜地得知,这本《医学传播学：从理论模型到实践探索》的作者团队,已经在医学院校开展了医学传播学的选修课,并建立了医学传播学教学示范点,这种理论与实践的高度结合,使我对医学传播学的发展前景充满期待。或许在不久的将来,以这本著作为起点,会涌现出一大批医学传播的研究者、教学者、实施者,以及更多拥有医学传播知识与技能的青年医务人员。那么,这将是我们科普事业的大喜事,是"健康中国"事业的大喜事。

中国工程院院士

上海市科普作家协会理事长

钱旭红

2019 年 6 月 30 日

前言

在社交媒体空前发达的今天,微信朋友圈里转发文章最多的可能就是健康养生类资讯了,而最让人不放心的却也是这些消息。中国科学技术协会近几年举办的"科普中国"十大"科学"流言终结榜上,几乎清一色的都是健康方面的谣言。究其原因,一方面公众对各种健康、养生、医疗信息的需求日益增长;但另一方面,人们并不知道应该如何做,也缺乏获得关于健康、养生资讯,以及医疗资源分布和求诊知识的权威渠道。那么,作为专业的医疗和科学工作者,我们在为病患进行临床诊治以外,还可以做些什么?由此,我们萌生了探索医学传播学的想法。

其实,很久以前,身边就有很多医务人员在自发地撰写一些有关医学科普的文章,多数凭的是自己的兴趣爱好,没有形成体系,也不一定能长期坚持。与此同时,一些毫无医学背景的人士,通过网络搜索资料也开始写医学科普文章。如何能确保这些文章的质量以及医学传播内容的可靠性,是值得我们深思的。

健康是民生,普通百姓对于个人与家庭的健康问题都非常关心,然而,他们获取医学知识的渠道却非常有限。在科技发达的今天,各种自媒体、新媒体层出不穷,网络已经成为人们获取医学知识的主要平台,有些平台为了提高点击量,用各种骇人听闻的标题引发人们的焦虑情绪来牟利,更有甚者因商业利益而主动传播谣言,造成了医学科普市场空前繁荣却乱象丛生的现状。因此,医学科普亟须规范,而医学传播科学体系的建立恰恰可以解决此间的问题,让更多的专业医务人员来研究、创作、甄别、传播,从而限制"伪科学""标题党"的出现,提升全民健康素养,推动健康中国建设。与原有的健康传播学相比,我们倡导的由专业医务人员主导的医学传播学无疑有其独特的地位与优势。

在这本著作里,我们解读了医学传播学的理论模型,并逐一厘清其与医学科普、健康传播、一般科学传播的关系与不同,并从医学实践的角度出发,运用众多实例来说明医学传播在现实中的应用方式及意义。应该说,这本著作的完成是赋予全新学术内核的医学传播学学科建设的关键一步。

当然,医学传播学现在还处于起步阶段,但是伴随着人民健康的需要以及健康中国的需要,我们相信医学传播学必将逐渐兴起,成为一门热门学科。目前,医学传播学已经正式列入上海交通大学医学院的选修课,未来希望会有越来越多的医学院校开设类似的课程,在医学生中建立医学传播的理念,培养医学传播的人才,为广大人民群众传递正确的医学知识,并最终实现降低疾病的整体发病率与死亡率、提高人群的健康水平的目标。

本著作中的研究工作获得了以下相关基金的大力支持:

1. 国家社科基金重大项目子课题:医学传播资源的整合优化对医患关系影响路径研究(项目编号 18ZDA088)。

2. 国家社科基金项目:基于 HCP 理论的卫生资源配置区域差异化影响路径实证研究(项目编号 18BGL242)。

3. 国家卫健委宣传司项目:"医学科普素材收集及原创作品制作"健康科普委托项目。

4. 上海市教委课题:高校健康科普教育模式探索与效果评价:基于"达医晓护"的实证研究(项目编号 A1802)。

5. 上海市育委卫生工作委员会课题:以"达医晓护"科普品牌牵头的中国医学传播智库建设研究。

最后,感谢为设立医学传播学选修课作出开创性贡献的上海交通大学医学院附属同仁医院马骏院长和医学院学指委副秘书长周栋。同时,要感谢为我们这本书稿提供内容的赵文穗、江燕、庄建林、夏乐敏等专家。衷心感谢钱旭红院士欣然为本书作序。特别感谢庄辉和褚君浩两位院士对本书的大力推荐,使本书的出版获得了国家出版基金的项目资助。这对我们是极大的支持和鼓励。

王　韬　牟　怡　徐仲卿

2019 年 6 月于上海

目录 CONTENTS

第一部分　概　　论 / 1

第一章　医学传播的定义及特点 / 3

　第一节　医学传播的定义 / 4
　第二节　医学传播与医学科普的关系 / 11
　第三节　医学传播与健康传播的关系 / 14
　第四节　医学传播的特点 / 17

第二章　医学传播的基本模型 / 20

　第一节　科学传播模型 / 20
　第二节　医学传播模型 / 29
　第三节　医学传播与医学研究的关系 / 33
　第四节　案例分析 / 35

第二部分　医患交流——诊室里的医学传播 / 39

第三章　医患人际传播基本模式及特点 / 41

　第一节　医学模式 / 41
　第二节　医患关系模式 / 49
　第三节　医患人际传播过程及特点 / 53

第四章　医患交流的原则及技巧 / 59

　第一节　医患交流的原则 / 59
　第二节　医生与患者交流的技巧 / 66
　第三节　护士与患者交流的技巧 / 72
　第四节　医技人员与患者交流的技巧 / 74

第五章　新时期医患交流的挑战与应对 / 77

第一节　医患交流的现状、挑战及应对 / 77
第二节　"互联网医生"现象及应对 / 86
第三节　"奶奶医生"现象及应对 / 89

第三部分　针对特定人群的医学传播 / 93

第六章　健康教育、健康促进与健康管理 / 95

第一节　健康教育、健康促进与健康管理 / 95
第二节　健康行为模式 / 102

第七章　健康教育、健康促进与健康管理流程 / 113

第一节　需求评估 / 115
第二节　健康教育与促进计划的执行 / 118
第三节　效果评价 / 119
第四节　健康管理的流程 / 124

第八章　针对特定人群的医学传播案例——以骨质疏松症为例 / 136

第一节　骨质疏松症的影响因素 / 136
第二节　生活习惯方面 / 137
第三节　行为干预方面 / 139
第四节　总结与讨论 / 141

第四部分　面对普通公众的医学传播 / 143

第九章　面对普通公众的医学传播理论 / 145

第一节　普通公众的医学科普需求与现状 / 145
第二节　针对普通公众的医学传播模式 / 147
第三节　针对普通公众的医学传播三个层次 / 149

第十章　医务人员的科普原则与技能 / 155

第一节　医务人员的科普原则 / 155
第二节　如何撰写医学科普文章 / 159
第三节　如何与传统媒体打交道 / 160
第四节　如何控制疫情舆情 / 162

第五节　如何选择传播内容 / 163

第五部分　实践探索 / 165

第十一章　以"达医晓护"医学传播智库为例的医学传播实践 / 167

第一节　"达医晓护"医学传播智库建设情况 / 167
第二节　传播情况与社会评价 / 171
第三节　"达医晓护"的发展历史 / 171
第四节　经验总结 / 173

第十二章　不同情境下的医学传播实践 / 175

第一节　诊室传播案例 / 175
第二节　社区及公众场合传播案例 / 176
第三节　工作场所的医学传播 / 180

第十三章　创新型的医学传播探索 / 183

第一节　新媒体和自媒体医学传播 / 183
第二节　医学科普相声 / 184

附　录 / 189

附录一　创新模式下的健康传播方法与策略的探索和实践 / 191
附录二　校园传染病科普宣传的思考与实践
　　　　——以《健康防护林》传染病科普平台探索实践为例 / 196
附录三　新时期医学科普创作的特点及对创作者的要求 / 202
附录四　"达医晓护"线上子刊（部分）/ 207
附录五　医学科普文章集锦 / 215

第一部分

概 论

医学传播学:从理论模型到实践探索

第 一 章
医学传播的定义及特点

千万年来,人类在不断与疾病作斗争的过程中逐渐积累了丰富的医学知识,形成了不同的医学体系,也在不断地以各种方式传播医学知识。现代医学之父、古希腊医学家希波克拉底早在两千多年前就发出誓言:"无论身在何地,无论患者是男人还是女人,是高贵的人还是低微的奴婢,我唯一的目的,就是为他们谋求幸福……"在中国历史上,无论是三国名医华佗创立五禽戏,还是唐代药王孙思邈在民间推广屠苏酒,无不彰显出中国古人高超的医术和有效的传播手段[1]。同时,古人也非常重视医学领域的健康教育,战国时期,我国历史上第一部医学典籍《黄帝内经》中写道:"上医治未病,中医治欲病,下医治已病。"这里提到的理念与如今现代医学中疾病三级预防1的概念类似,不仅指出了预防疾病的重要性要高于治疗已有的疾病,也指出了无论是治疗疾病还是预防疾病,主体都是医生。然而到了传播技术发达的今天,一方面,信息大爆炸,大众无时无刻不在各种信息的裹挟之中,信息的来源也参差不齐,并非所有的医学信息都来自专业的医务人员,也并非所有的医学信息都真实可靠;另一方面,普通民众的科学素养尚未达到较高的水准,根据中国科学技术协会2016年公布的第九次中国公民科学素质调查结果显示,我国具有科学素质的公民比例为6.2%,虽然较以往有了稳步提升,但是与西方发达国家相比还有相当大的差距,这也就意味着现阶段,我国绝大部分的公民还不具有良好的科学素养。以上原因使得普通民众很难从当今爆炸式的信息流中有效甄别出正确、有使用价值的医学知识,更有可能受到那些虚假信息或者错误信息的误导,以至于造成严重的后果。近年来层出不穷的虚假医生,如张悟本、刘洪斌,以及错误信息导致的误诊、错诊,如魏则西事件等,便是鲜活的例子。因此,在医学传播领域,大众普遍呼唤"专业队"(由专业医务人员进行医学传播的队伍)的出场,同时,医务人员的医学科学传播实践活动也迫切地需要得到理论

---

1 第一级预防即病因预防,第二级预防又称"三早"预防,即早发现、早诊断、早治疗,第三级预防又称临床预防。详见后文。

指导。

医学传播作为一种实践活动由来已久，然而出现在学术领域则是近期才逐渐开始的。医学传播从医学、科学史、科学哲学、传播学等各个学科不断汲取养分，逐渐形成了自己独立的学科体系。以下我们就从医学传播的定义谈起，逐一厘清它与医学科普、健康传播、一般科学传播的关系，并提出其特点。

第一节　医学传播的定义

医学科学传播，简称医学传播，顾名思义即是关于医学科学的传播。医学传播是从医学和科学传播中新兴出来的一个交叉领域，与传统科普有着密切的关系。按照美国学者斯蒂文·李特约翰（Stephen W. Littlejohn）和卡伦·福兹（Karen A. Foss）关于学科分支的观点[1]，我们可以认为科学传播是一个跨学科的元领域（meta-field），那么医学传播无疑是这个元领域非常重要的一个组成部分。而同时，医学传播着眼于从事传播的医务人员，因此从学科归属上，更倾向于医学。

根据传播最基本的"5W"模型[2]，医学科学传播包含了以下五个要素。

第一，谁（Who）来传播？

从科学传播中分支出来的医学科学传播强调信源的权威性与科学性，因此传播者必须是专业的医务人员，具体包括具有执业资格的医生、护士以及医技人员等处于临床一线的医疗工作者，各类具有医疗资质的正规医疗机构，也包括具有较高医学素养的医学研究生。而医学本科生由于其医学知识尚不全面，不能作为单独的医学传播者。这也与传统的科普通常由一线科学家担任信源主体保持一致。

传播主体，是一切科学传播的基石。主体偏差，给传播带来的教训比比皆是，当年的张悟本事件可以算是一个重要案例。张悟本号称自己是国内"中医食疗第一人"，出版的《把吃出来的病吃回去》一书，在社会上引起了广泛的关注。特别是2010年2月做客湖南卫视《百科全说》节目后，张悟本的知名度迅速提高，一时间成为街头巷尾热议的"中医养生大师"。而他宣扬的"绿豆治百病大法"甚至一度引发市场上的绿豆涨价，传播效果之好，一时无两。随后，有媒体报道其有学历造假的嫌疑，其夸张的食疗理念也遭到专家质疑。其后，"张大师"一时间人人喊打，湖南卫视《百科全说》也在2010年6月7日停播。而这一闹剧的来源，皆是因为张

---

1 2009年，斯蒂文·李特约翰（Stephen W. Littlejohn）和卡伦·福兹（Karen A. Foss）在其合编的《传播学理论百科全书》中收录了"环境传播"（environmental communication）这一词条。他们认为环境传播是一个跨学科的元领域（meta-field）。我们认为同样的逻辑也适用于科学传播。

悟本并不是一个如其宣扬的专业医务工作者,而仅仅是一个普通工人,通过包装才成为所谓的"卫生部首批高级营养专家",甚至"中医食疗第一人",他的各种养生理念,包括"绿豆治百病大法"并不具备基本的医学基础知识,而其本人也不具备基本的医学知识。就是这样一个不具备专业技能的"大师",在各处进行传播,误导了广大民众,带来了恶劣的影响。可见,传播主体的偏差对于传播的影响可以是毁灭性的,因此,在进行医学传播的时候一定要确保传播主体的专业性,传播主体才是一切传播之本。

可能有些人会质疑,为什么医学传播一定要将传播主体定位于专业医务人员,其他人员进行的有关医学或者健康类知识的传播,为什么不能纳入医学传播的范畴?这里有一点必须要说明,医学是不同于其他任何学科的科学。医学的定义是,通过科学或技术的手段处理人体的各种疾病或病变的学科,它是生物学的应用学科,是从解剖层面和分子遗传层面来处理人体疾病的高级科学,也是一个从预防到治疗疾病的系统学科,研究领域大方向包括基础医学、临床医学、法医学、检验医学、预防医学、保健医学、康复医学等。科学的研究对象可以是自然界,也可以是其他相关领域,因此允许有一定程度的偏差。然而,从医学的定义中可以看出,医学主要是研究和处理人体疾病的。在医学领域,进行任何的研究或者治疗,都必须非常严谨,不能有无谓的偏差,否则就有可能伤害到患者的健康权甚至生命权。生命的存在和生命权的享有,是每个人的最高人身利益,是不容非法侵害的;健康权则是指公民保护自己身体各器官、机能安全的权利。生命与健康是每个公民享有一切权利的基础,如果生命健康权得不到保障,那么公民的其他权利就无法实现。众所周知,医学生需要经过系统且漫长的理论学习,并且经过相当长时间的实习和实践,最终还需要通过理论与实践的考试,然后才能够成为一名真正的医生,护士的培养也是如此,需要相当长的周期。在长时间、不断的理论与实践学习中,医务人员才能扎实掌握必需的医学知识和技能,这是非专业医务人员仅仅通过网络搜索或者翻阅资料所不能替代的。由于医学传播面对的是普通的公众,也由于公民生命权与健康权的不可亵渎,如果传播的主体不具备必要的医学知识,那么他传授给公众的知识很可能是错误的,甚至有害的,那么它所带来的危害是不可估量的。这就是我们一定要将医学传播的主体定位于专业医务人员的原因,因为只有受过专业培训的医务人员才能确保传播内容的可靠性与真实性,才能最大限度地减少传播不正确的医学知识的可能。

以往,专业医务人员在健康科普、医学传播中的失位是明显的,医务人员的科普工作,往往依靠个人热情和社会责任感进行,并没有相关的激励机制,这就造成了医学传播的可持续性不强。还有很多医务人员不重视医学传播,甚至认为医生进行科普是不务正业,在各级医疗机构对于医务人员的考核中,也没有关于医学传播或者医学科普的考核机制,写10篇科普文章,不如发表一篇专业论文。这也就难怪全国政协委员、著名主持人白岩松在全国政协十二届四次会议期间呼吁:"医学科普工作应纳入医务工作者和医学研究人员业务范畴,否则将难以满足社会科普需求。"所幸的是,社会各界已经注意到了这一点,2017年年底,山西省卫生和健康委员会(原卫生和计划生育委员会)在全国率先把撰写科普文章这一项纳入2017年度全省卫生系列高级专业技术职务任职资格的评审条件中,把科普文章的地位提升至与学术论文相当的地位,鼓励更多专业医务人员投入到健康教育及科学普及工作中。在激励机制的推动下,医务人员在进行科普的时候,拥有了更多底气,而医学传播学的确立和发展,更是为专业医务人员这一传播主体做了最好的注脚。

第二,向谁(to Whom)传播?

广义而言,医学传播的对象包含了医学科学共同体与非医学科学共同体两个部分。然而,医学科学共同体内部的传播即专业人员之间的交流,通常通过学术共同体的惯常交流途径(如期刊、会议、大会发言等方式)进行,因此不在此涉及。医学传播更多强调的是针对非医学科学共同体(即不具备专业医学知识的公众)的传播;因而,公众构成医学传播的对象。而公众又是由不同的群体组成;按照公众在健康维度上的区别,医学传播包含了针对患者(已患病者)、患者亲友、疾病目标群体(易感者)和普通公众的传播。以糖尿病为例,传播对象包括糖尿病患者本身(已患病者),糖尿病患者的所有亲戚朋友(患者亲友),那些家族中有糖尿病患者或者体型肥胖等具有糖尿病易患因素的人群(易感者),以及没有糖尿病也没有糖尿病易患因素的人群(普通公众)。由于糖尿病的基因特质、饮食习惯、生活行为方式等因素对于糖尿病发病的影响,在做糖尿病的医学传播时,对上述人群的传播都是不可偏废的。

可能有些人不能理解,为什么医学传播的对象包含那么多,几乎囊括了所有的人群在内。也许有人认为,既然是医学知识传播,那就只要针对有疾病的患者进行传播不就行了嘛,对那些没有患病的人群进行医学传播没有任何好处。事实并非如此。首先,人是一个具有社会属性的个体,在抵御疾病的过程中,单单依靠个人是不够的,更多的还要依靠周围群体,包括家人、朋友的共同帮助。比如,一个脑卒中(中风)患者,遗留有一侧肢体偏瘫,虽然神志清醒,但是生活不能自理,在这样的情况下,把偏瘫后应当怎样保养和护理的知识仅仅传播给患者本人是无益的,因为患者本人已经无法实现这些目标,必须依靠家人、朋友、护理人员的帮助才能实现,那么这些帮助患者实现目标的人群当然也应当是偏瘫类医学传播知识的传播对象。其次,疾病的预防可分三个层次即疾病的三级预防,一级预防又称病因预防或初级预防,主要是针对致病因子(或危险因子)采取的措施,也是预防疾病的发生和消灭疾病的根本措施,比如,对于糖尿病来说,一级预防就是针对那些存在肥胖、喜欢高热量饮食、缺乏运动以及具有糖尿病家族史等高危因素的普通人群,在他们尚未发现患有糖尿病时,采取积极的干预措施,对他们普及糖尿病的危害,教育他们如何进行健康饮食、合理运动和控制体重,降低他们患糖尿病的可能;二级预防又称"三早"预防,"三早"即早发现、早诊断、早治疗,它是发病期所进行的阻止病程进展、防止病情蔓延或减缓发展的主要措施,比如,对于糖尿病来说,二级预防就是针对那些存在肥胖、喜欢高热量饮食、缺乏运动以及具有家族史等高危因素的普通人群,及早、定期地进行筛查,希望能够在疾病早期就发现,然后进行早期干预和治疗;三级预防主要为对症治疗,防止病情恶化,减少疾病的不良作用,防止疾病复发转移,预防并发症和伤残,对已丧失劳动力或残疾者,通过康复医疗促进其身心康复,使其恢复劳动力,病而不残或残而不废,保留其创造经济价值和社会劳动价值的能力,比如,对于糖尿病来说,三级预防就是针对已经患有糖尿病的患者,积极控制他们的血糖值,避免并发症的产生。医学传播不仅传播疾病的治疗,更重视疾病的预防。从疾病预防的层面来说,尤其是从一级预防的理念出发,每一个人都应该是医学传播的对象,因为健康的生活与行为方式,并不只是对患者,而是对所有人都是有益的,长期坚持,还有可能降低很多慢性疾病的发病率。

第三,传播什么(What)?

医学传播对选择的内容具有严格的标准。虽然医学知识包罗万象,最新的科研成果层出不穷,然而适宜作为科学传播的内容却应有严格的标准把控。医学传播旨在向非医学专业的公众传播权威、准确、科学的医学知识,进而促进其形成健康的行为习惯,重获或保持健康。因此,尚无定论的医学科学知识不适宜作为医学传播的内容。医学传播的内容应为有定论的医学科学知识,具体包括目前医学教科书、词典以及医学相关国家法令中的内容。这就是医学传播内容的"金标准"。

而不符合"有定论的医学科学知识"这一标准的内容则包括以下范围:

首先,尚处于学术争论而无定论阶段的研究内容不适宜作为医学传播的内容。例如有关转基因食品的安全性问题。转基因是指通过基因技术将一种或几种外源性基因转移到某种特定的生物体中。以转基因生物为原料加工生产的食品就是转基因食品。自从20世纪80年代在美国诞生后,转基因食品的安全一直备受争议,而由于转基因食品中有很多成分是传统食品中从来没有的,各国也都纷纷制订了比一般食品更为严格的安全检验标准。由于转基因食品的安全与否,目前尚没有权威的官方定论,这一内容显然是不适合在医学传播领域进行推广与传播的。虽然我们知道公众对前沿科学议题应该享有知情权[1],然而这些学术争鸣容易造成公众的认知困惑,引发其不安情绪,并不能提供良好的健康行为指导,与医学传播的目的相去甚远。因此,考虑到目前中国公众科学水平仍普遍偏低的现状,医学传播中应尽量避免学术争鸣的内容[2]。

其次,近期的文献发表及报道,即使是权威医学学术期刊的文献发表及报道,也应该尽量避免作为医学传播的内容。与其他科学领域的前沿研究一样,医学的前沿研究具有探索性,因此,文献中发表的内容很多还没来得及接受同行和时间的检验,不具备成熟性。

例如,2016年一时引起舆论沸腾的韩春雨事件。2016年5月,中国研究者韩春雨在世界顶级学术刊物《自然·生物技术》(*Nature Biotechnology*)上发表NgAgo系统的基因组编辑结果,在国内外广受关注,有部分媒体甚至将其称为诺贝尔奖级的实验成果,但研究随后便遭到20名中外学者质疑实验无法重复,最后导致文章从该杂志上撤稿。由此看来,即使权威学术期刊上发表的最新论文也未必经得起时间检验,再加之从最前沿的科学研究到普通老百姓的生活应用还有很长的距离。因此,我们不提倡将学术文献中未经时间沉淀的医学科学内容直接传播给公众。

---

[1] 按照医学传播与一般科学传播的划分,公众对前沿科学议题的参与应属于一般科学传播的范畴。详见后文的讨论。
[2] 我们相信,随着中国公众科学水平的提升,医学传播工作应逐渐加大公众参与医学发展议程的力度。

再比如说，2018年9月，埃及的肿瘤学家和美国的科学家共同完成的研究"归巢系统工程改造CART细胞治疗脑肿瘤"（A homing system targets therapeutic T cells to brain cancer），在国际顶级期刊《自然》（Nature International Journal of Science）发表，声称已成功应用细胞治疗技术对脑肿瘤进行有效治疗。这项技术是由一种所谓的"归巢系统"工程改造后的免疫细胞，穿过血脑屏障进入脑肿瘤实体，并对脑肿瘤细胞进行针对性杀灭来实现有效治疗。2019年1月，英国牛津大学的专家在另一本顶级期刊《新英格兰医学杂志》（The New England Journal of Medicine）针对上述的文章发表具有肯定意义的相关述评，向同行热情地介绍了这门技术。但是这篇文章在《自然》杂志上发表后，就受到了国内外众多医学专家的质疑，为此《自然》杂志启动了调查，并于2019年2月20日将此篇文章撤稿，同日，《新英格兰医学杂志》也对此技术发表肯定意义的述评进行了撤稿。从中我们可以看出，即使是国际顶级期刊上发表的论文，也有可能受到质疑，而未经时间的检验就进行传播，是有相当大的风险的，此事件更证实了未经时间沉淀的医学科学内容不适合直接传播给公众。

我们提倡，时间是检验真理的标准。以试管婴儿为例，这门技术是1978年由英国一位教授罗伯特·爱德华兹（Robert G. Edwards）首创的，但直到2010年他才由于创立了这门技术而获得了诺贝尔生理学与医学奖，诺奖评选的严谨程度可见一斑。而在医学传播领域，也应当采取严谨的科学态度，在20世纪80年代，试管婴儿技术创立之初，由于技术带来的不可预见性，这门技术是不适合进行医学传播与普及的，但是在40年后的今天，时间已经证明了试管婴儿技术是一门非常成熟的技术，它为千千万万的家庭带来了本来可能缺失的后代和活力，因此在现在而言，试管婴儿技术就是医学传播领域非常适合进行传播的内容。当然在提倡时间就是检验真理的标准同时，我们也要注意传播内容的与时俱进，也就是时效性。医学是在不断的进步与发展的，试想，如果我们现在传播的内容还是30年前教科书上的内容，虽然，内容不至于错误，但是内涵却是贻笑大方的。以上述的试管婴儿技术为例，它是非常适合进行传播的内容，但是具体应当怎么做试管婴儿，当今的技术已经较40年前有了太大的进步，那么我们就不能再把40年前的技术再拿来说事，而是应当以目前广泛认可的技术为标准进行传播，也就是，我们在进行试管婴儿的医学传播，但所传播的内容和技术并不是40年前它刚刚产生时的那个样子，而是已经经过了改进和变革的。

为什么医学传播对于传播内容的限定那么严谨？首先，人的生命权与健康权是每个人的最高权益。我们在进行医学传播的时候，普通民众是抱着非常信任的态度来接受传播的，也有相当大的可能会参照传播的内容来改变自己的生活与行为方式，或者改变自己的就医行为等，如果我们传播的内容并不可靠，或者还没有得到广泛的认证，那么就很有可能会伤害民众的健康甚至威胁到他们的生命，也就是很有可能会伤害到公民的健康权与生命权，这是作为一门新兴的学科所不容许出现的错误。其次，医学本身就是一门非常严谨的科学，与传统医学不同，现代医学更讲究循证，也就是需要有大规模的实验论证其有效后才能逐步推广，那么我们在进行医学传播的时候，也就需要注意这一点，因为一种曾经认为有效的手段可能在不久后被证实无效或有害，这是有过先例的，我们不能在治疗手段还在实验摸索阶段就进行广泛的宣传与推广,这是对于民众的不负责,也是对于他们生命权和健康权的不尊重。

第四,通过什么渠道(Which channel)传播?

医学传播的途径包含了人类信息传播的所有方式。从医护人员与患者及家属的面对面交流,到社区医学传播活动,再到大众媒体以及新媒体平台的使用,医学传播按照不同目标受众的特点有针对性地利用各种传播渠道,实践着全媒体的传播模式。简单地说,从患者就诊后医生与患者在诊室的沟通,医务人员在医院、社区举办的各种健康讲座,报纸、广播、电视中医务人员的各类医学养生及保健类刊目、节目,以及各种医务人员及医院开设的微信、微博等都是医学传播的传播渠道及模式。

值得一提的是,除传统的政府倡导下的医学科普途径外,今天的医学传播充分利用网络传播的优势,对"互联网+科普"模式进行积极探索。自2010年以来,医学健康类微博和微信公众号如雨后春笋般成长起来。以新浪微博为例,很多认证为专业医务人员的个人微博,如"急诊科女超人于莺""协和章蓉娅"等拥有百万级的粉丝数,发布的医学信息受到广泛的关注。然而,自媒体平台也成为医学伪信息与谣言的重灾区,各式各样打着健康信息的旗号广为流传,给人民群众的健康和财产带来危害。自媒体平台健康养生信息的泛滥和健康知识的传播活动相去甚远,这样所谓的健康传播,实则是包装为健康信息的内容营销方式的兴起[3]。需要引起重视的是,很多自媒体健康养生平台的背后并没有专业医务人员的支持,传播内容的质量也得不到保证,这与医学传播理念是相悖的,通过自媒体平台的医学传播应当是严谨的、传递准确的医学知识的,而非那些一般意义上的自媒体平台所需要的轰动效应及流量变现效应。从医学传播对于传播主体的定位也可以看出,缺乏专业医务人员支撑的自媒体传播不能算是真正意义上的医学传播,而是一种伪医学传播。而且,如果网络平台缺乏监管,传播一些不实的医学内容,对于公众的危害是极其巨大的。2016年曝光的魏则西事件,相信有很多人还记得。当年年仅20岁出头的魏则西,得了一种被称为滑膜肉瘤的恶性肿瘤,在各大正规的肿瘤医院都被告知其治疗希望不大后,家属通过网络搜索引擎查到了一家医院,该医院宣称有非常先进的生物免疫疗法,可以治愈魏则西的疾病,只是费用比较昂贵,于是家属采用了这种并未得到官方认可的生物免疫疗法,反复在该医院治疗4次,最终在花光了所有积蓄后,魏则西的病仍没有任何好转,于2016年4月不幸离世。从这个事件中,我们可以看出,普通公众缺乏对医学信息的鉴别能力,由此可见,如果进行医学传播的网络平台、自媒体、新媒体,没有人监管,也没有医务人员在背后进行支撑的话,对于那些没有鉴别能力的民众来说,可能带来毁灭性的打击。因此,在医学传播领域,无论传播的途径是哪一种,是传统媒体也好,新媒体也好,自媒体也好,我们一再强调,传播的主体和传播的内容是非常重要的,只有确定了传播的主体和传播的内容,才能确保传播的准备性与可靠性。

有趣的是,在传播途径中,传播技巧也是非常重要的一部分。很多非常权威的医生专家,诊疗技术相当高超,却未必是一个很好的医学传播者,常常是医生专家在台上慷慨激昂,群众在台下呼呼大睡。究其原因,可能与传播技巧与传播方式有关。前面提到的虚假医生张悟本,因为他的伪绿豆养生理念,一度造成绿豆价格暴涨,甚至脱销,虽然他的传播内容被证明是伪科学和伪医学,是须杜绝的,但是他的传播技巧却是可以借鉴的。首先,他抓住了民众的关注点,也就是所谓的"蹭热点";其次,他采用了合适的方式和技巧,使得他的理念迅速推广。而在医学传播领域,由于主体是医务人员,常常容易忽视传播的对象并不是具有医学知识的同行,而是没有医学基础的普通民众,在传播的时候经常会运用非常拗口难懂的专业术语,这些内容对于同行来说可能受益匪浅,但对于普通民众来说可能有如天书,打个不恰当的比方,这就好比对牛弹琴,弹琴者非常认真和努力,弹得也非常优美,听琴者却是一头雾水。因此,对普通民众进行医学传播时应当应用比较容易理解的词汇结合适当的比喻,才能达到较好的效果。比如,我们在对民众进行心脑血管疾病知识的传播时,如果我们告诉他们需要预防"脑卒中",很多人会不知所云,而换用"中风"两个词后,他们就会容易理解。再比如,世界卫生组织以及我们的中国居民膳食指南中要求普通成年人每天的食盐摄入量不超过 6 克,如果我们在传播的时候仅仅告知民众不能超过 6 克,很多人听过也就算了,因为他们在烹饪时不可能做到拿着计量工具去计算食盐摄入量,而换一种方式,告知民众"哪些食物或者调味品中也含有盐分""如何降低食盐的摄入",这样的传播,效果就会好很多。同样,在医学传播的主题上,有时也需要有一定的润色,比如两本内容同样是关于进行家庭护理教育的书籍,一本名为《家庭护理知识》,另一本名为《80 天变身护理达人》,显而易见,后一种更容易受到普通民众的欢迎,前者会有很多人认为是针对专业护理人员的,而根本不会关心这其实是一本给普通人看的护理科普方面的书籍。由此,我们可以看出适当的传播技巧对于医学传播是有正面促进作用的,虽然医学传播并不在乎有多少的阅读量,有多少人关注,但是科学、规范的医学知识传播理应有较广的受众人群,那么通俗、易懂及一定的技巧也是需要的。

当今社会,信息爆炸,新媒体已经向全媒体、融媒体迈进,广播、电视、音像、电影、图书、报纸、杂志、网站等不同媒介形态高度融合,而自媒体的高度发展,使我们真正进入了一个"人人传播、万物皆媒"的时代,传播的渠道异常丰富,也异常繁杂。这些都是医学传播学需要研究的传播渠道。当然,在研究传播渠道的同时,传播内容的质量首先要得到保证。

第五,传播具有怎样的效果(What effect)?

医学传播首先是以科学性和传播性作为两大效果评估指标的,旨在达到向大众普及医学知识的目的,评估这种传播的效果不仅仅在于受众多寡,更在于通过传播,是否真正改善了公众健康指标,使受众形成了健康生活行为,或者尽可能弥补医患之间的信息不对等,并最终实现医疗资源合理配置。例如,由东方卫视拍摄的一档急救纪实真人秀节目《急诊室故事》,率先使用了固定摄像头的拍摄方式,全方位无死角地拍摄医院急诊室发生的故事,情节与人文结合,再配以专家解读。节目播出后很多观众评价"节目直抵人心""终于了解医生了",该医院急诊的患者投诉率大幅下降。这要归功于纪实的拍摄方式,使观众跳出了自己的就医体验,从客观角度重新审视医患关系,实现了人与人之间的互信,推动了社会的正能量传播。当然,科学性不仅仅是内容的科学,更有选题的科学,根据不同的时间、地域、目标人群或是具体公共卫生事件等进行科学选题,因地制宜、因人制宜,而非千篇一律。以目标人群为例,在中小学生中开展有关"高血压、高血脂、高血糖"防治的科普显然并不合适,因为中小学生并不是这些疾病广,这是对于民众的不负责,也是对于他们生命权和健康权的不尊重。

第四,通过什么渠道(Which channel)传播?

医学传播的途径包含了人类信息传播的所有方式。从医护人员与患者及家属的面对面交流,到社区医学传播活动,再到大众媒体以及新媒体平台的使用,医学传播按照不同目标受众的特点有针对性地利用各种传播渠道,实践着全媒体的传播模式。简单地说,从患者就诊后医生与患者在诊室的沟通,医务人员在医院、社区举办的各种健康讲座,报纸、广播、电视中医务人员的各类医学养生及保健类刊目、节目,以及各种医务人员及医院开设的微信、微博等都是医学传播的传播渠道及模式。

值得一提的是,除传统的政府倡导下的医学科普途径外,今天的医学传播充分利用网络传播的优势,对"互联网+科普"模式进行积极探索。自2010年以来,医学健康类微博和微信公众号如雨后春笋般成长起来。以新浪微博为例,很多认证为专业医务人员的个人微博,如"急诊科女超人于莺""协和章蓉娅"等拥有百万级的粉丝数,发布的医学信息受到广泛的关注。然而,自媒体平台也成为医学伪信息与谣言的重灾区,各式各样打着健康信息的旗号广为流传,给人民群众的健康和财产带来危害。自媒体平台健康养生信息的泛滥和健康知识的传播活动相去甚远,这样所谓的健康传播,实则是包装为健康信息的内容营销方式的兴起[3]。需要引起重视的是,很多自媒体健康养生平台的背后并没有专业医务人员的支持,传播内容的质量也得不到保证,这与医学传播理念是相悖的,通过自媒体平台的医学传播应当是严谨的、传递准确的医学知识的,而非那些一般意义上的自媒体平台所需要的轰动效应及流量变现效应。从医学传播对于传播主体的定位也可以看出,缺乏专业医务人员支撑的自媒体传播不能算是真正意义上的医学传播,而是一种伪医学传播。而且,如果网络平台缺乏监管,传播一些不实的医学内容,对于公众的危害是极其巨大的。2016年曝光的魏则西事件,相信有很多人还记得。当年年仅20岁出头的魏则西,得了一种被称为滑膜肉瘤的恶性肿瘤,在各大正规的肿瘤医院都被告知其治疗希望不大后,家属通过网络搜索引擎查到了一家医院,该医院宣称有非常先进的生物免疫疗法,可以治愈魏则西的疾病,只是费用比较昂贵,于是家属采用了这种并未得到官方认可的生物免疫疗法,反复在该医院治疗4次,最终在花光了所有积蓄后,魏则西的病仍没有任何好转,于2016年4月不幸离世。从这个事件中,我们可以看出,普通公众缺乏对医学信息的鉴别能力,由此可见,如果进行医学传播的网络平台、自媒体、新媒体,没有人监管,也没有医务人员在背后进行支撑的话,对于那些没有鉴别能力的民众来说,可能带来毁灭性的打击。因此,在医学传播领域,无论传播的途径是哪一种,是传统媒体也好,新媒体也好,自媒体也好,我们一再强调,传播的主体和传播的内容是非常重要的,只有确定了传播的主体和传播的内容,才能确保传播的准备性与可靠性。

有趣的是,在传播途径中,传播技巧也是非常重要的一部分。很多非常权威的医生专家,诊疗技术相当高超,却未必是一个很好的医学传播者,常常是医生专家在台上慷慨激昂,群众在台下呼呼大睡。究其原因,可能与传播技巧与传播方式有关。前面提到的虚假医生张悟本,因为他的伪绿豆养生理念,一度造成绿豆价格暴涨,甚至脱销,虽然他的传播内容被证明是伪科学和伪医学,是须杜绝的,但是他的传播技巧却是可以借鉴的。首先,他抓住了民众的关注点,也就是所谓的"蹭热点";其次,他采用了合适的方式和技巧,使得他的理念迅速推广。而在医学传播领域,由于主体是医务人员,常常容易忽视传播的对象并不是具有医学知识的同行,而是没有医学基础的普通民众,在传播的时候经常会运用非常拗口难懂的专业术语,这些内容对于同行来说可能受益匪浅,但对于普通民众来说可能有如天书,打个不恰当的比方,这就好比对牛弹琴,弹琴者非常认真和努力,弹得也非常优美,听琴者却是一头雾水。因此,对普通民众进行医学传播时应当应用比较容易理解的词汇结合适当的比喻,才能达到较好的效果。比如,我们在对民众进行心脑血管疾病知识的传播时,如果我们告诉他们需要预防"脑卒中",很多人会不知所云,而换用"中风"两个词后,他们就会容易理解。再比如,世界卫生组织以及我们的中国居民膳食指南中要求普通成年人每天的食盐摄入量不超过6克,如果我们在传播的时候仅仅告知民众不能超过6克,很多人听过也就算了,因为他们在烹饪时不可能做到拿着计量工具去计算食盐摄入量,而换一种方式,告知民众"哪些食物或者调味品中也含有盐分""如何降低食盐的摄入",这样的传播,效果就会好很多。同样,在医学传播的主题上,有时也需要有一定的润色,比如两本内容同样是关于进行家庭护理教育的书籍,一本名为《家庭护理知识》,另一本名为《80天变身护理达人》,显而易见,后一种更容易受到普通民众的欢迎,前者会有很多人认为是针对专业护理人员的,而根本不会关心这其实是一本给普通人看的护理科普方面的书籍。由此,我们可以看出适当的传播技巧对于医学传播是有正面促进作用的,虽然医学传播并不在乎有多少的阅读量,有多少人关注,但是科学、规范的医学知识传播理应有较广的受众人群,那么通俗、易懂及一定的技巧也是需要的。

当今社会,信息爆炸,新媒体已经向全媒体、融媒体迈进,广播、电视、音像、电影、图书、报纸、杂志、网站等不同媒介形态高度融合,而自媒体的高度发展,使我们真正进入了一个"人人传播、万物皆媒"的时代,传播的渠道异常丰富,也异常繁杂。这些都是医学传播学需要研究的传播渠道。当然,在研究传播渠道的同时,传播内容的质量首先要得到保证。

第五,传播具有怎样的效果(What effect)?

医学传播首先是以科学性和传播性作为两大效果评估指标的,旨在达到向大众普及医学知识的目的,评估这种传播的效果不仅仅在于受众多寡,更在于通过传播,是否真正改善了公众健康指标,使受众形成了健康生活行为,或者尽可能弥补医患之间的信息不对等,并最终实现医疗资源合理配置。例如,由东方卫视拍摄的一档急救纪实真人秀节目《急诊室故事》,率先使用了固定摄像头的拍摄方式,全方位无死角地拍摄医院急诊室发生的故事,情节与人文结合,再配以专家解读。节目播出后很多观众评价"节目直抵人心""终于了解医生了",该医院急诊的患者投诉率大幅下降。这要归功于纪实的拍摄方式,使观众跳出了自己的就医体验,从客观角度重新审视医患关系,实现了人与人之间的互信,推动了社会的正能量传播。当然,科学性不仅仅是内容的科学,更有选题的科学,根据不同的时间、地域、目标人群或是具体公共卫生事件等进行科学选题,因地制宜、因人制宜,而非千篇一律。以目标人群为例,在中小学生中开展有关"高血压、高血脂、高血糖"防治的科普显然并不合适,因为中小学生并不是这些疾病的高危人群,而由于中小学生处于生长发育阶段,学业繁重,所以主题改为"如何预防近视眼""如何合理营养""如何预防肥胖""如何度过青春期"会更合适。以地域为例,如果在四川省做"当海啸来临时如何自救与他救"的科普是十分多此一举的,因为四川地处内陆,而非沿海,但是四川是地震高发地区,历史上发生过多次地震,2008年的汶川地震相信很多人还记忆犹新,如果在四川省开展"当地震来临时如何自救与他救"的科普,那受众面就十分的宽泛,是一个很好的选题。以时间为例,各种疾病在不同的时间段发病率也有所不同,比如夏季是消化系统疾病的高发季节,而冬季是心脑血管疾病的高发季节,医学传播应当契合时机进行,如果在冬季做"防范中暑",夏季做"防范冻伤"的科普,一定会观者寥寥,而如果两者时间互换,就会收到很好的效果。再以具体公共卫生事件为例,去冬今春,各地流感爆发,一时间各大医院的呼吸科、感染科、儿科门诊、病房都是人满为患,这个时候,很多的医务人员及媒体开始做"如何预防流感""得了流感后应当如何诊治"的科普及健康讲座,受到了广泛关注与欢迎,对于最终控制流感的流行,也起到了积极的作用。

医学传播除了以科学性和传播性作为效果评价指标,更重要的应该是有效性,只有有效性才能真正评价医学传播的效果。例如,通过传播,其受众的健康科学素养水平有无提高,相关健康指标有无改善,特定疾病的发病率有无降低等。也就是说,医学传播所关注的并不在于短期内的受众人群有多少,而在于经过不断地传播与普及之后,人们能够真正地改变行为和生活方式,逐步向更健康的方向发展,并最终达到降低疾病发病率、死亡率和致残率的目的,实现全民健康促进的目标。从这一点说,医学传播所要达到的效果类似于《黄帝内经》中提到的"上医治未病",也类似于现代医学中所提到的疾病的一级预防,可谓是功不在当下,在于千秋。

第二节 医学传播与医学科普的关系

尽管医学传播与传统的医学科普有着很深的渊源,然而两者又具有很大的区别。这一区别同科学传播与传统科普的差异是一脉相承的。为了系统阐明医学传播与医学科普的区别,我们先从科学传播与传统科普的关系说起。

作为一种有组织的实践,科学普及(science popularization,简称科普)诞生于19世纪下半叶,旨在以浅显的语言向公众报道和解释科技进展。当时的西方国家政府和科学界在两次世界大战中普遍认识到提高公民对科技事业支持的重要性。传统科普作为一种范式以提高公众科学知识和科学素养为目标。这一阶段具有标志性意义的事件为英国于1799年成立皇家科普协会以及于1831年成立科学促进会。而中国的科普活动则从20世纪50年代开始被纳入政府体制,建立起一套从中央到县一级的专业科普系统,即各级科学技术委员会(简称科委)[4]。这种范式下进行的科普实践,其收益者为国家(政府),而非公众。因此,如著名科学史学者刘华杰所言,传统科普是政府立场[5]。

然而从20世纪50年代开始,伴随着大规模杀伤武器以及各类新技术的面世和快速发展,公众对科学技术带来的生态环境、社会伦理、身心健康等方面的忧虑与日俱增,导致公众对科学的支持和信任程度下降。此时的科学共同体(包括科学家和相关决策者等)则认为,公众对科学的不信任来自于对科学的理解不充分。因此,英国、美国等国家自20世纪80年代开始以科学共同体为主导,展开科学大众传播活动。1985年,英国皇家学会发表了一份重要的报告《公众理解科学》(Public Understanding of Science),提出了著名的缺失模型(the deficit model),即公众之所以不支持科学,是因为缺失科学知识;一旦公众对科学逐渐了解,就会逐渐与科学家的意见保持一致,进而支持科学。这种公众理解科学范式下的首要受益者为科学共同体,故而这一范式是科学共同体立场。而这一范式在中国从20世纪90年代开始,在一定程度上被接受[6]。

然而公众理解科学运动并未如愿缓解科学共同体与公众之间的差距,新的形式下新范式"参与范式"(public engagement/participation in science and technology,简称PEST)应运而生。参与范式也被称为"对话模式"或"民主模式",主张公众应参与到科学进展中来,以与科学共同体对话的方式参与设定科学议程[7]。这一范式的形成,也促成了科学传播的学科建立。

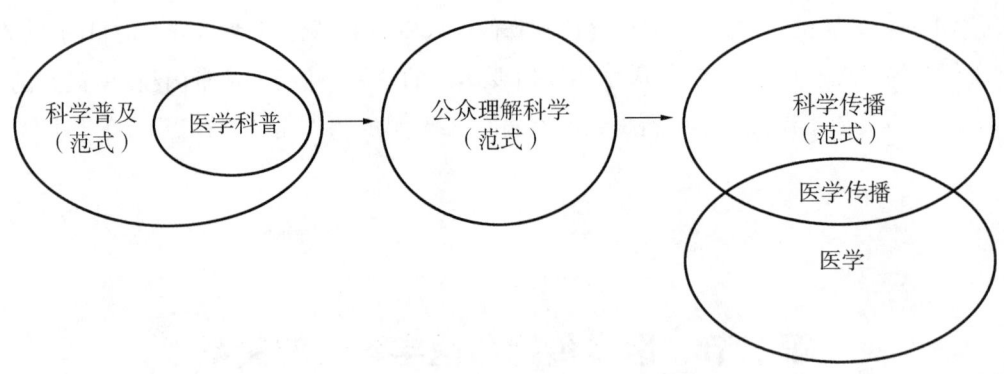

图1-1 医学传播与医学科普的关系与区别

从科学普及到科学传播的变迁中,我们也可以大致看到从传统的医学科普到今天的医学传播的范式变化。今天的医学传播并不仅限于如20世纪50年代开展"讲卫生除四害"的爱国卫生运动那样,传播关于疾病治疗与预防的知识,而因公众的参与性有了更多的内涵。从图1-1中,我们可以大致地理解医学传播与医学科普、科学普及以及科学传播的关系。科学普及是一种社会教育,是以浅显的方式向普通大众介绍自然科学和社会科学知识、推广科学技术的应用、倡导科学方法、传播科学思想、弘扬科学精神的活动。在科学普及的范式中,如果涉及的内容是医学类的知识,那么就属于医学科普,因此医学科普属于科学普及中的一部分。在科学普及的范式中,能够让公众理解科学,并进一步参与其中,这就形成了科学传播的范式,而科学传播的内容中如果是医学类的相关知识,那么就是医学传播,可以说医学传播是科学传播中的一部分,同时由于医学传播的内容与医学相关,医学传播实际上是科学传播和医学这两门学科交叉的那部分内容。而医学科普,如果没有做到让公众理解,以及切实参与其中,那么医学科普也就仅仅只是医学科普,还不能称之为真正的医学传播。

具体而言,医学传播的内容分为三个层次。

首先,谈"病",即传播疾病的预防、保健和康复知识。这是最容易被理解的层次,是医学传播中最基本的层次,也是传统医学科普所传播的主要内容。以常见的疾病"高血压"为例,医学传播需要在以下几个方面展开:① 高血压的预防:主要是针对那些没有患高血压的普通公众以及将来有可能患有高血压的疾病目标人群(易感者)。这部分的传播内容包括哪些人群是高血压的易患人群,如何在正常人群中进行高血压的筛查,有高血压易患因素的人群如何在饮食、运动以及生活习惯上调整,出现哪些症状是提醒可能患有高血压以及其他与高血压预防相关的医学内容。② 高血压的治疗与保健:主要是针对高血压患者(已患病者)以及患者的亲朋好友。这部分的传播内容包括高血压患者如何在饮食、运动和生活习惯上进行调整,如何正确监测血压,高血压的治疗药物有哪些,不同药物的适应证以及副作用是什么,如何选择高血压药物,如何正确地应用高血压药物,高血压患者在平时需要注意哪些症状的出现以及其他与高血压治疗与保健有关的医学内容。③ 高血压的康复:主要是针对高血压患者(已患病者)以及患者亲友,特别是那些已经因高血压而出现并发症或者功能障碍的患者及其亲友。这部分的传播内容包括如何避免高血压患者出现心脑血管的并发症,已经出现并发症的患者如何进行治疗与康复,如何帮助有功能障碍的高血压患者重新走上工作岗位或者生活自理,如何指导高血压患者的家人及朋友帮助患者共同康复,以及其他与高血压康复有关的医学内容。

其次,谈"看病",这是容易被忽略的第二层。从广义的角度说,"看病"是指所有与就医有关的内容,不仅包含就医的流程,例如骨折患者打好石膏后还要拍片子(即影像学检查,如X线摄片、CT、磁共振成像等)明确复位情况,但很多患者往往会误以为是重复检查;还包括各种与就医有关的制度,例如门诊和急诊的区别、开放时间等;法规,例如遗体捐献管理条例等;政策,例如医疗保险的使用等以及各种就医指导,例如如何叫救护车等。以一个胸痛患者的就医为例,首先患者需要了解的是应该去哪里就诊,门诊还是急诊,门、急诊各自开放的时间(就医制度);患者疼痛难忍,无法自行就医,如何呼叫救护车,如何在专业急救人员来临前自救与他救(就医指导);患者抵达医院,匆忙中没有带医保卡,如何在没有医保卡的情况下就医,如何在就医后去医疗保险部门报销(就医政策);患者就诊后,医生判断患者不仅需要做心电图、拍胸片,可能还需要验血(就医流程);医生最终诊断患者为气胸,经治疗后患者病情好转,但是怀疑患者的疾病可能与工作环境中有大量粉尘导致的矽肺有关,为了明确是否是矽肺,患者需要按照《中华人民共和国职业病防治法》的要求去指定机构进行鉴定与明确(就医相关法规)。从整体来看,以上病例所涉及的每一部分都是医学传播需要传播与普及的内容。对于这一部分知识的缺失,有时候会是致命的。曾经有一个真实的案例,一位有冠心病病史的患者在心梗(心肌梗死)发作时第一时间拨打了120急救电话,而120救护车也及时发车,但最终却因为一个细节的忽视,耽误了最佳抢救时间。原来,这位患者刚刚搬家到一个实行"人车分流"的新小区,而在电话中患者提供的地址是行人入口,而非行车入口。而心梗的黄金救援时间是容不得重新找入口这几分钟时间的耽误的。在传播"看病"的知识中,不仅可以帮助民众熟悉就医流程,减少就医的等候时间,还可以帮助民众掌握很多就医的技巧。

最后,谈"看待病",也就是传播医学科学思想,弘扬医学科学精神,这是医学传播的最高层次,但又是通常最被容易忽视的部分。该层次目的是让公众用科学的眼光看待医学的局限性,从而建立良好的医患信任,合理配置社会医疗资源。比如抑郁症,很多人把抑郁症当成洪水猛兽,甚至把抑郁症患者当成精神病患者,也有人认为抑郁症只不过是无病呻吟、闲得发慌、没事找事的象征,这两种观念其实都是错误的,抑郁症是一种非常常见的心理疾病,需要人们一定的重视与关怀,也需要必要的心理及药物治疗,如果没有及时识别和介入,有可能带来严重的后果。这其中的认识偏差就是医学传播需要普及的内容。再比如晚期肿瘤,很多人一旦被医生告知得了晚期肿瘤后,就会放弃任何治疗,或者还有些人会倾家荡产,不惜一切手段四处求医,只为延续生命。其实在现代医学中,有一种"带瘤生存"的理念,即把肿瘤看作是一种类似高血压、糖尿病的慢性病,对于那些已经是肿瘤晚期,并没有积极治疗可能的患者,可以做到与肿瘤共存,仅仅对症治疗,舒缓患者的症状,减少患者的痛苦。而对于那些疾病末期,预计生命不超过半年的患者,还可以进行临终关怀,一方面,在生理上尽量减轻患者的病痛,另一方面,在心理上帮助患者及其亲友减少恐惧、不安,做好患者即将离开的准备。在如何"看待病"上,既需要运用医学知识,还需要体现很多的人文精神,如同著名的美国医生特鲁多(Dr. Edward Livingston Trudeau)的名言中所说"有时去治愈,常常去帮助,总是去安慰",医学并不是万能的,医生也不是万能的,即使当今的医学已经发展到分子水平,仍然有很多疾病是不可治愈的,但是医学传播可以帮助人们正确与理性地看待疾病,认识"生老病死"的自然规律,从而选择最恰当的治疗与处理方式,合理地应用医疗资源。

第三节　医学传播与健康传播的关系

在"健康传播"的概念被正式提出之前,西方传播学界有一个替代性的概念——"治疗性传播"。这一概念与医学有紧密的亲缘关系。直到20世纪70年代中期,这一局限性的概念才被另一个更为宽泛、涵盖内容更丰富的概念——"健康传播"所取代[8]。

关于健康传播的概念有许多种提法,学者们从不同的角度给出了各自的定义。最早是由杰克逊(L.D. Jackson)在1992年提出的[9],他认为:"健康传播就是以大众传媒为通道来传递与健康相关的信息以预防疾病、促进健康。在这个过程中,大众传播媒介在将医疗成果转化成大众健康知识加以传播、正确构建社会图景以帮助受众建立预防观念等方面都发挥着重要作用。"1994年,美国学者罗杰斯(E.M. Rogers)提出一种界定,认为健康传播是一种将医学研究成果转化为大众的健康知识，并通过态度和行为的改变，以降低疾病的患病率和死亡率，有效提高一个地区或国家人民的生活质量和健康水准为目的的行为。研究议题涉及广泛，既包括以艾滋病预防为龙头的疾病预防，也包括药物滥用预防、医患关系研究、计划生育、癌症的早期发现、戒烟等内容。1996年，罗杰斯对健康传播又作了更加简洁的解释[10]，他认为："凡是人类传播的类型涉及健康的内容，就是健康传播。以传播为主线，借由四个不同的传递层次将健康相关的内容发散出去的行为，就是健康传播。"中国台湾学者徐美苓，针对健康传播的定义，也作过有关论述："可将健康传播定义为人们寻找、处理、共享医疗资讯的过程。其关心的范围不仅在个人寻求医疗资讯的过程，或医患之间的沟通，更在整个医疗体系内信息的流动与处理。"在她的定义中，焦点在于医疗领域，包括健康传播的主体、客体与媒介等；其次，健康传播是多层次的，有个人行为，也有系统行为。

尽管罗杰斯关于健康传播的概念简单浅显、通俗易懂，被人们广泛地熟知和理解，然而也显示健康传播在科学性上的天然不足。健康传播是以传播为主轴，借由四个不同的传递层次将健康相关的内容发散出去的行为。这四个层次是：自我个体传播、人际传播、组织传播和大众传播。在自我个体的层次，如个人的生理、心理健康状况；在人际层次，如医患关系、医生与患者家属的关系；在组织层次，如医院与患者的关系、医护人员的在职训练；在大众层次，如媒介议题设置、媒介与受众的关系等。然而，这四个层次中均没有明确传播主体，传播内容则是包含一切涉及健康的内容。正因如此，健康传播没有强调传播信源的专业性，以保证内容的科学性。

而医学传播从科学传播的视野出发，通过搭建专家与公众的沟通桥梁，试图减少两者在医学知识上的信息不对等，营造社会的科学文化。这一过程中，传播主体非常明确，为专业医务人员；同时强调内容的专业性、科学性。因此，尽管医学传播与健康传播在传播的话题上具有高度的重合，但是两者具有本质的区别。在这里，我们从四个不同的层次分别举例，可以帮助大家更好地理解医学传播与健康传播的区别。

首先，从自我个体传播的层次举例。比如，一个中年人，体型较胖，为了身体健康，他开始每天只吃一顿饭，如此坚持了2个月后，他的体重有所减轻，对他个人而言，他认为这是一种很好的减重手段，是非常有效且没有危害的，便继续了下去，这就是健康传播中的自我个体传播，但是对于具体的个体而言，传播的内容是否正确是难以把控的，很多缺乏医学常识的患者或者民众会想当然地认为一些无益甚至有害的手段是有益于健康的，这样的缺陷是健康传播很难避免的。而作为医学传播领域，如果这位中年人想要减重，首先需要有医生评估他是否超重，是否需要减重，然后告诉他如何科学地、逐步地减轻体重，如何减重才能带来最大的获益，同时能够避免过度减肥所带来的危害。这样，一方面能避免传播内容的歧义；另一方面，可以避免给患者和民众带来危害。可以说，医学传播中的自我个体传播层次，应该是在专业医务人员指导下的科学的自我传播，同样是这位中年人，如果他采用的减重方式，是经过医务人员指导、认可以及监督的，才能被认为是医学传播。

其次，从人际传播的层次举例。比如，一位糖尿病患者，在确诊后，通过每天只吃一顿饭以及每天长跑2小时,很好地控制了血糖,他觉得他的血糖管理经验非常有效,于是他把他的这些经验分享给家人以及其他患有糖尿病的病友,这就属于健康传播中的人际传播,但这不属于医学传播,医学传播的主体是专业医务人员,不是患者本人,同时医学传播的传播内容应当是有科学性及普及性的,而不是某个人自身的经验与体会,这是两者之间的区别所在。从健康传播的理念来说,该患者传播的内容与健康有关,理所当然地属于健康传播的范畴;从医学传播的角度来说,该患者并非专业医务人员,同时该患者控制血糖的经验是否准确可靠,对于其他患者是否能起到相应的作用,是没有科学依据的,也没有得到规模论证,因此,这显然不属于医学传播。在医学传播领域,自然也会有人际传播的可能,俗话说"一传十,十传百",在这层层传播的过程中,并没有任何人来监管和负责传播内容的审核工作,而且层次过多的人际传播,很可能存在传播内容的改变,也就不能保证传播的准确性与可靠性了。比如,人际传播的第一层,告知民众每天食盐摄入量在6克以下,而到了第二层、第三层,甚至更多层,这个数字可能变成16,也可能变成60,那是非常不负责任的。因此,医学传播领域存在人际传播的现象,但并不推荐没有监管与组织的人际传播。

第三,从组织层次举例。我们设想一下,某个社区组织了一场健康讲座活动,题目是"糖尿病的预防保健知识",如果主讲人是专业医务人员,他可以从糖尿病产生的机制、病因、症状、危害等各个方面进行生动的阐述,那就属于医学传播领域。而如果主讲人仅仅是一位患者、一位老师,或者其他任何非专业医务人员,由于他没有经过专业的培训,所获得的知识可能仅仅是一点皮毛,那么这种传播只能属于健康传播领域里的组织传播,不是真正的医学传播,因为非专业的传播人员不能把控和掌握传播内容的准确性及科学性。

最后,从大众层次举例。目前,各种层出不穷的媒体,包括新媒体、自媒体,都非常关注有关医学及健康的内容,因为大众不一定时时关注世界政治形势,但普遍关心自我以及家人的身体健康。如果这些媒体在传播健康内容的背后没有专业医务人员的支撑,那充其量只是健康传播领域的大众传播,并非真正意义上的医学传播。医学传播可以在各种媒体上,包括新媒体、自媒体上进行,但一定是由专业医务人员来开展和推广,而传播的内容也是由这些专业医务人员来进行把关和筛选的。在健康传播领域,由于没有专业医务人员进行把关,容易造成各种传播内容的质量良莠不齐,有一些新媒体甚至是打着健康的名义在进行牟利活动,不仅可能无益健康,还有可能给民众带来危害和损失。这也是我们迫切需要建立医学传播概念和确立医学传播领域的原因之一。

除了传播主体的不同,医学传播与健康传播的第二个根本不同就是传播的内容。由于医学传播的主体是专业医务人员,那么其传播的内容也就应该是由专业医务人员原创,或是经过其专业鉴别过的,确实是科学客观的内容。这种专业上的优势,确保了医学传播信源的可靠,是传统健康传播学所无法比拟的。同时,医学又有不同的专业和分科,因此,医学传播学者所传播的,应该是其本专业、有充分专业把握的医学健康知识,并不是笼统的医学知识"大锅饭"。简单来说,心血管专业的医生,其传播的就应该是心血管领域的专业知识,而不适合传播其并不熟悉的妇产科领域的专业知识;儿科医生,更应该传播儿科方面的专业知识,而成人的临床医疗知识与规范由于与儿童有一定的区别,所以他们也不适合泛泛地传播成人医学知识。因此,医学传播学的传播内容,可以总结为经过专业人员专业认证的专业知识。

综上所述,健康传播学是传播学的分支,而新型的医学传播学应该是医学的分支。

第四节　医学传播的特点

尽管在第二节的讨论中我们探讨了科学传播传统的变革历程,阐释了传统科普、公众理解科学和参与范式三种范式,然而,囿于我国目前科学传播领域的各种局限,认为公众科学知识不足的缺失模型往往最容易获得政策支持和实际操作[11]。造成这一现象的一个重要原因是,科学传播者虽然热衷于公民参与,但公众对大多数科学议题缺乏参与兴趣。这表明,我们不能简单地把民主政治的原则生搬硬套到科学传播领域[12]。举个简单的例子,能源危机是一个很好的科学传播内容,但是公众普遍对其不感兴趣,对于普通大众来说,只要有车开有油加,至于世界上所剩的石油量还有多少,有哪些是可以开发的新型能源,新型能源有什么好处,由于与其自身生活并无直接关系,因此,公众不会非常关心,也不会积极热衷地参与其中。

然而,与一般科学话题不同,医学与健康相关话题由于与每个人息息相关而带有天然的公众参与属性。从一个人出生开始到最终死亡,都离不开医学与健康相关的话题。从怀孕开始,如何进行产前检查,如何筛查胎儿的先天性疾病,如何进行孕妇的保健,顺产有哪些好处,哪些孕妇需要采用剖宫产,产后产妇应当注意观察什么,如何催奶和喂奶;新生儿出生后,母乳喂养好还是奶粉喂养好,如何科学地喂养,如何筛查新生儿疾病,如何帮助新生儿沐浴,新生儿需要接种哪些疫苗,如何接种疫苗,在哪里接种疫苗,如何检查婴幼儿的营养发育指标,如何预防一些儿童常见传染病;进入青春期后,如何正确地做好发育辅导,男孩和女孩如何分别进行性发育指导,如何平稳度过青春期的情绪不稳定,如何预防近视或肥胖;成年后,如何定期体检,如何养成健康有益的饮食及生活习惯,遇到紧急事件时如何自救与他救;老龄后,如何筛查常见的老年性疾病,如何养生,如何适当地进行运动锻炼,如何保持良好的情绪;临近死亡时,如何正确地看待死亡,如何正确地看待家人的死亡等。应该说,人的整个一生都离不开医学与健康的话题,而公众也非常想了解与自己及家人相关的各种医学信息。试想一个普通公民可能对高能物理的最新进展漠不关心,然而却一定会时刻留意自己与家人的身心健康问题,一旦出现问题就会去关注或者咨询各种医学信息,进而留心各种传播渠道所能获得的所有医学信息,包括国家的医疗保障相关政策、与医疗有关的各种法规等。2015年7月21日,中国科学技术协会与百度公司在京举行了"科普中国+百度"战略合作成果发布活动。双方共同发布了首个《中国网民科普需求搜索行为报告》。报告显示,2015年第一季度,关于健康与医疗的科普主题搜索占到全部搜索需求的57%,医学传播的受关注程度可见一斑。因此,在医学与健康议题的传播过程中,公民会更主动地参与其中,通过各种途径与医学共同体主动展开对话,最终营造出有利于双方的科学文化氛围。

除此以外,医学传播的主体医务人员除了传播医学知识以外,还肩负着治病救人的使命,这使得他们能够精确选择受众群体,并持续追踪他们。这就是所谓的"精准传播"。比如,对于那些体型肥胖,患有高血压、糖尿病的患者,医务人员更多地会进行预防心脑血管疾病的传播和跟踪,因为他们是这类疾病的高危人群,而对于那些有肿瘤家族史的患者,会更多地进行关于肿瘤预防及筛查方面的传播,因为他们的肿瘤发病率可能是普通人群的数倍。在医学领域,目前十分提倡精准医疗,精准医疗指的是将个人的基因、环境与生活习惯都考虑在内的疾病预防与治疗的新兴方法。与此类似,在医学传播领域,也需要进行精准的医学传播,也即是结合个人的家庭背景、家族病史、生活饮食行为习惯、工作环境等在内的个性化的医学传播,而不是泛泛地普通传播,只有精准的医学传播,才能做到受众人群的最大获益。比如,两位中年男性,年龄相似,居住地邻近,具有相同的工作性质和相近的肥胖程度,平时都疏于运动,喜欢甜食和肉食,喜欢抽烟,一位有大肠癌的家族史,另一位则没有。从这两位男性的情况分析,都具有不良的生活和饮食习惯,都缺乏运动,是心脑血管疾病的高危人群,除此以外,由于前者有大肠癌的家族史,他还是大肠癌的高危人群,那么在对于两位男性进行医学传播的时候,除了同样需要传播健康的生活、饮食与行为方式,科学的减重方法,定期筛查心脑血管疾病以外,前者还需要教育他接受定期的大肠癌普查,以做到早发现、早治疗,而后者可能并不需要。由此又可证明,医学传播必须由专业医务人员进行,因为只有专业人员才能判断哪些人群是哪些疾病的高危人群,哪些习惯可能导致哪些疾病,从而进行相对精准的医学传播,普通民众是没有这样的鉴别与判断能力的,也做不到精准传播。而在医学传播的时候,那些有着急迫健康需求的人群,如患者、家属、亚健康人群,是直接接触医学信息的核心人群,除了自己获得有益的医学信息外,他们还可以将信息辐射到他们的亲人、朋友,并涉及其他健康需求和医疗制度等议题。当然,在整个传播环节中,专业医务从业人员是医学传播中的意见领袖,起着引领情绪、扩散议题、组织行动的重要作用[13]。从这个形式看,信息的传播和辐射方式属于人际传播,但是这种人际传播并不是单一的人际层层传播,因为单一的层层传播无法保证传播内容的准确性,还有可能在层层传播中出现部分内容的遗失,甚至错误。首先,并不主张太多层次的人际传播;其次,这个传播应当是有组织有监管的,而进行组织和监管的人员就是专业的医务人员。从医学传播的领域来说,传播的主体以及传播内容的重要性要高于传播的广泛性,也就是说医学传播更注重传播的内涵与质量,而不是传播的广度,医学传播所需要的是持之以恒地由医务人员把医学知识传递给大家,这个过程可以很漫长,如果要达到传播范围的扩大,应该是由更多的医务人员参与其中,或者采用更多有效的传播手段,而不是在人群中一传十,十传百地迅速把话题炒热。

综合上述原因,我们认为不能简单地把医学传播归于科学传播的范畴内而完全遵循一般科学传播的范式。医学传播具有天然的公众参与属性,因此我们建议在实际操作与理论构建中,将医学传播与一般的科学传播区分开来。

参考文献

[1] 王明强,张稚鲲,高雨.中国中医文化传播史[M].北京:中国中医药出版社,2015.

[2] Laswell H D. The Structure and Function of Communication in Society: The Communication of Ideas[M]. New York: Harper and Brothers, 1948.

[3] 李东晓.微屏时代谁在传播健康——对微信平台健康养生信息兴起的传播学分析[J].现代传播(中国传媒大学学报),2016,4: 21-26.

[4] 石顺科.英文"科普"称谓探识[J].科普研究,2007,2.

[5] 刘华杰.大科学时代的科普理念[J].光明日报,2000-05-08.

[6] 田松.科学传播——一个新兴的学术领域[J].新闻与传播研究,2007,2.

[7] 朱巧燕.国际科学传播研究:立场、范式与学术路径[J].新闻与传播研究,2015,6.

[8] 张自力.健康传播学:身与心的交融[M].北京:北京大学出版社,2003.

[9] Jackson L D. Information complexity and medical communication: The effects of technical language and amount of information in a medical message[J]. *Health communication*, 1992, 4(3): 197-210.

[10] Rogers E M. The field of health communication today: An up-to-date report[J]. *Journal of Health Communication*, 1996, 1: 15-23.

[11] 贾鹤鹏,闫隽.科学传播的溯源、变革与中国机遇[J].新闻与传播研究,2017,2: 64-75.

[12] Stilgoe J, Lock J, Wilsdon J. Why should we promote public engagement withscience? [J]. *Public Understanding of Science*, 2014, 23(1): 4-15.

[13] 吴迪.健康传播发展的三个理论维度[J].当代传播,2014,4: 48-50.

第 二 章
医学传播的基本模型

作为医学传播的主体,专业医务人员在医学传播实践中所扮演的角色,与日常以治病救人为目标的医学治疗实践中扮演的角色有所区别,但又密不可分。围绕以普及医学知识、培养医学科学观念、塑造社会科学文化为中心的目标,可以发展出医学传播在不同层面上的理论模型。我们将在回顾科学传播模型的基础上,提出符合现阶段我国医学传播实践现状的多知识架构下的语境参与模型,对医学传播与医学研究的关系提出建议,并进行案例分析。

第一节 科学传播模型

如第一章所述,科学传播实践在历史上经历了科学普及、大众理解、公众参与三个阶段。然而如同一般社会科学范式的变革一样,新的范式并不能完全取代旧的范式[1],因此这三种范式在今天同时存在。同时,因为科学传播实践的复杂性与多样性,也使得多种科学传播模型被应用在不同的场景中。

一、科学传播活动类型

1999年10月,英国科学慈善基金会维尔康信托(Wellcome Trust)委托市场调查公司全球研究(Research International)对当时的英国科学传播活动现状进行全面调查。该调查针对各项科学传播活动的目标、受众、议题、地点和效率进行分析,并且基于此分析探讨这些科学传播活动是否需要改变,公众如何参与科学议题的讨论以及如何建立传播策略。调查采用了文献研究、定性调查和定量调查相结合的方法。定性调查(面对面采访和电话采访)和定量调查(电话采访和在线调查)主要涉及过去开展的科学传播活动的主题、目标、组织者角色、效率、评价标准和经费来源,未来科学传播活动的策略,其他科学传播活动的经验以及对科学传播活动的看法等。通过调查,其发布的《科学与公众:科学传播活动图谱》报告对各种科学传播活动类型进行了总结(图2-1)[2]。调查发现,目标对象从普通公众到政策制定者,传播目标从提升公众兴趣与加深科学理解到影响科学政策,科学传播活动类型呈现出多样性与复杂性。

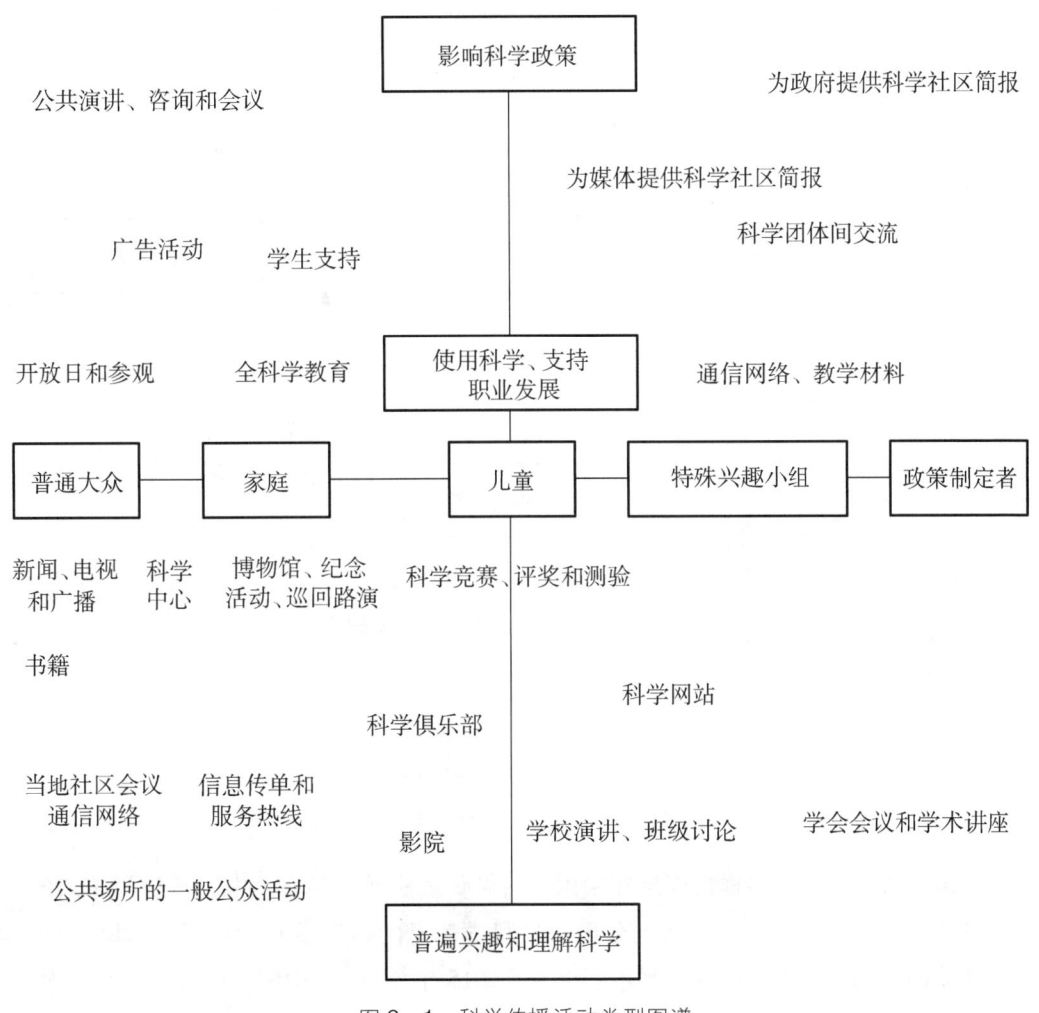

图2-1 科学传播活动类型图谱

同时,针对不同的科学领域,媒介的使用也丰富多样(图2-2)[2]。从大众媒体(如电视、杂志),到新媒体(如网络、移动媒体),到科学竞赛、公共讲座等,无不出现科学传播的踪影。最后该报告认为,动手和互动的方法对于科学传播来说是具有效率的。虽然具有互动性的科学传播活动能够打破公众和科学共同体之间的障碍,并且建立起对话机制,但是这种互动性应该因地制宜,因时制宜,科学共同体应该并且已经开始了解公众,而不是单独地要求公众"加把劲"。有些公众还没有被覆盖,因而在这方面需要更多的努力;媒体在科学传播中既有机遇,也有一些挑战,因而改善科学共同体与媒体的关系有助于科学传播的发展。

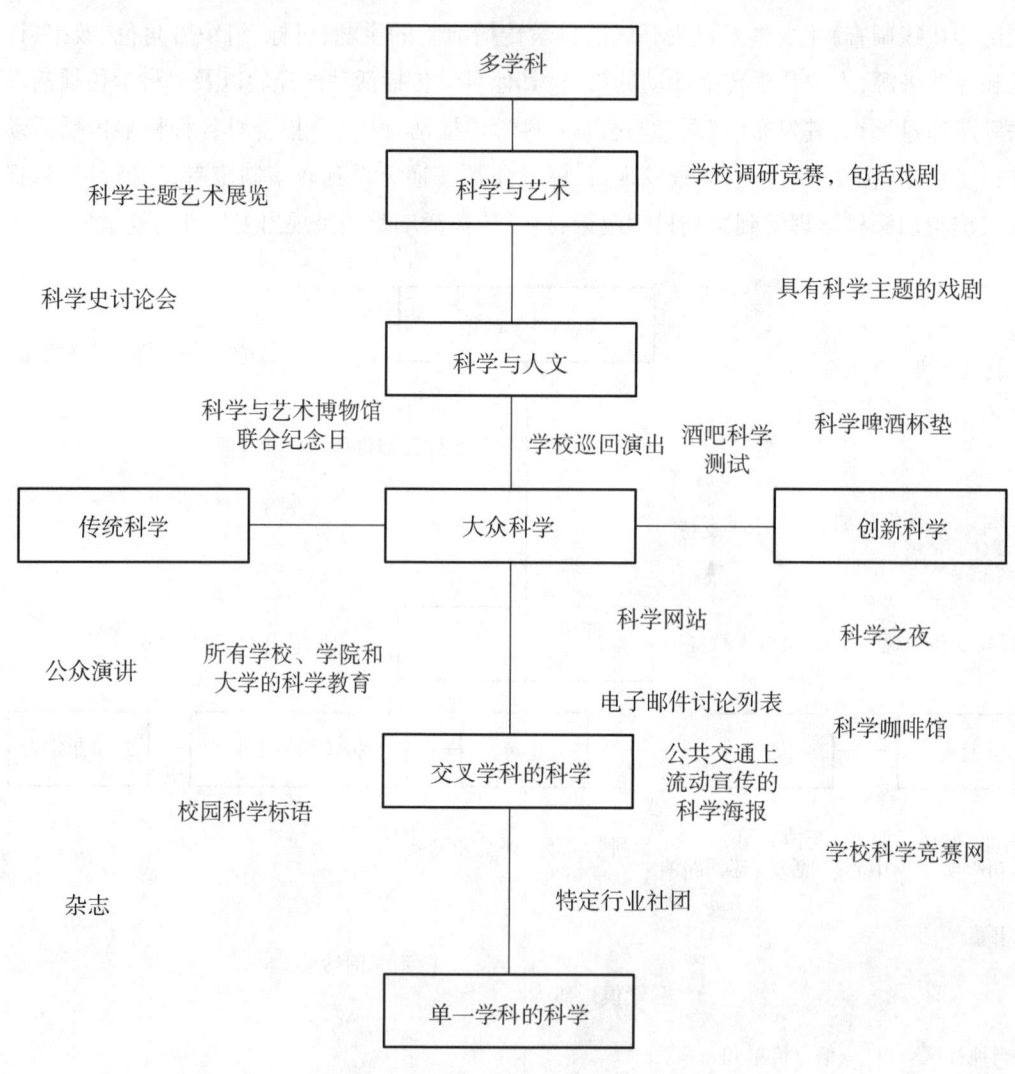

图 2-2 科学传播活动中学科与媒介使用

科学传播活动的复杂多样性同样在中国的科学传播实践中存在。中国科协历年来的"中国公民科学素养调查"结果显示,我国公民获取科学信息的渠道多元,参观科普基础设施、参加科普活动的比例也在以稳健的水平不断提升。2015 年 3~8 月,中国科协开展了第九次中国公民科学素质抽样调查,调查范围为我国大陆 31 个省、自治区、直辖市,2015 年 9 月公布的这次调查结果显示,我国公民利用互联网及移动互联网获取科技信息的比例达到 53.4%,比 2010 年的 26.6% 提高了一倍多,已经超过了报纸(38.5%),仅次于电视(93.4%),位居第二。在具备科学素质的公民中,更有高达 91.2% 的公民通过互联网及移动互联网获取科技信息,互联网已成为具备科学素质的公民获取科技信息的第一渠道。而作为传统的大众媒体,电视仍是公民获取科技信息的最主要渠道。利用电视获取科技信息的公民比例为 93.4%,比 2010 年(87.5%)略有增长,但远不及公民通过互联网获取科技信息人群比例的增长速度。在科普设施方面,公民通过科普设施获取科学知识和科技信息的机会增多,对科普设施的利用率较高,在过去的一年中,公民参观过各类科普场馆的比例依次为:科技馆等科技类场馆(22.7%),自然博物馆(22.1%)。参观身边的科普场所的比例依次为:图书阅览室(34.3%)、科普画廊或宣传栏(20.7%)。与《美国科工指标(2014年)》非正规科学教育场所参观率的数据对比,我国公民对科普设施的利用情况与美国大致相当(2012年美国公民参观科技馆等科技类场馆的比例为25%,参观自然博物馆的比例为28%)。

然而这些科学传播实践的效果如何却未可知。其中很重要的原因就是对于科学传播的目标没有达成共识。因此,美国康奈尔大学科学传播学教授、《公众理解科学》期刊主编布鲁斯·莱文斯坦(Bruce Lewenstein)专门撰文梳理了科学传播的四个常用模型[3]。

表2.1　2005、2007、2010年我国公众科普渠道使用情况

调查项目	渠道利用	多项选择(%)			说明
		2005年	2007年	2010年	
我国公民获取科技信息渠道调查情况	电视	91.0	90.2	87.5	表中数值为公众利用这些渠道获取科技信息的比例
	报纸	44.9	60.2	50.1	
	人际交流	48.7	34.7	43.0	
	互联网	7.9	10.7	26.6	
	广播	22.4	20.6	24.6	
	一般杂志	合并到报纸	9.7	12.2	
	图书	10.2	11.9	11.9	
	科学期刊	9.5	13.2	10.5	
	其他渠道	7.9	/	/	
我国公民参观科普基础设施调查情况	动物园、水族馆、植物园	30.3	51.9	57.9	表中数值表示过去一年中参观此类科普基础设施的比例
	图书阅览室	29.2	43.7	54.5	
	公共图书馆	26.7	41.0	50.3	
	科普画廊、宣传栏	36.7	46.8	48.7	
	科技示范点、科普活动站	30.9	29.1	35.5	
	工农业生产园区	/	30.0	34.2	
	科技馆等科技类场馆	9.3	16.7	27.0	
	自然博物馆	7.1	13.9	21.9	
	美术馆、展览馆	11.2	17.5	26.4	
	高校、科研院所实验室	/	2.7	11.2	
我国公众参加科普活动情况	科技周、科普日	11.9	14.7	23.8	表中数值表示过去一年中参加过此类科普活动的公众比例
	科技培训	30.8	35.2	35.6	
	科技咨询	30.4	32.4	31.4	

(续表)

调查项目	渠道利用	多项选择(%)			说　明
		2005年	2007年	2010年	
我国公众参加科普活动情况	科普讲座	23.9	25.8	29.4	表中数值表示过去一年中参加过此类科普活动的公众比例
	科技展览	/	21.3	25.1	
	科普宣传车活动	11.6	13.8	13.7	

二、科学传播常用模型

（一）缺失模型

缺失模型（the deficit model）由英国帝国理工学院的公众理解科学教授约翰·杜兰特（John Durant）提出，他也是《公众理解科学》期刊的创刊主编，是英国皇家学会任命的历史上第一个"公众理解科学教授"。杜兰特认为公众缺失科学素养与对科学的兴趣，因而有必要对公众进行科学知识普及与教育，简单点说，缺失模型的主要特征就是科学家教育公众。例如，从20世纪70年代开始，美国国家科学委员会定期测量公众的科学知识水平。然而，委员会失望地发现，只有10%的美国人能给"分子"下定义，而超过一半的人则认为人类和恐龙在地球上同时出现。根据这些调查结果，委员会得出结论：只有5%的美国公民具有科学素养，只有20%的人对科学感兴趣；而剩下的公民则被称为"剩余人群"。缺失模型认定，当公众的科学素养提高后，便会支持国家的科学技术发展与应用。因此早期缺失模型带有强烈的政府导向色彩。

然而，缺失模型的批评者则认为这一模型预设了一些观点，包括：科学知识是绝对可靠的，在现代生活中扮演至高无上的角色；科学知识只能自上而下单向流动；科学知识水平的提升是解决公众疏远、怀疑甚至拒绝科学的唯一途径；等等[4]。更多学者则指出，缺失模型没有考虑语境问题。学习理论表明只有当事实和理论在生活中有意义时，人们才能最好地掌握它们。比如，在水污染地区的居民能很快掌握与水污染相关的复杂术语。还有学者指出，缺失模型的致命弱点就是试图把职业科学的认知模型强加到公众对科学的理解中。而杜兰特本人也意识到缺失模型指责公众没有在科学与社会关系中把握好自己的位置；没有认识到专家和公众在理解上的不一致可能是由于在具体语境下科学被重新定义或者被重新架构了；它产生了科学与公众之间单向的传播过程，这个过程没有价值甚至具有破坏性，所以在这个过程中，公众对科学是持怀疑态度的。

我们假设将缺失模型用于医学传播，那就是自上而下地宣传医学知识，如同科学传播中的缺失模型特征是科学家教育公众，而医学传播中的缺失模型特征就是专业医务人员教育公众。但是，如果只是单纯的教育，那么公众是否感兴趣，能够接受多少，是非常值得商榷的。形象点说，缺失模型有点类似中小学生教育中的填鸭式教育，医务人员强行把医学知识传输或者教育给公众,采用各种各样的方式,无论这种方式是否有效,或者内容是否合适,且不说在这种模式下,公众获得医学知识的效果如何,在填鸭式的教育下,即使公众获得了某些医学类知识,但他也有很大的可能不能很好地理解他所获得的知识,那么这样的教育就是先天不足、有所缺陷的。举个补碘的例子。碘是人体所必需的微量元素之一,如果碘缺乏,在胎儿期可能造成流产、死胎、先天畸形、神经运动发育功能减退,在新生儿期可能造成新生儿甲状腺功能减退、新生儿甲状腺肿,在儿童期可能造成甲状腺肿、青春期甲状腺功能减退、亚临床型克汀病、智力发育障碍、体格发育障碍,在成人期可能造成甲状腺肿及其并发症、甲状腺功能减退、智力障碍;如果碘过多,则可能引起甲状腺功能亢进等问题。我国有很多地区是缺碘地区,需要补碘,很多权威媒体也经常宣传我国居民应当食用含碘盐,在《盐业体制改革方案》中也规定要确保合格含碘盐覆盖率在90%以上,但是如果我们不考虑地域问题,各个地区是否都是缺碘地区,为什么要补碘,只是一味地宣传全民必须补碘,而不宣传哪些人需要补碘,如何科学补碘,缺碘有什么害处,补碘过多又有什么害处,那就是医学传播中的缺失模型。一方面公众被告知要补碘,但有多少人会在意碘对人体的重要性,并不明了,很多公众可能认为缺碘与否与己无关,而毫不关心;另一方面,一部分公众按要求积极补碘,但其中可能部分人员并不适合补碘,补碘过多还有可能带来其他疾病。那么这样的医学传播无疑是无益,甚至有可能带来危害。

将缺失模型应用在医学传播中,由于已经预设自己的至高无上,因此在进行传播和宣传时,无不显示出自己的绝对权威,而忽略了民众对其是否关注,以及接受程度能有多少,因此,即使传播的内容非常可靠,传播的效果也值得商榷。比如,高血压是一个非常常见的慢性疾病,2017年国家卫计委(现国家卫健委)公布的我国"十二五"高血压抽样调查显示,我国成年人的高血压患病率为23%,患病人数达2.43亿人,也就是意味着每4个成年人中就有一个患有高血压,而高血压知晓率、治疗率、控制率及治疗控制率分别为42.7%、38.3%、14.5%和38.0%。农村地区高血压知晓率、治疗率及控制率较城市低。从这个调查中可以看出我国人群的高血压具有患病率高、知晓率低的特点,提高民众的高血压知晓率是非常迫切也非常必要的事情。某地为了提高高血压知识的普及率,在当地小学生中采用书本的方式进行高血压的医学知识普及,我们来看一下效果会如何。首先,小学生由于不是高血压的高危人群,高血压的发病率低,一般很少会关心高血压这类成年人常见的疾病,其次,小学生的认知程度和认知能力尚处于发展阶段,还不能达到成人的认知水平,单单采用书本的方式进行医学知识的科普,由于他们的理解能力有限,理解程度就不会很高,效果也不会很好,如果采用形象的漫画或者讲座互动的形式进行传播,效果可能就会明显改善。基于缺失模型的各种缺陷,以下三种模型被先后提出。

(二) 语境模型

语境模型(the contextual model)的基本观点是认为公众不是等待知识注入的空瓶子,信息的吸收与处理会受到社会环境和个人心理的影响。因此,从前的经验,文化语境和个人环境都会影响公众对科学的看法。在进行科学传播时,我们面对的不是单一的受众,而是多元化、具有不同文化背景的受众。他们为什么需要科学信息？在何种情况下他们需要科学信息？因此，我们需要一种在不同的时间，用不同的方法，向不同的受众，根据不同的语境传播科学信息的模型，这就是语境模型。语境模型目前在重视受众看法的领域，如健康传播、风险传播与风险认知等领域被广泛应用。

首先，语境模型中考虑到个人与环境诸多因素，包括生命阶段、人格特征、人际关系，都会影响到信息的接收状况。其次，社会体系与媒体呈现也会加深或减弱公众对某些议题的关注程度。因此，语境模型学者采用现代市场分割方法分析不同群体的科学素养程度，并加以不同的科学知识传播。

语境模型如果应用于医学传播，我们举些合适的例子来说明。比如，西藏是著名的旅游胜地，而布达拉宫更是很多人眼中朝圣的地方，但是西藏是典型的高原地带，相较平原地区空气中的含氧量明显低下，很多人首次入藏很有可能会因为缺氧而产生高原反应。高原反应是高原地区独有的常见病，常见的症状有头痛、失眠、食欲减退、疲倦、呼吸困难等，一般来讲，平原地区居民快速进入海拔3 000米以上的高原时，会有50%~75%的人出现高原反应，但经3~10天的习服[1]后症状逐渐消失。急性高原反应则非常可能出现高原性肺水肿和（或）高原性脑水肿，如果不加以重视，很有可能丢了性命。由于高原反应的特殊，在准备去西藏旅行的很多人都会相当重视高原反应相关的医学知识，结合这部分人群的重视点，在这些准备去高原进行旅行的人群中进行关于预防高原反应、出现高原反应后应当如何救治的医学知识普及，那就是医学传播中的语境模型，相较于缺失模型，至少它关注了公众的需求点，宣传和普及也是有的放矢的。

再比如，慢性乙型肝炎，简称乙肝，是由于感染乙型肝炎病毒引起的。我国是乙肝高发区，据统计，全国的乙肝病毒携带者多达1.2亿，发病人数超3 000万，相当多的乙肝患者呈现家族聚集的特征。而乙肝患者肝硬化和肝癌的发病率较非乙肝患者均明显升高，2017年10月世界卫生组织已经将乙型肝炎病毒列入一类致癌物。因此，对于众多的乙肝病毒携带者或者感染者而言，包括那些家庭中拥有乙肝患者或者携带者的成员，他们相当关心关于乙肝的保健知识，他们想要了解乙肝病毒是通过哪个途径传染的，如何才能避免感染，得了乙肝后又应当如何养生，如何避免出现乙肝的常见并发症。那么结合他们的关注点，一方面在人群中宣传进行乙肝疫苗注射的重要性；另一方面对已经是乙肝携带者的人群宣传定期体检以及保护肝脏的重要性。这就很好地结合了公众的需求，也是语境模型的体现。

有时候，你会发现，由于个人环境或者个人心理的影响，人们对于所关心的议题是会变化的，也就是说语境是可能变化的。比如，一位中年人，最近他的一位朋友，年龄与其相仿，工作与其相仿，突然得了肺癌，那么这段时间内，他就会非常关心关于肺癌的各种医学知识；而过了一段时间，又有一位朋友得了急性心肌梗死后死亡，于是他又转而注意心梗方面的医学知识，而忽略了之前所关注的肺癌。因此，语境会随着个人周围的环境和心理发生变化，但是，在语

---

[1] 习服俗称"服水土"，是一种生理现象，指机体对某种特殊环境条件产生的适应。

境模型下,也需要考虑个人所专注的需求,也就是语境问题,是否是其真正需要关注的医学问题。比如,刚才那位中年人,平时不抽烟不酗酒,体型适中,没有超重和肥胖,也没有高血压、糖尿病、高脂血症等慢性疾病史,家族中也没有肺癌或者心脑血管疾病的发病史,因此,他并不是肺癌和心梗的高危人群。然而,他的家族中有大肠癌的家族史,而且他本人也有长期的便秘病史,所以他是大肠癌的高危人群,相对于肺癌和心脑血管疾病的知识,他更应该获知或者掌握的是有关大肠癌的相关医学知识。

另外,不少批评者指出,语境模型不过是升级版的缺失模型,两者都将"公众理解科学"等同于"公众感激科学给社会带来的好处"。从 20 世纪 80 年代起,科学传播学者开始强调外行知识和公众参与,从而提出了以下两种模型。

(三) 外行知识模型

如果说语境模型承认科学知识的价值,但又不否认科学知识传播复杂性的话,那么外行知识模型(the lay expertise model)则承认外行知识或地方知识在解决科技问题时的重要性。这一模型又被称为"地方知识模型"(the local knowledge model)或"内省模型"(the reflexivity model)。外行知识模型强调将科学知识传播建立在社区既有的外行知识结构之上,承认公众拥有地方知识的价值,而不是一味认为公众应不加怀疑地接受科学知识,使公众丧失对科学的信任。外行知识模型是一个有争议的科学知识传播模型。首先,我们需要承认的是,除了科学家们通过正规的科学研究在实验室里所创造出的知识以外,在一些历史源远流长的发展中国家里,在长期的生产生活实践中也积累了相当丰富的实践经验,经验通过经年累月的积累后逐步成熟并转化为相关的知识,这些知识不是经过今天科学家所认定的传统科学方法形成的,但是在实践中却被证明是具有成效的。将这些外行或者说非正规的技能和知识通过科学方法的认证和理论化,从而使其进入正规教育和交流领域,是提高公众科学素养的重要途径之一。

这一模型在拥有本土知识体系的文化中很受欢迎。例如中国的传统历法(阴历)、传统中国医学(中医)、青藏高原地区的传统医学(藏医)等便被视为本土地方知识的代表。这些具有非标准化特征的民间知识都源自于长期的生产生活实践,尽管具有不少争议,很多情况下却是行之有效的,所以依然被传承下来,并在人们的日常生活中发挥了重要的作用。外行知识模型考虑的正是如何在科学传播过程中将这些本土知识的影响纳入其中。事实上已经有越来越多的国家认识到将主流社会的本土知识通过正规教育系统进行传播的重要性。比如,泰国国家科技发展局从 2002 年开始研究如何运用现代科学解释本土食品、草药和手工艺形成过程和方法,研究结果提交给政府制定相应政策,促进本国社会和经济发展。

假设将单一的外行知识模型应用于医学传播,我们来看看会是什么样子。上一段我们提到中医是我国地方知识的代表,中医诞生于原始社会,春秋战国时期中医理论已基本形成,之后历代均有总结发展。中医承载着中国古代人民同疾病作斗争的经验和理论知识,是在古代朴素的唯物论和自发的辩证法思想指导下,通过长期医疗实践逐步形成并发展成的医学理论体系。中医学以阴阳五行作为理论基础,将人体看成是气、形、神的统一体,通过"望闻问切"

四诊合参的方法,探求病因、病性、病位,分析病机及人体内五脏六腑、经络关节、气血津液的变化,判断邪正消长,进而得出病名,归纳出证型,以辨证论治原则制订治疗手段。如果我们将中医的知识影响纳入医学传播过程中,那就是医学传播中的外行知识模型。应该说,中医是传统医学中的国粹,是有很多成功案例以及经验可以借鉴和发扬光大的,但是在进行医学传播过程中如何传播,是否所有的中医知识都适合做医学传播,也是值得探讨的。比如,中医提倡异病同治及同病异治这两个理念,异病同治是指不同的疾病,在其发展过程中由于出现了相同的病机,因而采用了同一方法治疗的法则,异病可以同治,既不决定于病因,也不决定于病证,关键在于辨识不同疾病有无共同的病机,病机相同,才可采用相同的治法;而同病异治,则是指相同的疾病,由于所处的阶段不同,呈现的病机不同,所表现的症候不同,或者发病的季节不同,个人的体质不同,治疗方法也会各异。这两个理念是千百年来我国传统中医世代相传的理念,也是中医界十分推崇的,但是中医很大一部分讲究经验,并不是一般的人群能够很好理解与掌握的,如果我们在普通公众中大力宣传异病同治以及同病异治,很多人可能会知其然而不知其所以然,或者因为理解错误而造成歧义。举个简单的例子,以感冒为例,传统中医将其分为风寒型与风热型,风寒感冒是风寒之邪外袭、肺气失宣所致;风热感冒是风热之邪犯表、肺气失和所致。风寒与风热应用的药物是完全不同的,但是普通人并不会区分风寒与风热的区别,既然有异病同治的理念,那么就应用相同的药物治疗吧,殊不知同样的药物可能对两种不同类型的感冒效果完全不同,用错药物还有可能加重感冒症状及延长病程。因此,把外行知识模型用于医学传播,也需要考虑所涉及内容的准确性以及可理解程度的。

虽然本土知识模型强调公众拥有外行知识,并在一定程度上论证了公众与科学家的平等关系,因而受到不少学者的支持,但是也受到了不少批评。这一模型将本土知识优先于现代科学知识,因此被认为有"反科学"之嫌。同时,它将科学知识与外行知识区分开来,事实上可能反而加剧了公众与科学家之间的紧张关系。

(四) 公众参与模型

公众参与模型(the public engagement/participation model)要求的是在民主的制度中,公众参与科学技术议题的讨论,以保证公共政策决策的民主化和公开化,同时,使公众在参与讨论过程中提高科学素养,保证公众对科学技术和研究的理解。在参与的过程中使公众了解科学和社会之间的关系。这一模型强调公众应主动参与到科学议程的设置中,与科学共同体展开对话,从而建立公众参与科学决策的民主机制。因此,这一模型也被称作民主模型(the democratic model)或对话模型(the dialogue model)。提出缺失模型的杜兰特后期也看到了缺失模型的局限所在,认为缺失模型和民主模型作为公众理解科学的两个模型可以共存。

20世纪后半叶以来,科学技术的发展在改善人类生活的同时,也给公众带来了不安与恐惧。核能源、转基因食品、克隆技术等很多前沿科技的发展与应用引发了广泛的社会争议。伴随这些技术而来的健康安全风险与伦理挑战让公众对科学出现了信任危机。因此,政府与科学家们逐渐意识到发展科学对话的重要性。强调专家与非专家双向对话的公众参与模型被广泛认为优于缺失模型。简要地讲,缺失模型可能在一些领域(如正规的科学教育等方面)比较适合,民主模型或者说公众参与模型则更适合于其他领域,如公众对于与转基因食品有关的环境问题的争论等。

我们来设想一下将公众参与模型应用于医学传播。比如某位患者被发现得了早期胃癌,需要进行治疗,医生与患者及其家属谈话,进行沟通,告知其目前有几种治疗手段可以选择,每个治疗手段的优势在哪里,又有可能带来什么并发症,患者目前的情况如何,选择哪一种治疗手段更为合适。在和家属沟通和商讨的过程中,最终双方达成一致意见,选定一种最为适合治疗患者的手段,这就是医学传播中的公众参与模型。如果面对同样的患者,医生只是直接告知患者及其家属必须选择某种治疗手段,而不与其进行任何的沟通与商讨,那就是医学传播中的缺失模型。在这个场景中,我们可以看到在医学传播中,公众参与模型可能会更容易得到大众的理解和采纳,但是在公众参与模型中,也需要考虑到公众的参与度以及公众本身的基本文化水平和对于知识的可接受程度。试想,在医生与患者家属沟通病情的过程中,如果这个家属完全不参与其中,那就不是真正的公众参与模型了,反而有些类似缺失模型了;或者家属基于自己的片面知识要求医生选择完全不合适或者不可能的治疗手段,那么在这个时候,公众参与模型是否反而对患者有害? 比如,一位晚期肿瘤的患者,一般情况已经很差,生命奄奄一息,医生建议患者家属采取姑息治疗,但是在公众参与模型下,在医生与患者家属就这位患者的病情进行沟通的过程中,家属一定要求医生对该患者进行手术治疗,丝毫不考虑该患者目前的基本情况,那么最终的治疗手段决定权究竟是在医生手里,还是家属手里? 到底是看谁更强势,能说服谁,还是谁更科学、更理性、更有依据呢? 公众参与模型下,是否一定要采纳家属也就是公众的意见呢? 这些都是我们在医学传播中应用公众参与模型所需要思考的问题。

公众参与模型的提出顺应了社会民主化的要求,促进了科学传播理念的变革,但是也面临不少质疑。例如,公众参与模型更像一个科学与公众关系的政治学模型,而非科学传播模型;同时,这一模型也被视为有"反科学"的倾向。这些都是公众参与模型需要回答的问题。

第二节 医学传播模型

如第一章所述,医学传播虽然与科学传播具有一定的从属关系,但是因为医学传播具有天然的公众参与属性,因而第一节中介绍的科学传播模型并不能完全有效地指导医学传播实践。首先,因为健康议题与每个人都息息相关,所以公众并非完全,或者说绝对的医学知识缺失,每个人都或多或少拥有一些健康方面的经验与常识。其次,疾病的出现与健康的保持具有强烈的个人生活语境色彩,需要考虑个体的生活经验、所处的社会环境以及文化影响,例如云南横断山脉地区居民的健康诉求与上海市区居民的健康诉求可能差别巨大。再次,考虑到中国传统医学文化的影响,相对于现代医学知识的"外行知识"(例如中医养生知识)传播范围很广。因此,公众不同程度上拥有本土医学知识,这也是进行医学传播时需要考虑的问题。最后,医学传播的最终目标是为了提高全社会公众的健康水平,因此,公众理所当然应当参与到医学科学的相关决策中来。因此,以上四个科学传播模型都不能单一地覆盖医学传播实践的所有方面。基于对目前我国医学传播实践的全面考察,我们提出"多知识架构下的语境参与模型"(the multi-expertise contextual engagement model)。

首先,我们需要充分考虑我国居民的多重医学健康知识体系。在过去长达几千年的中华文明中,中医、藏医等本土传统医学体系知识已经通过代际之间口口相传、社群传播、书籍传播等方式深入人心。这些传统医学体系在解决了部分问题的同时,也存在不少争议,我们举几个典型的例子来说明。产妇生完孩子后要坐一个月的月子,相信大家都耳熟能详,坐月子最早可以追溯到西汉的《礼记内则》,称为"月内",是产后必需的仪式性行为。坐月子是帮助产妇休养身体、尽快适应新妈妈角色的过程,也是协助产妇顺利度过人生生理和心理转折的关键时期。那么在坐月子期间究竟应当怎么做?有很多从老一辈传下来的经典做法,而这些做法的正确与否并没有相当的科学依据。比如老一辈说坐月子期间一定要"捂",不能着凉,不能受风,不能洗澡,不能洗头,当然更不能开空调,即使在高温季节的盛夏也不能例外。前几年某地发生了一起"产妇捂月子中暑身亡"的悲剧,就是产妇听从了坐月子期间一定要"捂"的理念,在七月的超高温期间也裹得异常严实,穿着厚实的衣服,盖着厚实的被子,同时不开空调,不开窗透气,也不洗头洗澡,最终造成产妇中暑,送到医院后宣告不治。再比如说,很多人都认为中药比西药安全,没有什么副作用,至于为什么,并不清楚,这个理念是从哪里来的,也说不清,可能是老一辈代代相传而来,由此,有很多人患病后喜欢吃中药,养生也喜欢吃中药。在这里,我们并没有贬低中药的意思,但是所有的药物都有一定的副作用,并非绝对安全,前些年闹得沸沸扬扬的"中草药肾病"就是一个典型的例子。当年的"中草药肾病"是因为部分中药成分中含有马兜铃酸造成的,而含有马兜铃酸的中药非常多,包括关木通、广防己、青木香、朱砂莲、天仙藤、细辛、防己、淮通、杜蘅等,不下十几种,为此香港卫生署已经在 2004 年全面禁止销售含有马兜铃酸的中药,而我国 2005 年的国家药典中也禁用了关木通、广防己、青木香这三种马兜铃酸含量较高的中药,2017 年世界卫生组织公布的致癌物清单中,马兜铃酸和含马兜铃酸的植物被列入一类致癌物,可见中药也并非绝对安全,也是需要在医师指导和监控下使用的。在这些案例中,我们可以看到公众有很多的医学知识来自传统体系,来自爷爷奶奶爸爸妈妈辈的祖传理念,并没有扎实的科学的医学基础及依据,在实际应用中是非常值得商榷的。这些年,还有一个现象值得重视,就是随着网络与信息技术的发达,很多民众会通过互联网来搜寻医学类知识,比如,一位中年男性最近出现了胃口不好,体重下降,全身乏力的症状,他没有时间去医院检查,也没有什么医生朋友可以咨询,上网搜索最为简单易行,于是他上网通过搜索引擎搜索,一查发现胃癌患者也有他目前的这些症状,就理所当然地认为他自己是得了胃癌,殊不知还有很多其他疾病也有可能会有这些症状,至于究竟是什么病因还是需要通过正规的医学检测才能明确,并不一定真的是得了胃癌。再比如,糖尿病是一组以高血糖为特征的代谢性疾病,我国曾做过7次有关糖尿病的大型流行病学调查,调查显示糖尿病的患病率逐步上升,在最近一次,也就是2013年所做的第7次流行病学调查中显示,我国18岁以上人群中2型糖尿病的患病率已经达到10.4%,其中男性高于女性,这也就是意味着每10个成年人中就有一个是糖尿病患者。可见,有关糖尿病的医学知识普及是非常必要的,而网络上有关糖尿病的医学知识也是铺天盖地、随手可及。有一位糖尿病患者,口服降糖药物效果不佳,经医生诊治后,要求其每天注射一定量的胰岛素,改为应用胰岛素后患者的血糖一直控制良好,但是该患者始终觉得每天应用胰岛素有一点麻烦。于是,某一天,这位患者网上一查可以通过某种保健品来降糖治疗,该保健品生产商吹嘘其降糖效果如何好,而患者本人也觉得打胰岛素挺麻烦的,就没有征得医生同意,而是擅自停用了胰岛素改成服用网上推荐的保健品,最终造成血糖飙升、神志昏迷被送到医院急救,所幸送院及时,得以捡回一条性命。以上这些案例都是基于互联网搜索得到的医学知识可能带来的危害。传播科学的医学知识,纠正错误的健康观点,是医学传播者义不容辞的责任。然而也不可否认,由于大部分民众不具有医学知识这个属性,不少这些"地方知识"和"外行知识"仍然发挥着积极作用,所谓"奶奶医生"(即长辈的健康护理常识)、"互联网医生"(即基于互联网得到的医学健康知识)等现象非常普遍。因此,进行医学传播的医护人员首先需要保证传播的内容必须是准确的,同时,需要考虑如何在传播现代医学科学知识的同时,又充分顾及传播对象的现有多重知识架构,应尽量避免造成多重知识之间的冲突,实现真正有效的医学传播。

其次,我们需要充分考虑我国居民健康议题的语境。我国是世界第三大国家,面积辽阔,各地人文风俗、生活习惯不尽相同;而健康问题深深根植于当地文化之中,因此医学传播者有必要采取充分的前期调研,了解当地的民俗文化与健康诉求,因人而异、因地而异地传播医学知识。例如,心血管疾病是中老年人的常见病,具有发病率高、致残率高、死亡率高、控制率低、达标率低等三高二低的特点。据《中国心血管病报告2017》显示,2017年,我国心血管病死亡率居首位,高于肿瘤及其他疾病,其死亡占比已经达到了45%左右,也就是说在我国,每5例死亡中,就有2例是源于心血管疾病,而心血管疾病的罹患人数更是高达2.9亿,心血管疾病的患病率和死亡率仍处于上升阶段。应该说,心血管疾病是非常需要引起重视的一类疾病,也是非常需要进行医学传播和医学科普的一类疾病。心血管疾病的主要高危因素包括超重、肥胖、缺乏运动、高盐高油饮食等,因此,在目标人群中进行心血管疾病的防治科普是非常必要的,也会非常受欢迎,是一种非常契合民众需要的医学传播。曾经也有医学科普工作者深入云南山区进行针对农村居民的心血管疾病防治科普,由于事先没有调查当地居民的饮食、生活及行为方式,去了以后才发现当地居民的饮食结构为粗粮少油,再加上平时经常需要爬山,每日运动量以及每周运动天数十分充足,心血管问题并不普遍,这就是没有做到对症下药、有效传播。再比如,克山病是一种地方性心肌病,因1935年首次在我国黑龙江省克山市发现而得名,主要的病因是饮食中缺乏硒元素。据报道,我国目前至少有7亿居民生活在缺硒地区,对于缺硒地区的居民进行克山病的防治知识传播不仅会广受欢迎,也实实在在会给当地居民带来益处,但是如果到非缺硒的地区,甚至富硒地区,比如湖北恩施、江苏如皋等地区进行有关克山病的防治科普，那就纯粹是为了科普而科普，并不太适合。另外，在进行医学传播时，我们也需要考虑到不同性别和不同年龄的人群的各自需求。以性别为例，不同性别的人群具有不同的生理结构，比如前列腺是男性特有的器官，而子宫、卵巢则是女性特有的器官，如果在男性中进行有关"卵巢癌"、女性中进行有关"前列腺癌"的科普，即使不成为一个笑话，能带来多大的获益也是显而易见的。同时，不同性别的人由于身体构造的不同，会有不同的关注点，健康诉求也各不相同，比如在成年女性中做有关"乳房疾病""子宫疾病"的科普类讲座，在成年男性中做预防"前列腺增生"的科普讲座，就是很好的选题，契合了不同性别人群的健康议题语境及需求。不同性别的人群，在疾病谱方面也不完全相同，以男女肿瘤的发病率为例，我国男性肿瘤发病率居于前十位的分别是肺癌、胃癌、肝癌、食管癌、结直肠癌、膀胱癌、前列腺癌、淋巴瘤、脑神经系统肿瘤以及胰腺癌，而女性肿瘤发病率居于前十的分别是乳腺癌、肺癌、结直肠癌、胃癌、甲状腺癌、宫颈癌、肝癌、食管癌、子宫恶性肿瘤和卵巢癌，由此可以看出我国不同性别的人群肿瘤发病率并不完全相同，那么在进行肿瘤医学知识传播的时候就需要考虑男女性别的差异，有针对性地进行传播，以期获得更好的效果。再以年龄为例，人在一生的成长过程中，对于健康的关注侧重点和诉求也是不尽相同的，比如围绝经期是女性卵巢功能减退，生育功能趋于终止的表现，这一阶段的女性，由于雌激素分泌减少，会出现一系列以自主神经系统功能紊乱为主，伴有神经心理症状的一组症候群，称为围绝经期综合征，又称更年期综合征，同时非常容易出现骨质疏松。因此，这一阶段的女性会更多地关注更年期综合征、绝经后骨质疏松等话题，而对于年轻女性，由于距离绝经还相当遥远，就不太会关注此类话题，可能更多地会关注生育、生殖健康以及育儿类的医学知识。那么在医学传播的时候，就应当注意在不同年龄的人群中选择不同的话题以契合他们的健康需求。以生活习惯为例，比如宁波人烧菜总体偏咸，食盐摄入量可能超标，同时宁波人喜欢吃很多腌制食物，腌制食物的亚硝酸盐含量较高，长期食用可能有致癌风险，而苏州人烧菜整体偏甜，糖摄入量偏高，长期如此可能有患糖尿病风险，那么在对于这两种具有不同生活习惯的人群进行健康饮食普及的时候，就要考虑到他们不同的饮食习惯，进行有目标的普及。总体而言，对于居民的健康议题语境，我们需要考虑地域、年龄、性别、生活习惯、民俗文化等多种因素，尽可能地契合他们不同的健康诉求，做到医学传播效果的最大化和最优化。

最后，医学健康议题与每个人都密切相关，因此医学传播者也应该让公众加入到医学事务的讨论与对话中来，积极建立医学决策领域的民主机制。同时，公众应在医学传播决策中发挥重要的作用。例如，2018年春节期间，一篇题为"流感下的北京中年"的文章在各大社交媒体上广泛流传，作者是一个生活在北京的普通中产阶级，在这篇文章中作者以事件亲历者的身份描述了岳父因感染流感而引发肺炎到最终病逝的整整29天的就医全过程。这篇出自普通人之手的文章，洋洋洒洒几万字，作为网络文章来说，篇幅太长，一般很少会有人全部读完，但是这篇长文却在短短几天就有了数十万的阅读量，并引起了广泛地讨论，因为他的身份与讲述契合了大部分普通人的常识以及关注点。虽然在专业人士眼里，这篇文章可能在医学上还有各种错误的认识，但是仔细分析，首先他在去冬今春流感在全国广为流行的季节里抛出了当时人们最为关心的一个话题,也就是那时公众最为关注和重视的医学和健康问题,其次他从普通人的角度描述了一个看似简单最终却导致死亡的医学问题,更符合普通民众在那个情景下的思维模式,也就是很多民众读了这篇文章会有感同身受的感觉,由此这篇文章不但引起了公众广泛的共鸣,同时,也激发医学传播者创作了一系列科普文章普及流感的防范措施,并进行针对性答疑,取得了良好的科普效果,对于流感的最终控制,起到了一定程度的正面促进作用。

第三节　医学传播与医学研究的关系

尽管由于种种原因,广大科学工作者在很大程度上忽视了科普工作,甚至存在一种普遍的误解,认为科普工作会造成对科研工作的时间与精力的浪费。实际上,科普工作能够对科研工作进行有效地补充,带来正面促进的效果。

国际著名科学传播学家布奇(Massimiano Bucchi)博士提出科学传播的连续体模型,用以阐释科学研究与科学普及的关系(图 2-3)。

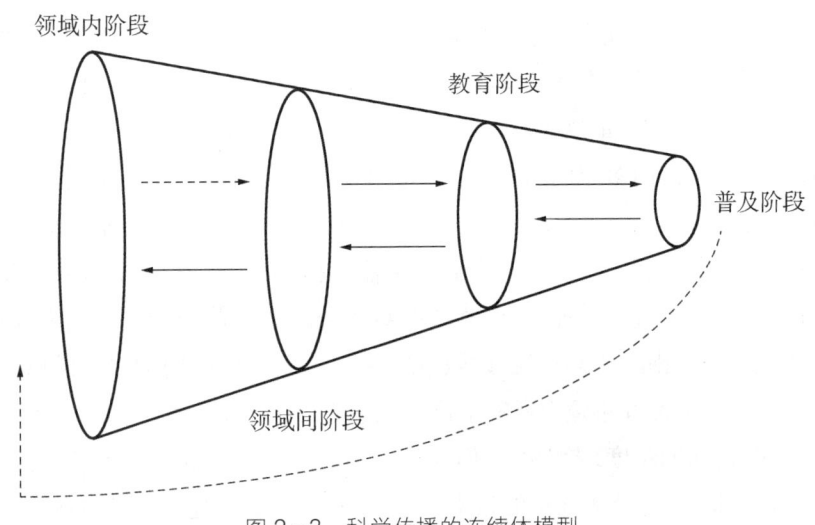

图 2-3　科学传播的连续体模型

该模型将科学知识分成四个层级。第一个层级是领域内阶段(intraspecialistic stage),指的是学科领域内部的知识积累与交流。因为掌握这个层级中的知识的人是该领域的专家学者,故而他们的知识量最多,可以传播的知识面也最广。例如骨科医生之间能沟通交流的骨科知识是最丰富的,因为他们拥有相同的学科术语。第二个层级是领域间阶段(interspecialistic stage),尽管同为科学家,但是隔行如隔山,不同学科的专家之间的交流范围就比第一个层级缩小了。例如当骨科医生与内科医生交流时,其交流范围就小了很多。第三个层级是教育阶段（pedagogical stage）。每个科学领域中适宜出现在教科书中用于教学用途的知识只是该学科领域中有限的部分，通常是那些经过时间检验的知识，而最前沿最新潮的知识反而不适宜出现在这个层级。例如，1978 年 7 月 25 日，世界首例试管婴儿路易丝·布朗（Louise Brown）在英国顺利出生。这一小生命的成功诞生被媒体誉为"奇迹"。而在路易丝出生之前，科学家们就已经进行了十年的试验，均没有获得成功，直至路易丝顺利出生。应该说路易丝的出生开创了一个新的纪元，这意味着很多不孕不育的家庭，从此有了孕育后代的希望。然而，在试管婴儿技术刚刚发明的 20 世纪 70~80 年代，因为这门技术在当时还没有经过时间的检验，技术本身对于母体是否会有危害，包括近期危害和远期危害，技术辅助下诞生的婴儿是否与普通婴儿一般，是否会夭折，是否会有各种健康或者智力问题，包括伦理问题，这在技术刚刚产生的时候都无法解答，也就不适宜出现在教科书中。但是在 40 年后的今天，它已经被证明为一种非常有效的辅助生殖手段，孕育出的后代也被证明是健康的，第一位试管婴儿路易丝如今自己已经当妈妈了，而技术的创始人罗伯特·爱德华兹也因此获得了诺贝尔生理学与医学奖，这门技术在现今不但被证实为有效，也被证实为是安全的，它为千千万万的原本已经失去孕育后代希望的家庭，重新带来了希望，因此也被广泛地写入了教科书中。最后一个层级是普及阶段（popular stage），这个层级上的知识量是最少的，因为适宜面对公众普及的知识应该具有其选择的金标准，即有定论的科学知识，具体包括目前的科学教科书、词典以及相关国家法令中的内容。例如，2017 年 11 月 13 日，在美国心脏协会（AHA）年会上，公布了由 AHA、美国心脏病学会（ACC）和其他多个学术机构联合制定的最新版美国高血压预防、检测、评估和管理指南，该指南将应用多年的高血压标准：收缩压≥140 毫米汞柱和（或）舒张压≥90 毫米汞柱做了更改，重新定义了新的高血压标准，重磅提出收缩压≥130 毫米汞柱和（或）舒张压≥80 毫米汞柱即可诊断为高血压。由于沿用多年的高血压标准被重新界定，指南一经发出就备受争议。有人认为新的高血压标准较以往降低，体现了高血压早期干预的重要性，在血压≥130/80 毫米汞柱就开始干预可以避免更多的高血压并发症及靶器官损害，对患者有利；也有人认为，新指南的标准修订是为了经济利益的驱使，可以驱使那些制造高血压药物的厂商们卖掉更多的高血压药物；还有人认为新指南对于高血压涉嫌过度治疗，一方面可能增加患者的医疗支出，增加药物的不良反应，另一方面并不适合所有的高血压患者，血压降得过低可能还会给患者带来额外的风险。从医学传播的角度，考虑到我们的教科书以及公认的高血压诊断的金标准始终是血压≥140/90 毫米汞柱，而最新推出的指南尚没有被广泛认同，还处于争议阶段，那么目前我们在做医学传播的时候就应该以后者也就是教科书的标准，而不是还没有被广泛认同的前者（最新指南）作为标准来传播及普及。当然，如果若干年以后，新标准已经被广泛证实为可靠和有效的，并被写入了教科书中，普通公众也都认可了新的高血压标准，那么，在那个时候再进行有关高血压知识传播的时候就应当以新标准为准。

以上所提到的各个层级之间不是独立存在的，它们之间可以相互促进、互相影响。即使普及层级上的知识也能反哺到领域内的知识。

在医学领域，医学传播与医学研究可以形成科普科研闭环，根据科研工作中发现的问题和得出的结论来做科普,又通过科普工作的效果和反馈来指导科研,并同时有效提升研究的可见度。比如,《纽约时报》是一份在美国纽约出版的日报,在全世界发行,具有相当高的影响力,是美国高级报纸、严肃刊物的代表,长期以来拥有良好的公信力和权威性。顶级医学期刊《新英格兰医学杂志》中曾撰文指出,同样是医学研究文章,如果被《纽约时报》报道,那么其引用率会是其他未被《纽约时报》报道的三倍[5]。

第四节 案例分析

医学传播主要是针对没有医学知识的普通人,因此科学性和准确性是非常重要的,不然会误导普通公众。在上一节中我们也提到了在科学知识普及阶段,适宜对公众普及的知识应该是具有金标准的,即有定论的科学知识。但是,很多医务人员忽视了医学科普、医学传播,或者认为医学科普、医学传播是不务正业、浪费时间,其实这是一个理念的误区。

医学传播与医学研究、学术领域是相辅相成、良性互动的。科普主要关注公众的需要,选题来自于学术的调研,同时科普又需要学习学术,也可以成就学术成果,带来学术地位,在进行科普的时候还可以带来科研的选题,而科研又进一步提升科普。让我们用具体案例来进行分析。比如,在某医院骨科病房住院的50岁以上骨折患者中,医生发现很多人都是脆性骨折,也就是在没有外伤或者轻微外伤的情况下发生的骨折,再进一步检查发现这些人大部分都患有骨质疏松症。骨质疏松症是多种原因引起的一组骨病,骨组织有正常的钙化,钙盐与基质成正常比例,以单位体积内骨组织量减少为特点的代谢性骨病变,在多数骨质疏松症中,骨组织的减少主要由于骨质吸收增多所致。骨质疏松症通常以骨骼疼痛、易于骨折为特征。有了以上的发现后,医生又在50岁以上的人群中进行骨质疏松症知识的调研,发现很多人都关注骨质疏松症,但是对于什么样的人会得骨质疏松症,骨质疏松症有哪些症状和危害,骨质疏松症应当如何预防和治疗都不甚明了。由此可见,针对50岁以上的人群,进行有关骨质疏松症的医学传播会是一个很好的选题,这就是典型的在学术活动中发现科普选题。下一步就是如何开展关于骨质疏松症的科普,科普的受众是普通百姓,他们没有医学知识,那么所普及的内容必须保证科学性和准确性,观点一定要有确切的依据,这就意味着必须查阅很多文献与资料,特别是教科书,才能完成一篇有理有据、观点确切的科普文章,这就是科普学习学术,尤其是学习做学术时所需要的严谨态度,科普的严谨也是极其重要的,绝不能信口开河,否则很有可能给普通民众带来困惑甚至危害。在对上述提到的这些人群中进行骨质疏松症科普的时候,除了骨科医生,还邀请了其他相关科室诸如骨质疏松科医生、营养科医生以及临床药师、康复师、护理人员等共同参与,那么这样不仅方便了受众人群,可以在他们接受骨质疏松症科普的同时获得各个环节所需的医学知识,包括营养、药物、护理、康复等多个环节,同时也带动了这些其他相关科室与骨科的共同发展,形成了多学科合作的医学传播。接下来,为减少高危人群的脆性骨折发生率和脆性骨折人群的再骨折率,需要对骨折人群和高危人群进行干预,在对他们进行干预的时候,邀请其他相关医院及社区卫生服务中心共同进行高危因素的干预,那么除了本医院以外,还带动了下级医院及社区卫生服务中心等初级医疗机构的共同发展,真正形成上下联动、共同参与的机制,并最终可能建成一个影响达到整个区域范围的骨健康传播基地,辐射和受益人群会不断扩大。然后,在做骨健康传播的时候,需要对骨折患者和普通高危人群分别进行效果评价,这时,如果针对这两种人群建立一个健康评估体系,并分别进行健康体系效果评价,同时评估高危人群脆性骨折的发生率、脆性骨折患者的再骨折发生率,这就是从科普中发现了科研问题,而在这些人群进行健康体系效果评价的同时,也就是在进行科研,也能够进一步提升科普的效果(图2-4)。因此,可以看出,科研与科普完全可以做到相辅相成、共同发展。

再比如,某地的肝癌发病率较高,经过流行病学调查发现,当地的居民喜欢进食腌制的食物,而腌制的食物中含有亚硝酸盐,亚硝酸盐已经被世界公认为强致癌物,是最主要的化学致癌物之一,长期食用,可能会诱发消化系统肿瘤。根据当地疾病的发生率和流行病学调查结果,进行有关少吃腌制食物以及预防肝癌的科普,就是从学术中发现的科普选题,可以很好地契合当地居民的需求。在对当地人群进行积极科普后,进行长期随访调查,评估当地的肝癌发病率有无下降,这就是从科普中发现的科研选题。这样有机结合、相辅相成的科研和科普,长期坚持有可能改善当地居民的饮食方式,进而降低肝癌的发病率,最终达到了疾病的预防和控制。

在选择医学传播的选题时,我们还需要切实关注公众的需求,开展一些学术调研,了解公众最缺失的知识或者最基本的需求在哪里,患有同种疾病的人群,其缺失部分或者需求不完全相同,如果能够针对不同的需求进行有的放矢的科普,可以起到事半功倍的效果。比如,高血压是一种常见的慢性疾病,以体循环动脉血压增高为主要特征,可以有心、脑、肾等多种靶器官的损害,严重的还有可能导致患者残疾甚至死亡。2017年,中国心脏大会上公布了我国在31个省市、50万15岁以上的居民中开展的"十二五"抽样调查报告,调查显示高血压的患病率为23%,也就意味着每4个人中就有一个是高血压患者,高血压的患病人数达到2.435亿,而正常高值血压患病人数更是高达4.363亿,然而高血压的知晓率仅为42.7%,控制率更是只有14.5%,这意味着只有不到一半的人了解高血压,10个高血压患者中平均也只有1.5个患者血压控制达标了,调查同时显示现在高血压的患病率城市和农村的差异在缩小,城市和农村人群高血压患病率无显著差异,但农村地区高血压的知晓率、治疗率及控制率更低。这时候,如果分别在城市和农村人群中进行有关高血压的学术调研,就会发现,城市人群和农村人群有关高血压发病率高、控制率低的原因是不尽相同的。城市人群中高血压的发病率高、控制率低可能是因为工作压力大、长期处于高度紧张的精神状态下,生活及饮食习惯不健康,缺乏必要的运动,经常通过网络搜索医疗信息可能受到不正确信息的误导,没有时间就医、未能正确就医、未能正规治疗、治疗依从性差等,而农村人群的发病率高、控制率低更可能是因为文化层次低、缺乏对于高血压重要性的认识,经济收入少、医疗负担重,医疗资源不易获得、看病比较难、相

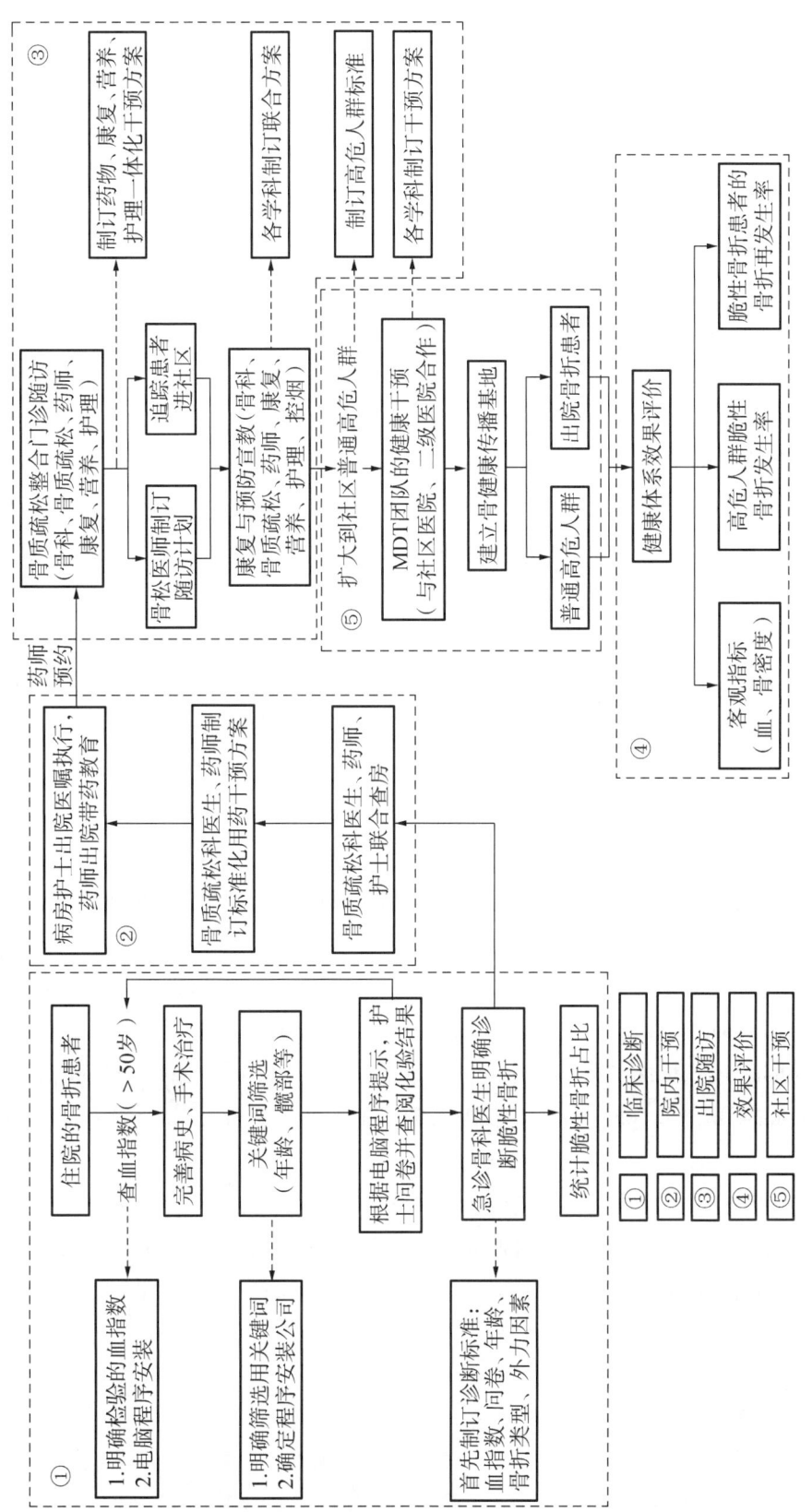

图 2-4 骨质疏松科研与科普的关系图

对缺医少药,没有家人陪伴等因素,那么根据调研的结果,在城市与农村两种不同的人群中,针对各自的原因进行更为有的放矢的医学传播和科普,就会起到良好的效果。而在地域的调查中发现,北京(35.9%)、天津(34.5%)、上海(29.1%)三个城市的高血压患病率位列全国前三,辽宁、云南、广东、黑龙江紧随其后,属于第一梯队;吉林、山西、江苏、西藏、河南、福建、四川、贵州、河北、浙江等省患病率相对低一些,属于第二梯队;其余广大中西部地区患病率又低了一些,属于第三梯队,其中湖南最低,高血压患病率为15.6%。根据地域调查结果,患病率居于第一梯队的区域,迫切需要进行有关高血压知识的普及,第二和第三梯队也需要引起足够的重视。在过往的高血压调查中,我国的高血压患病率一直显示有一个"北高南低"的特点,学术界认为可能与北方人吃得较咸,盐分摄入较多有关,而本次调查中却发现"北高南低"的特点已经有所减弱,可能与如今各地的交流互动十分广泛,北方菜馆开到了南方,南方菜式也遍布北方,南北在饮食上的差异逐渐缩小,南方人现在也越吃越咸,造成高血压患病率升高,北高南低的现象逐步减少。即使在患病率相当的地域,做深一步的研究也可以发现其患病率高也可能具有不同的特点和因素,比如有些地方的高血压患病率高是因为当地的饮食结构以高盐饮食为主,有些地方的患病率高是因为饮食结构以高油高脂饮食为主,那么在这两个不同地域的人群中进行有不同侧重点的改善其饮食结构的科普,这就真正做到了科普关注百姓的需要,而选题来自于学术的调研,效果也会比没有侧重点的科普为好。而科普和医学传播的最终目的,都是为了降低疾病的发病率和死亡率,提高人民健康水平,实现健康中国的理想。只有人民群众的健康得到保证,国家才能更好地发展。

参 考 文 献

[1] 马斯·库恩.金吾伦,胡新和译.科学革命的结构[M].北京:北京大学出版社,2004.

[2] Research International. Science and the public: mapping science communication activities. https://www.gov.uk/government/uploads/system/uploads/attachment_data/file/260650/science-and-public-mapping-science-communication-activities.pdf.

[3] Lewenstein B. Models of public communication of science and technology. https://edisciplinas.usp.br/pluginfile.php/43775/mod_resource/content/1/Texto/Lewenstein%202003.pdf.

[4] 任福君,翟杰全.科技传播与普及教程[M].北京:中国科学技术出版社,2012.

[5] Phillips D M. Importance of the lay press in the transmission of medical knowledge to the scientific community[J]. *New England Journal of Medicine*, 1991, (10): 1180 − 1183.

第二部分
医患交流——诊室里的医学传播

第 三 章

医患人际传播基本模式及特点

第一节 医 学 模 式

模式(model),亦称模型,原是数理逻辑中的概念,指用来表达形式逻辑理论的公式。后来模式超出数理逻辑的范畴,被广泛运用到自然科学和社会科学领域中,用来总结各学科的核心世界观和方法论。医学模式(medical model)即医学观,系人类在与疾病抗争的医学实践过程中对医学本质的概括。医学模式既包含了医学的基本特征,也指示出医学实践的基本观念[1]。在人类历史上,随着科学技术的进步和对自身生命过程的认知发展,医学模式经历了多次转变[2]。在进入医学传播实践之前,有必要先了解一下不同的医学模式。

一、神灵主义医学模式

神灵主义医学模式(spiritual medical model)起源于生产力低下的远古时期,人类已经开始观察生命现象,并思考疾病与健康的本质。然而当时的人类对世界的认知还囿于直观观察,无法用科学的观点解释风雨、雷电、地震、海啸等自然现象,对生命的理解也是超自然的。他们认为存在巨大的超自然力量来主宰世间万物,由此形成了"神"的原始宗教观念,并产生了祈祷、占卜等宗教活动。远古人类认为生命与健康是神灵所赐,疾病、灾祸则是因为遭受天谴或鬼魂附体,死亡则是灵魂被神灵召回。因此,这个时期人们对疾病的治疗和对健康的维护主要依赖求神问卦,祈求神灵的宽恕等,采取的主要治疗方式为催吐和导泻,并伴以一些植物和矿物的药物使用。在神灵主义医学模式下,巫术和医术总是交织在一起。这虽然是一种原始的医学模式,但在当今世界的某些偏远地区和特殊人群中依然拥有一定的影响力。

神灵主义医学模式的疾病观,可以说是一种本体论的疾病观。它认为病因是独立于人体而存在的实体,它与人体的关系是两种实体间的关系。这种本体论的疾病观的重要形式之一,就是患者是从外部获得了某种异己的东西,疾病是这种异己的东西在人体里作祟。至于这种异己的东西是如何从外界获得的,这在远古民众那里是以许多不同的方式被想象的。神灵主义医学模式的本体论疾病观的另一种重要的形式,就是认为疾病使患者失去了生命的要素——灵魂。对于健康的人来说,灵魂居住在他体内,灵魂赋予他生命,是"这生命想和说的主宰",但是"灵魂"一旦缺失,就会生病甚至死亡。同样,患者丢失生命的原因也是以各种不同方式被想象的:或者想象为患者受了惊吓,灵魂吓"掉"了;或者想象为有人在患者经过的路上放了一个捕捉灵魂的机关;或者是被巫师或魔鬼把灵魂"拿"走了;等等。神灵主义医学模式疾病观的神秘性,决定了它诊治疾病的方法也具有神秘性。这可以从与神灵主义本体论疾病观两种形式相对应的两类治病方式——"驱魔"和"招魂"上表现出来。

我们举个例子来说明一下神灵主义医学模式。比如,古时候,如果某人在受到惊吓后出现了神志不清、口吐白沫、手足抽搐、言语障碍,也就是突然之间不会动也不会说话了,以现今科学的医学眼光来看,这个人很有可能是中风(脑卒中)了,但是在古代,医学水平远没有如今发达,很多疾病的病因都没有被揭示,所以当时的人们很有可能会认为这个患者是"中邪"了,是因为邪气入身,或者鬼上身才会导致其神志不清、半身不遂的,这个时候人们就会召唤巫医或者大师来对这个患者进行驱邪、驱魔,他们深信驱邪、驱魔之后患者就可以恢复健康与生机,如果不能,那也是因为患者中邪实在太深了,连神灵都救不了。这就是神灵主义医学模式在古代应用的例子。

虽然,神灵主义医学模式在现今看来有点荒诞,或者说是迷信的。它既未揭示人体疾病的本质,也未提供给人们医治疾病的有效、科学的方法,但是它是人类历史上第一个有结构的医术体系,保存和传播了原始人类的医药经验,并在一定程度上为古代医学的诞生创造了条件,增强和鼓舞了原始人类战胜疾病的勇气和力量。在远古年代十分有限的知识形态或者实践形态下,它可能是最适合的医学模式,同时它也是人类医学模式在不断进步的过程中不可或缺、不能跳跃的一环。

二、自然哲学医学模式

宗教是自然力的屈服,并将其神秘化的结果,医学是对自然力的征服,并将其明朗化的结果。随着生产生活的发展,人们逐渐认识了很多自然现象,并努力用自然观点来解释疾病的病因机制,并且在使用中积累了大量有药理作用的动植物、矿物治疗疾病的经验,这是一种经验主义的医学模式。中西医的起源均包含了自然辩证法和朴素唯物论的成分,由此孕育出自然哲学医学模式(nature philosophical medical model)。中国古代医学中有阴阳五行说,以及外因"六淫"(风、寒、暑、湿、燥、火)、内因"七情"(喜、怒、忧、思、悲、恐、惊)等病理学说。阴阳五行学说认为阴和阳相生相克、互相抑制,人体内的脏器之间也保持平衡;一旦正常的平衡遭到破坏,便会产生疾病;一脏患病,便会牵连其他脏器受损。六淫与六气既有联系,又有区别。

正常情况下,风、寒、暑、湿、燥、火是自然界六种不同的气候变化,称为"六气"。六气的不断运动变化,决定了一年四季气候的不同,即春风、夏暑(火)、秋燥、冬寒、长夏湿。机体通过自身的调节,对六气有一定的适应能力,一般不会使人体发病。当气候变化异常,超过了一定限度,如六气太过或不及,非其时而有其气(如春天应温而反寒、秋天应凉而反热等),以及气候变化过于急骤(如骤冷、暴热等),机体不能适应,可导致疾病的发生;或当人体的正气不足,抵抗力下降时,风、寒、暑、湿、燥、火乘虚而入,导致人体发生疾病,这种情况下的六气,便称为"六淫"。由于六淫是不正之气,所以又称为"六邪"。因此,是六气还是六淫,主要与机体是否发病有关。七情学说则认为七情是人体的七种情志活动,是人们对于外在各种刺激所引起的不同心理状态,人体因外界环境而引起的情志变化,是由五脏的生理活动产生,所以将七情称做五志,分属于五脏,过度的七情,作为精神致病因素,能直接损伤相应的五脏。古希腊医学家则认为生命由水、火、气、土四种元素构成,这四种元素分别与冷、热、干、湿四种物质配合成人体的四种体液,即血液、黄胆汁、黑胆汁和黏液。四种体液在人体内的比例不同,形成了人的不同气质:性情急躁、动作迅猛的"胆汁质";性情活跃、动作灵敏的"多血质";性情沉静、动作迟缓的"黏液质";性情脆弱、动作迟钝的"抑郁质"。人所以会得病,就是由于四种液体不平衡造成的,而液体失调又是外界因素影响的结果,因此四种体液的协调与平衡决定了人体的气质与健康。相较神灵主义医学模式,自然哲学医学模式将健康和疾病与人类生活的自然与社会环境联系起来形成人与环境的整体观,具有启蒙医学的作用,有力推动了医学的发展。

我们来试举一些自然哲学医学模式的例子。早在2 000多年前的我国古代第一部医学书籍《黄帝内经》中就提到"喜伤心,怒伤肝,忧伤肺,思伤脾,恐伤肾",指出不同的情绪如果过于强烈,可能导致脏腑精气阴阳的功能失常,气血运行失调。"喜伤心"是指喜乐过极则损伤心神,中医认为"心主神明",心是情志思维活动的中枢,喜是心情愉快的表现,喜可使气血流通、肌肉放松,益于身体疲劳恢复,俗话说"人逢喜事精神爽",高兴的事可使人精神焕发,但欢喜过度,则损伤心气,如人们常说的"乐极生悲"就是这个意思;"怒伤肝"是指长期郁愤,会导致肝气郁结,中医认为,肝气宜条达舒畅,肝柔则血和,肝郁则气逆,怒是较为常见的一种情绪,怒则气上,肝失条达,肝气就会横逆,比如有些人在愤怒后,常感到肋痛或两肋下发闷而不舒服就是这个原因,中医称其为"肝气横逆,克犯脾土";"忧伤肺"是指人在悲伤忧愁时,可使肺气抑郁,耗散气阴,中医认为忧是与肺有密切相连的情志,人在忧伤时,可伤及肺,出现气短、干咳、咯血、音哑等,悲是忧的进一步发展,悲是由于哀伤而产生的一种情态,表现为面色惨淡、神气不足,忧与悲都会损伤肺,所以有"过悲则伤肺,肺伤则气消"的说法;"思伤脾"是指思虑过度,则脾气郁结,久则伤正,运化失常,中医认为"思则气结",如果思虑过度,可使神经系统功能失调,消化液分泌减少,出现食欲不振、失眠多梦、神经衰弱等,之所以会出现这些症状,是与脾有一定的关系的;"恐伤肾"是指恐惧可损伤肾气,出现小便失禁、精滑等症状,恐是因精神过度紧张而造成的胆怯,惊是突然遇到事情的变故,导致精神上的紧张,中医认为肾藏精,主生殖系统,即为生命的发动机,古代医家称肾为"先天之本",突受惊吓而当场目瞪口呆、手足无措的人,大都因心气逆乱,心血受损,导致心无所倚、神无所归的缘故。应该说,当时的中医已经发现正常的情绪活动,是人体的生理和心理活动对外界环境刺激的不同反应,属人人皆有的情绪体验,一般情况下不会导致或诱发疾病。但如果情绪刺激强烈而持久,超越了人体的生理和心理适应能力,就有可能损伤机体脏腑精气,导致功能失调,或人体正气虚弱,脏腑精气虚衰,对情绪刺激的适应调节能力低下,因而导致疾病发生,俗称为"七情内伤"。比如,范进中举,就是由于多次考试不中,晚年突然中举,过于兴奋,忽发狂疾,心智不清,属于典型的"喜伤心"病例;而《三国演义》中,智慧高人一等的诸葛亮最后活活地气死了东吴大将周瑜,就是一个"怒伤肝"的例子;《红楼梦》中的林黛玉因长期忧郁,得了肺病最终郁郁而终,是一个非常典型的"忧伤肺"的例子;生活中如果遇到一些事情,导致长期思虑过度,可能引起失眠,是"思伤脾"的典型例子;俗话说,"吓得屁滚尿流",在一个人非常害怕的时候,很多人会出现大小便失禁的现象,这就是"恐伤肾"的例子,当一个人过度恐惧的时候,他的肾气就散了,肾的固摄功能就差了,肾的固摄功能一差,大小便就失禁了。相比于神灵主义医学模式,自然哲学医学模式已经揭示了部分疾病的病因、机理,虽然仍然不是非常完善,但是在当时的医疗条件还不是很发达的情况下已属十分不易,即使以现代的医学眼光来看,也是具有一定科学依据及道理的,是医学发展历史中的巨大进步。

三、机械论医学模式

从16世纪文艺复兴运动起,随着牛顿的古典力学理论体系的建立,形成了用力和机械运动解释一切自然现象的形而上学的机械唯物主义自然观。机械论医学模式(mechanistic medical model)即诞生在14~16世纪文艺复兴运动中。在对经院哲学的批判中,机械唯物主义观点替代了唯心主义的生命观和医学观,为近代实验医学的兴起创造了条件。英国自然科学家和哲学家培根(Francis Bacon)提出了"用实验方法研究自然"的观点,倡导研究解剖学和病理解剖学。法国哲学家笛卡儿(Rene Descartes)则明确提出"生物体不过是精密的机器"的观点,将机体生理运动简单归纳为物理化学变化,甚至连思维活动也被认为是机械运动。这期间机械论医学模式的代表著作为笛卡儿的《动物是机器》和法国医生兼哲学家拉美特利(Julien Offroy De La Mettrie)的《人是机器》。笛卡儿认为,人与动物的区别在于人是有精神的,而其他动物是没有精神的。因此,动物的行为完全服从于机械运动的规律。就人而言,如果撇开精神不谈,人的肉体活动也服从于机械运动的规律。这样,笛卡儿从物理学的机械原理出发,根据力学原理和解剖实验,并接受哈维关于血液循环的机械论解释的启发,把动物和人看作是自动的机器。他认为神经管内的细线一端与感官相连,一端与脑内某些孔道的开口相连,当感官受到外物刺激时,这细线就会被拉动,孔道的活塞口随之被打开,脑室内的动物精气带动脑室内的其他流质从脑内流入肌肉,达到一定程度时就使肌肉膨胀起来,从而发生动作。这是历史上第一次描述反射动作及其生理机制——反射弧。拉美特利肯定笛卡儿只以物质的原因说明动物的观点,但不同意笛卡儿把动物看成是没有感觉能力的简单的自动机。他主张用有感觉、有精神、活的机器这一新概念来说明人,认为人的身体状况毫无例外地决定人的心灵状况,人的机体组织则是类似钟表那样纯粹由物质的机械规律支配的自动机。拉美特利运用当时医学、生理学和解剖学的大量科学资料,论证人的心灵对人的机体组织特别是对人脑的依赖关系。比笛卡儿更进一步的地方在于,他把大脑看作精神或心灵的所在地。

医学在机械论医学模式影响下取得了很大的进步。英国医生哈维发现了血液循环,他于1628年发表了《心血运动论》,在书中系统地总结了他所发现的血液循环运动的规律及其实验依据,这部只有72页的书是生理学史上划时代的著作,哈维在前人工作的基础上发现了血液循环,这是他的历史性功绩,他通过发现血液循环把实验方法引入生物学。1762年,意大利病理学家莫尔干尼则发表《论疾病的位置和原因》,根据640个解剖案例,认为疾病是局部损伤,每一种疾病都可归根于某个器官内相应的病变,莫尔干尼指明了正常解剖学是病理解剖学的基础,也将疾病的现象与病理的变化有机地联系了起来,提出器官是疾病的位置,器官的改变是疾病的原因,建立了器官病理学的理论,定义了疾病的全新概念。

机械论医学模式将医学带入了实验医学时代,对医学的进步和发展作出了卓越的贡献。然而,机械论医学模式把人仅仅看成是简单的机器,忽视了生物的复杂性和社会环境的影响,忽视了人的社会属性和生物特性,对人体的观察太过片面,因而存在历史局限性。应该说,机械论的医学思想对于医学发展具有双重性,一方面,它认为机体是纯机械的,从而排除了生物、心理、社会等因素对健康的影响,而常常用物理、化学的概念来解释生物现象;另一方面,机械论又切切实实地使解剖学、生物学获得了进展,大大地推动了医学科学的发展。

比如说,我们把人体比喻成一辆汽车,那么心脏就相当于汽车的发动机,如果汽车的发动机坏了,只要直接把发动机换了就可以重新启动,但是人的心脏出现问题的话,是否只需要换个心脏就能解决所有的问题呢?显然不能,一方面,人是一个整体,不是可以随便分割的机器,心脏如果出现问题,其他相关的器官可能也会出现问题,单单换个心脏并不能解决所有器官的问题;另一方面,在心脏来源极其稀缺的情况下,换心并不是能够轻易做到的事情,即使能够做到成功地换心,换了心之后患者的性格是否会出现变化,日常生活能力能否完全恢复,心功能能否恢复如初,心理承受能力如何,能否重新返回社会并正常工作等这些患者日常所需的生理、心理以及社会活动能力,可能都需要重新评估及获得帮助。由此可见,人并不是一个简单的机器,不是单靠更换某一零件就能达到治疗目的的,这就是机械论医学模式的局限所在。

四、生物医学模式

英国医生哈维在1628年发表《心血运动论》建立血液循环学说是近代医学的起点,生物科学在这一时期相继取得了很多巨大的成就和发现。德国的魏尔啸系统地论述了细胞病理学理论,强调"一切细胞来自细胞",所有的疾病都是细胞的疾病,与当时占统治地位的体液病理学决裂,极大地推动了病理学的发展,对疾病的诊断治疗具有不可估量的影响,创立了具有划时代意义的细胞病理学。这一系列成果奠定了现代医学的基石。此时期的医学建立在生物科学基础之上,开始形成了生物医学模式(biomedical model)。19世纪自然科学的三大发现,即能量守恒定律、细胞学说和进化论,进一步推动了生物学和医学的发展,科学方法被广泛地应用于医学实践,这时对健康的认识已有很大提高,并建立了健康的生物医学观念。

生物医学模式建立在生物科学的基础之上，着眼于病因、宿主和自然环境的关系与规律。生物学技术随着工业革命的浪潮而迅速发展，并对传染病发起了挑战。19世纪40年代霍乱、伤寒的大流行促使法国科学家巴斯德和德国微生物学家科赫等人对细菌展开系统研究，奠定了疾病的细菌学病因理论，魏尔啸的细胞病理学说，使人们对于疾病的认识进入了细胞水平阶段。世人对健康和疾病有了新的认识：健康是维持宿主、环境和病原体三者之间动态平衡的结果，患病则是平衡遭到了破坏。生物医学模式成为医学实验研究的基础，促进了对人体生理活动及疾病的科学、系统的研究。通过杀菌灭虫、预防接种和抗菌药物的运用，人类公共卫生领域取得第一次伟大胜利，大幅降低了急慢性传染病和寄生虫病的发病率，显著提升了人类的平均期望寿命。同时，一批基础医学，包括生理学、解剖学、组织学、胚胎学、遗传学等相继建立，为解决临床医学和预防医学面临的一些重大难题提供了科学基础，推动了整个医学的发展由经验走向科学。

我们举个简单的例子来说明一下。比如，一位原本就有高血压的患者不幸患上了急性心肌梗死，这是心脏病中极其严重的一种，检查发现该患者的冠状动脉狭窄达到了95%，所幸患者经积极抢救治疗后得以生还。以生物医学模式来看，这位患者主要的病因是高血压引起的冠状动脉粥样硬化，斑块形成造成血管狭窄和堵塞，我们只要在狭窄的血管放上支架，叮嘱患者按时服用高血压药物、抗血小板药物以及其他辅助药物就可以了，事实上患者放好支架以后症状也的确明显好转了。但是经过仔细分析，其实，这个患者的高血压和心脏病的发生有很大一部分原因与他的心理及社会活动有关，这位患者每天工作时间长达10小时以上，工作压力很大，工作节奏很快，睡眠不够充分，没有时间做运动，饮食结构也不合理，另外，这位患者在性格上存在脾气火爆、好胜心强、遇事容易急躁、时常处于焦虑之中的特点。单以生物医学模式，对于这位患者只需要单纯治疗高血压和心脏病即可，但是如果不改变他的心理和社会活动方式，那么，这位患者在不久的将来，很有可能还会再次发生类似的疾病。

简单地说，生物医学模式可以解释为：细胞病变→组织结构病变→功能障碍。生物医学模式是医学发展的重大进步，研究生物体本身结构和功能及其对各种内外环境因素的生物反应和疾病过程，至今仍是医学研究的基本课题，但这种形而上学的认识方式"只看到了它们的存在，看不到它们的产生、发展和灭亡，只看到了它们的静止状态，而忘记了它们的运动"。应该说，生物医学模式奠定了实验研究的基础，推动了特异性诊断与治疗方法的发展，对促进传染性疾病、寄生虫病的控制作出了极大贡献，但是它强调"以疾病为中心"，却忽视了集体生命的复杂性以及心理、社会、环境因素对人的影响，在这种模式中疾病似乎是一个自主的个体，可以用通用的准则来解释，与患者的生活背景、社会背景无关，其实并不然。在如今越来越现代工业化的社会中，传染病、寄生虫病、营养缺乏症等已经不再是人类健康的主要威胁，而心理、社会因素起很大作用的心血管病、脑血管病、癌症、公害病、事故和自杀、吸毒和酗酒、饮食过度、心因性疾病等已成为人类健康的主要挑战，对这些疾病只用生物医学模式诊断、治疗和预防，并不能完全解决问题。如果说机械论的医学模式是把人看成是机器，那么生物医学模式也仅仅是从生物学的角度来分析和研究人类的疾病，忽略了其他因素的存在，然而人是具有社会属性的动物,疾病发生可能还包含有他的心理和社会因素,生物医学模式恰恰在这一点上忽略了,它把患者与疾病分离,为了探求发病因素,找出病原体及关键的生物学变量资料,往往把患者的组织标本拿来,孤立地进行检验,看到的只是体液和细胞,而不是一个个活生生的人。所以,尽管生物医学模式在人类与疾病的斗争中发挥了重要的作用,但是它把人从社会环境中孤立出来,忽略了人的社会性及主体意识,忽视了人的整体性,同时它过于注重技术至上和物质化的倾向,使得它无法有效解决今天人类健康所面临的新问题,并且造成了人文精神的缺失,于是新的模式随之产生。

五、生物-心理-社会医学模式

当人类摆脱了过去诸多可怕的致命疾病之后,随之而来的是对延年益寿,身心平衡,快乐、和谐的社会心理氛围的追求。然而,当很多慢性非传染病和各种心理疾病开始盛行后,仅仅着眼在单个个体上的生物医学模式便无法担当起重任。全人类参与的社会健康工程将生物-心理-社会医学模式(bio-psycho-social medical model)推上了历史的舞台。这一模式于1977年由美国罗切斯特大学医学院精神病学和内科教授恩格尔(George L. Engel)提出,恩格尔指出,生物医学模式的缺陷是"疾病完全可以用偏离正常的可测量生物(躯体)变量来说明;在它的框架内没有给疾患的社会、心理和行为方面留下余地",事实上仅用生物医学解决不了诸如结核病和性病(尤其是艾滋病)等疾病的发生、流行和预防问题。正如艾滋病等性病在生物医学技术发达的国家仍无法控制,因为这些疾病更多地取决于人们的生活方式和行为,以及经济条件、文化水平等社会因素。同期布鲁姆认为,环境、遗传、行为与生活方式以及医疗卫生服务是影响健康的四大因素,环境因素包括社会和自然环境因素是影响健康的最重要因素,据此他提出了环境健康医学模式,着重强调了环境因素,特别是社会环境因素对健康的影响。拉隆达和德威尔提出的综合健康医学模式,进一步修正和补充了影响人群疾病与健康的主要因素为环境因素、生活方式与行为因素、生物遗传因素、医疗服务因素,这四大类因素中,每一大类又可分为三个因素,则共计12个因素,各类因素对不同疾病的影响是不同的,如心脑血管病以行为生活方式、生物因素为主,意外死亡以环境因素为主,传染病以卫生服务为主。恩格尔认为:"为理解疾病的决定因素,以及达到合理的治疗和卫生保健模式,医学模式必须考虑到患者、患者生活在其中的环境以及由社会设计来对付疾病的破坏作用的补充系统,即医生的作用和卫生保健制度。"基于系统论的原则,恩格尔构筑了疾病、患者和环境(自然环境和社会环境)的系统框架。从原子、分子、细胞、组织、系统到人(整体),以及由人、家庭、社区、人类组成概念化相联系的自然系统。系统内和系统间高水平的协调反映为健康,恢复健康则是生成一种与患病前不同系统的新的协调。系统内各个层次互相影响,任何层次的变化都会触动整个系统,从而带动系统的连锁反应。因为这一医学模式承认了心理、社会因素在医学研究系统中应有的位置,对今天的临床医学、预防医学和公共卫生服务都有重要的指导意义。

生物-心理-社会医学模式作为现代医学模式产生的背景,首先是因为医学发展的社会化。医学发展的社会化是指从个人分散的医疗活动转变为社会分工协作进行的系统医学活动的过程。这一阶段,承担居民健康的责任不仅在于医务人员,而需要全社会各部门的共同努力。在人类保护健康和与疾病的斗争中,个人活动的局限日益突出,只有国家、社会的共同参与,采取相应的社会措施,才能获得较好的效果。在这种趋势下,卫生全球化、一体化逐渐产生。其次,现代社会的疾病谱出现了变化,人类疾病的主要构成已经从急性传染病向慢性非传染性疾病转变。基于疾病谱的变化,疾病的治疗法宝也从预防接种、杀菌灭虫、抗菌药物向社会医学、行为医学、环境医学而转变。而在这一过程中,人们的健康理念与需求也较以往发生了变化。现今的人们希望得到从治疗到预防,从生理到心理,从医院内到医院外,以及家庭、社区等全方位、形式多样化的医疗健康服务,同时人们也认识到疾病的产生不仅与生物因素,还与饮食、环境、工作等各种因素有关。在讲述"生物医学模式"部分举例的那个心肌梗死患者,如果在针对治疗高血压以及冠心病的同时,能够关注到他的饮食、生活习惯都不太健康,工作和心理压力都比较大,从而干预他的既往生活和行为方式,并舒缓他的工作和心理压力,同时在他病后为他能重新踏入正常的工作岗位开展一定的心理及社会辅导,减轻他的焦虑,让他能更快地重新适应新工作、新生活,这就是通过"生物-心理-社会医学模式"治疗患者的全面体现,在这一过程中,我们并不是仅仅治疗疾病,而是在治疗患者。

"生物-心理-社会医学模式"强调"以人为中心",目的是预防疾病与损伤,促进和维持健康,解除由疾病引起的疼痛和痛苦,对疾病的治疗和对不治之症的照顾,避免早死,追求安详死亡。人有两种根本属性,一种是自然性,另一种是社会性。人首先具有自然特性,由自然物质组成的细胞、组织、器官、系统等构成了人的微观世界;而人又有其社会性,作为在社会中存在的人具有其特定的背景,包括个人背景、家庭背景、社会背景等,人还有特定的社会关系,包括与他人之间、与社区之间、与工作单位之间、与国家之间等多种关系,人的各种背景和关系构成了人的宏观世界。在"生物-心理-社会医学模式"中,医学除了要关注疾病这一生命科学领域

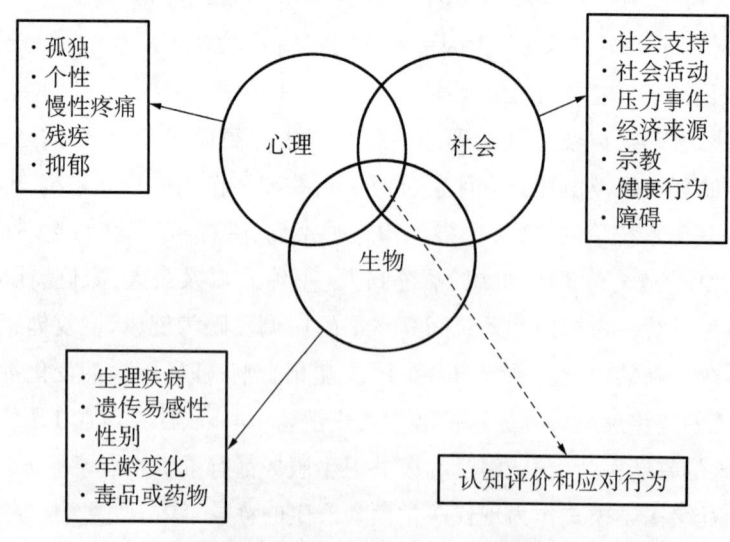

图 3-1 生物-心理-社会医学模式

所研究的微观世界,也需要关注人文以及社会科学领域所研究的人的宏观世界。一个患者,从系统内部的微观世界来看具有疾病特征,而从宏观世界看则是具有社会文化背景的个体,是具有独立个性的人,这就要求医务人员需要为患者提供"以人为中心"的健康照顾。这种模式解放了以往单一的医学思维模式,由此转变为综合性的思维方式,扩大了医学治疗和医学研究的思路,也将疾病预防从单纯的生理性预防提升到社会、心理预防的高度,是适合当今社会以及医学发展的全新医学模式。

当然,我们不能否认随着科技和医学技术与理论的进一步发展,未来可能还会诞生新的医学模式,我们需要知道,社会是在不断进步的,医学是在不断进步的,同样,医学模式也是在不断进步的。

第二节 医患关系模式

1959年,著名医学史学家亨利·西格里斯(Henry Sigerist)在《亨利·西格里斯医学史》一书中写道:"与其说医学是一门自然科学,不如说它是一门社会科学……医学的目的是社会的。它的目的不仅仅是治疗疾病,使某个机体康复,而且使人调整以适应他的环境,成为一个有用的社会成员。为了做到这一点,医学经常要应用科学的方法,但是最终目的仍然是社会的。每一种医学行动始终涉及两类当事人:医生和患者,或者更广泛地说,医学团体和社会,医学无非是这两群人之间多方面的关系。"这段论述阐明了医患关系狭义与广义两重定义。

狭义的医患关系指的是医生与患者之间的个体关系。它始于患者的求医行为,通过医患之间的信息交流,使医疗实践得以实现。而广义的医患关系则指以医生为主的医疗者群体与以患者为主的就医者群体在就医过程中产生的相互关系。医疗者群体包括医生、护士、医技、管理和后勤人员等医疗群体;而就医者群体则包括患者、患者亲属、监护人、单位组织等群体[3]。医患关系是一种特殊的人际关系。人际关系的含义:首先是跟我们具有直接性的某种关系,称为人际角色关系;其次是跟我们具有情感性的某种关系,称为人际情感关系。因为人必须在不同状况下充当不同角色,在不同情况下都能做到恰到好处。

从实质上来说医患双方是"利益共同体",因为"医"和"患"两方都有着"战胜病魔、早日康复"的共同目标,而且战胜病魔既要靠医生精湛的医术,又要靠患者战胜疾病的信心和积极配合的态度。对抗疾病是医患双方的共同责任,只有医患双方共同配合,积极治疗,才能求得比较好的治疗效果。医患双方在抵御和治疗疾病的过程中都处于关键位置,患者康复的愿望要通过医方实现,医方也在诊疗疾病的过程中加深对医学科学的理解和认识,提升诊疗技能。在疾病面前,医患双方是同盟军,要结成统一战线,医患双方要相互鼓励,共同战胜疾病。

维护医患这对利益共同体的良好关系,需要医患双方的共同努力。有一则有趣的民间传说可以用来说明。传说,唐朝药王孙思邈有一次外出采药,在深山中遇到一头母虎张着口拦住了孙思邈的路,药王的随从以为老虎要咬人,很快就弃孙思邈而去,逃之夭夭了,然而孙思邈却看出这只老虎似有难言之疾。原来这头母虎被一根长骨卡住了喉咙,十分难受,于是赶来拦路求医。很快,孙思邈将异物从老虎的喉咙中取出,老虎欣然离去。数日后,孙思邈采集完所需的药材后,在返程中又经过了此地,那头母虎带着小老虎在路旁恭候并向他表示谢意。这个故事说明了两个道理:第一,即使是吃人的猛虎患病,医生也应本着仁爱之心为它治疗,何况生了病的人呢,所以医生对于所有的患者都应保有同情之心,都应为其积极救治;第二,即使是吃人的猛虎,对于为它解除病痛的医生也怀有感恩之心,有礼貌地表达谢意,所以患者对于帮助其的医生应当有最基本的尊重与感恩。从某种意义上说,相互尊重、相互配合、相互依存正是医患关系的最基本特点。

当然,在医患互动中存在不同的方式。1956年,从医学心理学的角度,按照医方主动性的大小,美国的著名医学社会学学者萨斯(T. S. Szasz)和霍伦德(M. H. Hollender)提出主动-被动模式、指导-合作模式和共同参与模式这三种常见的医患关系模式[4]。

一、主动-被动模式

在主动-被动模式(activity-passivity model)中,医方以专家形象出现,具有绝对权威,在双方关系中处于完全主动的地位,而患者一方则处于被动地位,完全听命于医方发出的指令。这种关系主要适用于无法或难以表达意愿的患者,如婴幼儿或昏迷、休克、严重精神病患者。因此,这种关系也被形容为"父母与婴儿"之间的关系。由于患者此时没有主动性,完全听任医务人员的处置,医务人员务必以高度的责任感、高尚的道德和娴熟的技术诊治患者,不得给他们以损害。因此这一模式也可以称为"支配-服从模式"。

比如,当医生在抢救一位无名的昏迷患者时,由于患者自身已经不能表达自己的意愿,身边又没有家属可以帮助决策,那么这时候,抢救的医生就是作为绝对的专家形象出现,他所开出的医嘱、所做出的医疗行为,患者都将无条件接受。这就是医患关系中的主动-被动模式。在这种模式中,医生可以发挥其纯技术的优势,同时,患者的利益是由医生的良知来保证,医生必须时时处处都将患者的利益放在首位,试想如果这位医生没有将患者的利益放在首位,或者有任何私心的话,那么可能给患者带来不利的后果。有人认为,"主动-被动模式"缺乏对患者自主权的尊重和价值观的考虑,而以现代的医学眼光来看,对于那些认知能力或者自主能力很差,且缺少亲戚朋友相助的患者,或是处于紧急情况下的患者,这种模式仍然有一定的可取之处。

二、指导-合作模式

在指导-合作模式(guidance-cooperation model)中,医方与患者都具有一定的主动性。尽管医方仍是权威,但只是起到指导作用;患者可以提出疑问,配合治疗。这种关系适用于意识清醒,能表达自己主观意愿的患者,因而也被形容成"父母和少年"之间的关系。由于婴儿并不具备认知能力,父母说什么就是什么,不会反抗,而少年已经有了一定的认知程度,父母可以教育,少年也可以合作和配合。这就是"指导-合作模式"与"主动-被动模式"的区别。

比如,一位患者得了胃癌,他求助于在该专业领域一位非常著名的医生,医生在了解了他的具体情况后,根据自身的专业经验,给予他一定的指导意见,而患者在听取了他的意见之后,也提出了自己的疑问,该医生也针对他的疑问做了一定的解答,虽然这位患者并不能完全理解,但最终这位患者还是决定听从该名医生的意见,遵照他的治疗方式进行治疗。这就是医患关系中的指导-合作模式。在这种模式下,虽然最终起决定作用的可能依然是医生一方,但较"主动-被动模式"而言,患者已经有了一定的参与度,因此该模式的进步意义是巨大的,医患之间已经有了互动的成分,能较好地发挥医患双方的积极性,提高疗效,减少差错,有利于建立相互信任的良好医患关系。当然,在这种模式中医患之间在权利上的不平等依然较大。

三、共同参与模式

在共同参与模式(mutual participation model)中,医方和患者拥有大体同等的主动性和决策权,医生以平等的观念和言行方式,听取并尊重患者的想法,医患双方互相配合,共同参与治疗方案的决定与执行。这种关系适用于医方与具有一定医学知识的患者,或者是"久病成良医"的慢性病患者,比如大多数的慢性疾病,医生教患者在家里该怎么做,应该注意什么,应该吃什么,应该做什么锻炼等,患者会主动地去做,因为慢性患者不可能长期住在医院。这种关系被形容成"成年人"之间的关系,有助于减少医患冲突,消除医患隔阂,建立互相信任的医患关系。

比如,一位糖尿病患者由于出现了下肢酸痛、行走困难的症状而就诊,医生接诊后发现患者由于血糖控制不佳,造成下肢动脉硬化闭塞而出现了间歇性跛行,于是医生针对其病情提出了几种治疗方案,包括手术治疗、微创介入治疗、药物治疗、物理治疗等多种治疗手段,在与患者进行良好而又认真的沟通后,最终双方一致认可,选定了一种双方一致认为比较合适的方案,这就是医患关系中的"共同参与模式",其内涵就是在医疗行为选择或者决策时医患双方共同参与并作出最后的决定。在这种模式下,医患双方在道义、责任上的要求都可以得到满足,是一种较为理想的医患关系,当然这种模式也是需要建立在一定的基础上:首先医生应当将患者的利益放在首位;医患之间也应当有良好的沟通;医生要尊重患者的人格;患者也应当充分信任医生。在"共同参与模式"的实施中,一般遵循以下步骤:医生告知患者医疗的选择,且患者的观点是重要的;医生向患者解释可能的选择及每种选择的优点和缺点;医生与患者讨论患者的偏好,并在患者思考过程中提供支持;医生与患者讨论与医疗选择有关的偏好,进行决定并安排可能的随访。

以上三种医患模式由美国学者提出,并不能完全包含中国的医疗实践情况。中国学者曹开宾提出一种新的"消费型"医患关系模式作为补充[5]。

四、消费型模式

在消费型模式(consumerism model)中,患者的主动性反而大于医生的主动性,患者对医生发号施令,而医生则听令于患者。在一些商业性医疗机构,如商业诊所和药店,这一关系是现实存在的。这一关系被比喻为"父母与被宠坏的孩子"之间的关系,孩子吵着要什么,父母就给什么。

比如在一些零售药店中,我们经常可以看到有患者拿着药品的名单来买药,而药师只是根据该位患者列出的药品清单予以配药,这就是典型的"消费型模式",患者点单并买单,医务人员只是起到了配合的作用。

再举个典型的例子,一位女士去了一家整容整形医院,要求把自己的眼睛做成"赵薇"式、鼻子做成"范冰冰"式、嘴巴做成"刘亦菲"式、脸型做成"杨幂"式,患者本身只是希望变得像明星一样美丽,并不知道按此整形后预期效果如何,而整形医院的医生也完全听从她的意愿给她做整形方案,丝毫不考虑这样的整形在她脸上是否适合以及美观,也丝毫不考虑这样复杂的手术可能会给患者带来很长时间的恢复期,这也是一种医患关系中的"消费型模式"。在这种模式下,医患双方更类似于商品交易的两方,患者完全自主选择,医生只是根据患者,或者说是顾客的要求提供其喜好的"商品"而已,并不符合一般的医疗原则,而且缺乏基本医疗知识的患者进行医疗决策的能力是非常有限的,这种消费型模式很有可能产生危害,最终危害的仍然是患者自己。就比如上述那位要求整容的女士,整容后的结果很可能是变成一副并不如她所想象的容貌,然而这只是一种较小的风险,她还很可能面临大尺度整容所带来的术后并发症,甚至可能威胁到生命。

五、医患关系模式总结

诊室中的医学传播是伴随着医疗诊治进行的。然而,由于两种实践的目的不尽相同,因此并非每种关系模式都在这种医学传播中存在。首先来看主动-被动模式,因为这种模式中患者方是婴幼儿或者认知不正常者,抑或在抢救等紧急情况下,因此医方除了进行治病救人外,能够传播医学知识的空间很小。其次,在消费型模式中,患者处于完全主动地位,医方被动地配合患者方提供医疗服务,因此源自医方的主动医学传播也不太现实。因此,以上四种医患关系模式在一对一的医学传播中只有指导-合作模式与共同参与模式较为常见(表3.1)。

表3.1 医患关系模式总结

类 型	医生地位	患者地位	适用范围	类似关系
主动-被动模式	绝对权威	完全听令于医生	没有或难以表达意志的患者	父母与婴儿
指导-合作模式	仍是权威,但只是起到指导作用	配合医生的治疗	意识清醒,能表达主观意愿的患者	父母与少年
共同参与模式	拥有大体等同的主动性和决策权	拥有大体等同的主动性和决策权	具有一定医学知识的患者	成人之间
消费型模式	听令于患者	发号施令	在一些患者拥有很大权力的商业性医疗机构中	父母与被宠坏的孩子

尽管患者的身份背景不尽相同、教育水平参差不齐,但通常都遵循相似的学习循环(图3-2)。就诊并非学习的结束,恰恰是开端。患者通过诊治疾病,获得即刻结果,变忧虑为满意;通过坚持方案,获得中期结果;持之以恒,获得长期结果。然而健康再次发生改变,患者产生觉察。通过对健康和疾病的了解,结合先前的经验,咨询家人和朋友,作出自我照顾或者选择照顾的决定。如果存在需要医生解决的问题,再次就诊。这是一个反复循环的过程。因此,医学传播始于诊室之中,可以与患者的日常健康实践紧密结合。

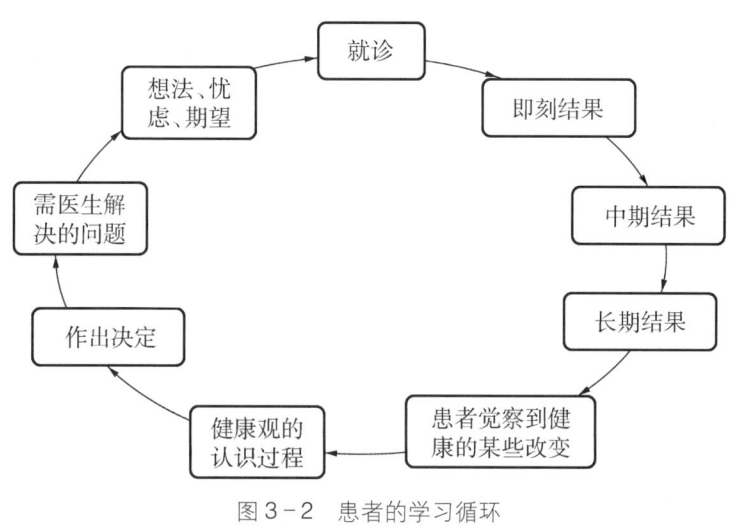

图3-2 患者的学习循环

第三节 医患人际传播过程及特点

下面我们来看看在诊室中,医患之间的沟通进行了怎样的流程。首先,问诊开始,医务人员开始收集信息。经过详细的体格检查,医务人员解释并制订治疗计划。最后问诊结束。一方面,医方需要告诉患方问诊的主要内容;另一方面,医方需要与患方建立起信任关系。这就是库尔茨(Kurtz),西尔弗曼(Silverman)和德雷珀(Draper)三位学者建立的 Calgary-Cambridge 指南。

简单举例。一位患者因头晕前往诊室就诊,开始会谈,医生问候患者并得知患者的姓名,介绍自己,介绍这次会谈的目的和性质,获得患者的同意,表现出对患者的尊重和兴趣,关注患者是否舒适,确定患者本次就诊的原因;收集信息,医生需要收集患者各方面的信息,包括患者的基本信息(姓名、年龄、民族、工作状况、家庭地址等),患者的症状信息(主诉、现病史、既往史、家族史、与疾病有关的危险因素等),尤其是本次头晕的起病、伴随症状,有无高血压等相关危险因素;然后医生要对患者做全面的体格检查,尤其是与患者本次就诊相关的体格检查,诸如血压以及神经系统的体格检查;根据以上医生所得到的信息以及检查结果,医生需要与患者解释他的问题所在并制定诊疗计划,目标是提供与患者看法相关的病情解释和诊疗计划,找出患者对所给信息的想法和感受,鼓励互动而不是单向的传递;最终会谈结束。在这个完整的会谈或者说问诊过程中,一方面医生需要有条不紊地搭建起问诊的全部结构;另一方面也需要在问诊进行的时候与患者建立起良好的医患关系。这就符合了 Calgary – Cambridge 指南的基本框架(图 3 – 3)[6]。

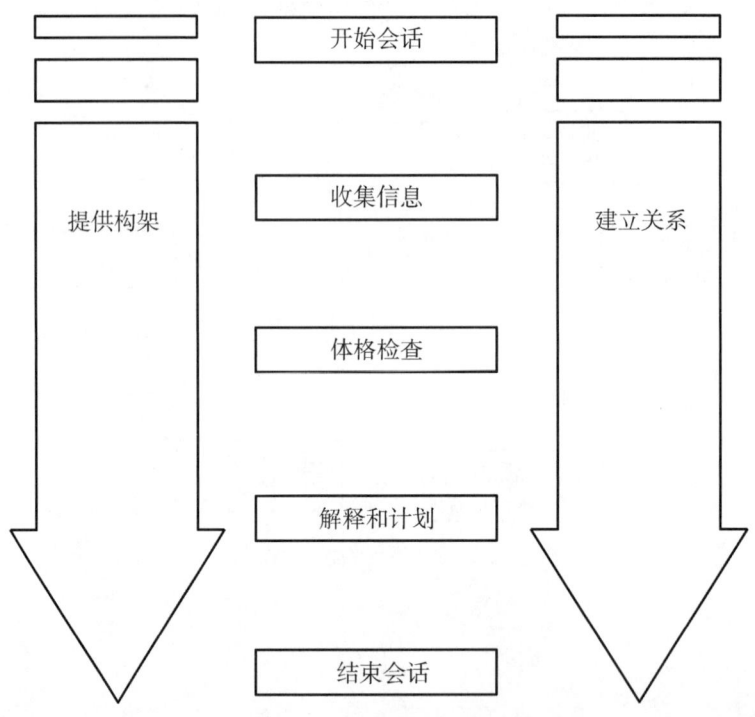

图 3 – 3 Calgary – Cambridge 指南的基本框架

在 Calgary – Cambridge 指南的基本框架下,三位学者进一步提出了 Calgary – Cambridge 指南的扩展框架(图 3 – 4)。在扩展框架中,在开始问诊的时候,医生需要先做准备,建立最初的报告,通过合适的开场提问,确定患者的问题或患者希望表述的问题,认真倾听患者开场的陈述,不要打断患者或指挥患者的反应,确认并筛选出更深层次的问题所在,商议谈话的议程,此时需要同时考虑患者和医生的需求;然后开始收集患者资料,探究患者的问题,鼓励患者讲故事,用患者自己的语言告诉医生问题从一开始出现到现在的过程,采用开放式和封闭式的提问技术,恰当地将提问从开放转向封闭,通过语言或非言语的方式促进患者的应答,澄清患者陈述不明或者需要补充之处,并简单总结,从生物学的视角、患者自身的视角以及背景资料等发现具体问题;之后再进行详细的体格检查,尤其是相关的体格检查;然后医生需要根据先前所获得的内容给予患者解释以及治疗计划,在做解释和治疗计划时,医生需要提供准确数量和形式的信息(给予患者全面、合适的信息,评估每个患者的个体信息需求,要给予患者能吸收的成模块的信息;验证患者是否理解,针对患者的反应来指导确定如何继续进行;评估患者的出发点,在给予患者信息时询问患者预先的知识,了解患者希望了解的信息的范围;在恰当的时

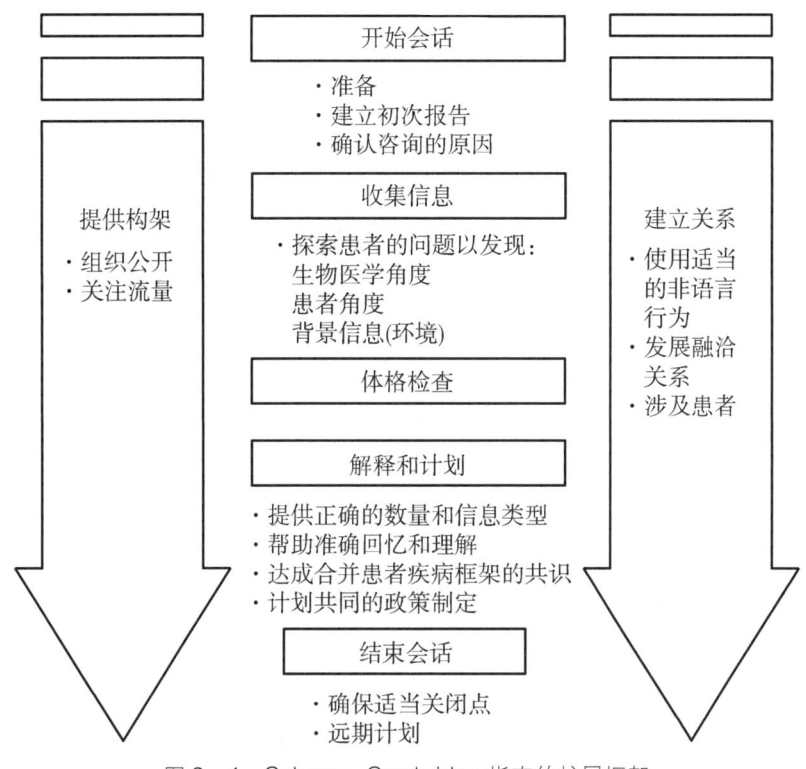

图 3-4 Calgary-Cambridge 指南的扩展框架

间给予解释,避免过早给予建议、信息或保证),帮助患者精确地重复和理解(筹划病情解释:将解释分成不连续的部分,建立逻辑顺序;运用清晰的分类或提示语;使用重复和总结以加固信息;运用简明的、容易理解的语言,避免使用行话或用行话解释;运用形象的方法传达信息),获得患者的理解(提供与患者看法相关的病情解释和诊疗计划,找出患者对所给信息的想法和感受,鼓励互动而不是单向的传递),分享治疗计划和决定,所有的治疗计划需要医患共同参与决策制订(目标:使患者了解决策制订的过程,使患者在他们所希望的程度上参与决策,增强患者对所制订计划的遵从承诺),探讨治疗的选择,确定患者在做出决定时所希望参与的程度,商议双方都接受的诊疗计划;而在最后问诊结束时医生也要准备进一步计划的安排(与患者约定下一步和医生联系的计划;解释可能出现的意外结果,如果治疗计划不见效该怎么办,何时以及如何寻求帮助)。在整个问诊的全过程中,医生需要与患者建立良好的关系,包括应用非语言沟通的行为艺术(比如目光的接触、面部的表情、声音的暗示),发展密切的关系(接受患者看法和感受的合理性,而不去审判;设身处地沟通,理解并体谅患者的感受或困境,明确公开地表示认可患者的观点和感受;提供支持,表达关心、理解以及帮助的愿望,赞赏患者克服病痛所做的努力及适当的自我保健,提供伙伴关系;体贴敏感地处理令人尴尬、烦扰的话题和躯体的疼痛,包括与体格检查有关的问题),整个过程让患者参与其中(与患者分享看法,鼓励患者参与;解释那些看起来非结论性的问题或体格检查部分的基本原理;在体格检查期间,解释过程、征得允许),同时问诊也要有很好的组织架构(在每一条询问的特定主线的末尾进行总结,以确认对患者问题的理解,然后再转到下一个环节;运用提示语、过渡性的陈述,从一个环节推进到另一个环节,包括为下一个环节做基本铺垫;按逻辑顺序组织访谈的结构;注意时间安排并使访谈紧扣任务)。

理解医患人际传播特点的途径之一就是分析医护人员与患者各自的思维程序。英国医生及医学教育家彼得·泰特(Peter Tate)用以下模型归纳出医患交流风格与思维程序之间的关系(图3-5)[7]。在以医生为中心的医患交流中,医生只关心患者提出的主要诉求,从收集资料开始,对信息去伪存真,逐步厘清疾病的真相,最后证实疾病。当医生的交谈风格逐步向患者为中心转变(图中向左移动)的时候,患者的思维程序被越来越多地接受。到最左边,患者与医生最后形成互相理解。从这张图中,我们可以看到,以医生的程序来看,医生更关注的可能是生物学方面的问题,而患者的程序中,除却生物学问题,却包含了很多心理以及社会的因素影响(比如信念、希望、恐惧、期望,以及隐藏的问题),由此我们注意到,患者与医生要达到很好的理解,必须从生物-心理-社会医学的模式出发。

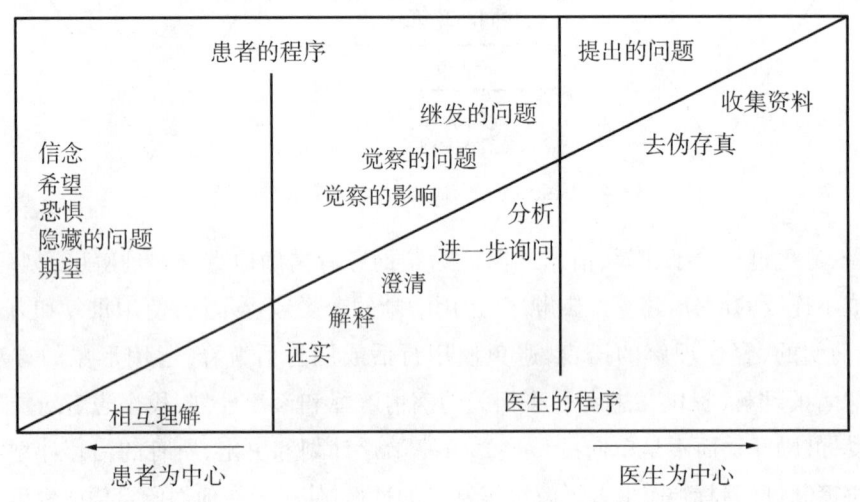

图3-5 医患交流风格控制权的转换模型

医患交流是构建良好的医患关系中十分重要的一步,古希腊的医学之父希波克拉底曾经说过:"医生的法宝有三件,语言、药物、手术刀,医生的语言就像他的手术刀一样,可以救人,也可以伤人。"可见2 000多年前的西方医学之父已经认识到良好的医患沟通可以救治患者,而不恰当的医患沟通很有可能会伤害患者。医患交流风格中有两种不同的模式,以医生为中心和以患者为中心,这两种不同的中心模式体现了医疗活动过程中的不同导向,其中以患者为中心的模式正在受到越来越多人的推崇。以医生为中心的概念与关系模型主要是来自伯恩(Byrne)与朗(Long)在20世纪70年代中期对于2 000对名患者的调查,其主要内容包括:医生帮助患者作各种决定,医生阐述问题,提出建议和解决方案,医生指出一些问题并要求患者作出决定等[8]。在这样的模式中,患者参与度较低,医生的主导性较强。而到了20世纪80年代,麦克温尼(I. R. McWhinney)则提出以患者为中心的医患关系模式,要求从患者的视野中看待疾病和就医相关的各方面[9]。后续的米德(N. Mead)与布劳尔(P. Brower)在研究中指出,这种以患者为中心的关系模式更有助于对疾病症状的共同探索,加深对患者的理解,寻找共通之处,改善医患关系等[10]。1983年伯林(Berlin)和福克斯(Fowkes)提出了接诊患者的LEARN模式,这也是一种以患者为中心的接诊模式,这个模式分为5个步骤,第一步L：倾听(listen),要求医生应用开放式的问题提问,应用比较好的问题进行引导,完整地询问与患者就诊有关的各种信息,包括症状的信息、就诊的动机、过程、背景等；第二步E：解释(explain),要求医生遵循"生物-心理-社会医学模式",对患者解释说明疾病可能的诊断与原因；第三步A：容许(ackonwledge),医生解释病情之后,需要与患者进行沟通,容许患者提问及质疑,了解彼此之间对于病情的看法是否存在差异；第四步R：建议(recommend),医生应兼顾患者的主观看法及疾病医疗的合理性,提出具体的诊疗计划；第五步N：协商(negotiate),最后需要询问患者对医生建议的诊断与治疗计划有无疑问,双方进一步协商,让患者充分理解并接受疾病的诊疗全过程。这其中第一、第三、第五步都能让患者充分表达自身的意见,第二步和第四步也都参考患者的意见而提出解释或处置,真正体现了以患者为中心的宗旨,可以达到良好的医患沟通效果。

诊室中进行的医学传播是在疾病诊治的基础上进行的。在Calgary-Cambridge指南框架中,经过收集信息和体格检查,医患交谈进入解释和计划阶段。在此阶段中,医方提供正确的信息类型和信息量,帮助患者准确回忆并理解信息,最终实现相互理解,共同合成患者的疾病框架,并共同参与决策制定。在此过程中,医方针对患者的疾病状况,合理选取信息进行有针对性的医学知识普及,往往能收到事半功倍的效果。

比如,一位患者因为最近总是口干、体重明显减轻而来到医院就诊。医生在诊室中接诊,首先需要收集该患者全面的信息资料,包括患者的完整病史、既往史、家族史、疾病的危险因素等,然后进行详细的体格检查。根据所获得的患者病史及体检资料,医生认为他可能是得了糖尿病,需要给患者做出解释并制订治疗计划。在做解释的过程中,医生根据患者的情况做了有关糖尿病防治的医学知识普及。这就是一个诊室医学传播的范例。当然,诊室中的医学传播一定是建立在良好的医患沟通的基础上,医生以患者为中心,对患者有同理心,从患者的情况和需求出发,为其做相应的医学知识普及,会有很好的传播效果；但如果医生完全以自己为中心,不考虑患者的感受,也没有良好的沟通,只是命令式地告知患者医学知识,需要做什么、不需要做什么,那么患者最终究竟能接受到的知识是非常有限的。

良好的医患沟通需要掌握以下原则：以人为本、诚信原则、平等原则、整体原则、保密原则、反馈原则、尊重原则、共同参与原则。同时也需要注意沟通的艺术,在语言上需要营造宽松的氛围,注意进行开放式的提问,同时也需要从患者的角度理解问题,给予患者及时的表扬和鼓励,注意引导会谈的方向,注意信息的准确性。除了语言上的艺术,在医患沟通中还需要注意那些非语言的艺术,包括医生的衣着应当得体、整洁、大方；身体姿势应该稍微倾向患者但又保持适当的安全距离;眼神应当望向患者,带有鼓励和支持,频频点头;面部表情应当温和、亲切,常常微笑;诊室环境也需要遵从安静、私密等一定的规则。

参 考 文 献

[1] 王锦帆.医患沟通学[M].北京:人民卫生出版社,2006.

[2] 赵世鸿.医院公共关系学[M].北京:科学出版社,2010.

[3] 徐萍,王云岭,曹永福.中国当代医患关系研究[M].济南:山东大学出版社,2006.

[4] Szasz T S, Hollender M H. Moral problems in medicine[M]. NJ: Prentice-Hall Inc., 1976.

[5] 曹开宾.当代医学伦理学[M].上海:上海人民出版社,1990.

[6] Kurtz S, Silverman J, Draper J. Teaching and learning communication skills in medicine[M]. Oxford: Radcliffe Publishing, 2005.

[7] 彼得·泰特.潘志刚,刘化驰译.医患交流手册[M].上海:复旦大学出版社,2011.

[8] Byrne P S, Long B E. A study of the verbal behaviour of general practitioners consulting in their surgeries[J]. *Doctors talking to patients*, 1976.

[9] McWhinney I R. An introduction to family medicine [M]. Oxford: Oxford University Press, 1981.

[10] Mead N, Brower P. Patient-centered consultations and outcomes in primary care: a review of the literature[J]. *Patient Educ Couns*, 2002, 48: 51-61.

第 四 章

医患交流的原则及技巧

第一节　医患交流的原则

在医院诊室中进行的医疗活动主要以疾病诊断和医治为主,此时患者方对疾病的注意力较为集中,对医方比较信任;因此,如果能顺势进行医学传播,那么医学科学知识的普及与推广将会收到事半功倍的效果。

医患交流(physician-patient communication)指的是医疗者一方与就医者一方在接触过程中,为满足患者的健康需求,双方进行医学信息传递,并表达对医疗活动的理解和要求的过程[1]。这里的医学信息包括患者的疾病信息(包括医疗者通过视、触、叩、听等方式所获得的信息,即"病"),关于医疗流程、费用等医疗服务信息(即"看病"),以及与疾病相关的态度看法、健康生活理念和科学的疾病观点等信息(即"看待病")。医患双方交流越充分,信任感就会增强,关系也会越和谐。

美国卫生与公众服务部在《健康人民2010》报告中明确指出:"清晰、坦诚、准确、具有文化理解力与语言表达力的医患交流是预防、诊断、治疗和健康管理的关键所在。"因此,美国卫生与公众服务部将提升医患之间的对话列为该报告的主要目标之一。医患交流主要包含两个基本任务:信息交流和关系建立。信息交流立足于治疗,而关系建立着眼于关怀。

医患沟通通常遵循尊重、诚信、同理心、专业四大基本原则[2]。

一、尊重原则

尊重指敬重、重视。《汉书·萧望之传》中说:"望之、堪本以师傅见尊重,上即位,数宴见,言治乱,陈王事。"汉代陆贾的《新语·资质》:"公卿之子弟,贵戚之党友,虽无过人之能,然身在尊重之处,辅之者强而饰之众也,靡不达也。"宋代欧阳修的《皇从侄博平侯墓志铭》:"尊重师友,执经问道无倦色。"古语是指将对方视为比自己地位高而必须重视的心态及其言行,并认为尊重他人是一种高尚的美德,而在现代社会,尊重已逐渐引申为平等相待的心态及其言行。尊重他人是一个人的基本素质良好的表现,是一种文明的社交方式,是顺利开展工作、建立良好的社交关系的基石。对领导、同事、下属、普通民众等各级人士的尊重,有利于对上负责和对下负责一致性,有利于团结合作,提高工作效率。对家人的尊重,有利于和睦相处,形成融洽的家庭氛围,对朋友的尊重,有利于广交益友,促使友谊长存。总之,尊重他人,生活就会多一份和谐,多一份快乐。

可见,在人与人的交往中,尊重是最基本的要求,同理,尊重原则也是医患交流中最基本的原则。人与人之间是平等的,每个人都有被尊重和自我尊严感的需求。不论男女老幼,高低贵贱,身份背景如何,所患何种疾病,身处何种状态,患者均应该得到医务人员的尊重。而患者也应该尊重医生、护士和医技人员,不论医务人员年资与级别的高低,不因医生的年龄较轻、年资较低就拒绝其为自己诊治或者不信任其能力。遵循尊重原则,也包括医务人员应当尊重患者的意愿和选择,切忌以一种高高在上的心态俯视患者。尤其当患者提出异议时,切勿以权威的角色打压患者的意见。

比如,一位糖尿病患者因为血糖控制不佳就诊,在医生与患者沟通的时候,医生频频地去接电话、发微信,或者在与患者交流时,总是有其他人来找这位医生,医生转身去做其他事,把患者晾在那里,这是对患者的不尊重;而在医生解释病情的时候,患者频频地打断医生的话语,或者反反复复地问相同的问题,这是对医生的不尊重;同样,医生认为患者需要应用胰岛素治疗,如果患者对治疗方案有疑虑,医生直接拒绝患者的疑虑,告知其必须打胰岛素,没有其他治疗方案,丝毫不考虑患者的意见,也不去了解患者不愿意打胰岛素的背后原因,这也是对患者的不尊重;而患者,对于医生提出的治疗方案,存在疑问,不与医生进行沟通,却由此质疑医生的专业性、权威性与医德,这也是对医生的不尊重。人与人之间的互相尊重是和谐相处的首要条件,没有发自内心的互相尊重,也就没有良好的沟通,没有良好的沟通,医患双方对于疾病治疗的一致性就很难达成,治疗效果也会受到影响。

二、诚信原则

诚信,以真诚之心,行信义之事。指为人处事真诚诚实,尊重事实,实事求是,信守承诺。《礼记·祭统》中写道:"是故贤者之祭也,致其诚信,与其忠敬。"从字面上看,"诚"即诚实诚恳,主要指主体内部真诚的道德品质;"信"即信用信任,主要指主体内部对于诚的外部体现。"诚"更多地指"内诚于心","信"则侧重于"外信于人"。"诚"与"信"一组合,就形成了一个内外兼备、内涵丰富的词汇,其基本含义是指诚实无欺,讲求信用,也就是诚实守信。

诚信是一种传统美德,也是做人必备的优良品格,诚信是为人之道,是立身处事之本,因此医患之间也应遵循诚信的原则。医患之间的真诚相处,互相信任是有效沟通的必要前提。医护人员应如实告知提供的医疗服务内容,对治疗效果的告知也应当客观公正,切不可一味夸大其正面效果,而隐瞒了可能的负面效果。对自己的承诺负责,也对自己的职责负责。同样,患者也不能认为治疗是医生的事,与己无关,对自己的健康状况置之不理,而是应该与医方共同承担起恢复健康的责任,如实地告知医生病史,也需要如实地告知自己的真实想法以及治疗后的真实效果。

比如,一位患者因持续腰痛来院,医生诊断其为腰椎间盘突出症,由于症状比较严重,需要进行腰椎间盘手术,如果在与患者谈话的过程中,医生只一味地告知其手术所带来的益处,而不告知其手术可能的风险,或者告诉患者手术是绝对安全的、不存在任何风险,那么这就是夸大其词,违反了医患沟通中的诚信原则,最终可能会导致患者选择或者决策上的偏差。再比如,一位患者因重症感染入院,在治疗过程中予以气管插管、深静脉穿刺等多种有创的抢救手段,但该位患者其实有艾滋病病史多年,患者家属及患者本人却不告诉医生,这也是严重违背了医患沟通中的诚信原则,在该位患者隐瞒病史的情况下,不但有可能造成治疗上的困难,还有可能在医务人员不知情的情况下传播疾病。患者应当相信告诉医生所有的病史是安全的,因为在医患沟通中还有很重要的一条保密原则。再比如,一位患者因为胸闷来院,入院后发现其有冠心病,予以积极治疗后患者症状明显好转,但是由于患者想在医院里多住几天,就告知医生他的症状没有好转,于是医生又重新评估了他的病情,换用了其他药物继续治疗,这也是违背了医患沟通中的诚信原则,可能造成治疗上的误解和治疗费用的不必要增长。有的时候,违背诚信原则还可能威胁到患者的生命。比如一位年轻女孩,因为下腹痛到医院来就诊,在医生询问她有无性生活史,有无月经变化时,女孩因为年龄还小,没有结婚,就隐瞒了自己曾经有过性生活,同时拒绝做妇科方面的相关检查,而事实上这个女孩所患的是宫外孕,如果不及时治疗,可能会出现大出血甚至死亡。

三、同理心原则

同理心是指设身处地地对他人的情绪和情感的认知性的觉知、把握与理解,主要体现在情绪自控、换位思考、倾听能力以及表达尊重等与情商相关的方面。同理心是个心理学概念。它的基本意思是说,一个人要想真正了解别人,就要学会站在别人的角度来看问题,也就是人们在日常生活中经常提到的设身处地、将心比心的做法。现实生活中人们常说:"人同此心,心同此理。"强调的也是同理心,无论在日常工作还是生活中,凡是有同理心的人,都是善于体察他人意愿、乐于理解和帮助他人的人。这样的人最容易受到大家的欢迎,也最值得大家的信任。而人与人之间的冲突,通常起源于对彼此的误解,如果冲突的双方都能以对方的角度来想一想问题的起源,很多问题可能就会迎刃而解了。

在当下的医疗环境下,患者与医方各有各的不易,因此,在医疗过程中,医患双方都需要具有同理心。一方面,医务人员人手不足、工作量严重超负荷已是不争的事实,各大医院都是满负荷或者超负荷运转;而另一方面,患者亦常常抱怨等待时间过长,而就诊时间过短等。这样的就医背景下医患双方尤其要遵循同理心原则,多站在对方的立场上着想。作为医方,应该设身处地对待患者的伤痛疾苦;而患者则应该多多体谅医务人员的辛勤劳动。如清代名医费伯雄所言:"我欲有疾,望医之相救者何如?我之父母妻子有疾,望医之相救者何如?易地以观,则利心自淡矣。"医患双方换位思考、互相体谅,才能让医患沟通有效地进行下去。

比如,一位患者千里迢迢,从很远的地方赶来,从清晨就开始排队,排了好几个小时,好不容易挂到了一个专家号,然后又在诊室门口排队,排了3个小时,终于轮到自己了,专家只接诊了5分钟,患者有所不满。从患者方面来说,他不远万里,千辛万苦才能看到专家,当然希望能够尽可能详尽地把所有情况都告诉专家,也希望能够得到专家认真、负责、仔细的诊治,对于他来说,专家的5分钟接诊自然是远远不够的。作为医方,要充分理解患者的想法,需要在接诊患者的时候和颜悦色、认真仔细,同时在紧凑的时间段内把所有需要了解的患者的信息资料都能够基本掌握,做相关的检查,给予患者一个倾向性的诊治意见,同时告知患者下一步应该怎么做。而从医生方面来说,一个半天的专家门诊可能要接诊几十位甚至上百名患者,为了把每一个已经挂了号的患者都诊治完,有时甚至连上厕所和吃饭的时间都没有,那个接诊的5分钟,其实都是医生从自己的业余时间中挤出来和省出来的。作为患方,也要理解医生的难处,他们都是加班加点在接诊,要相信虽然医生接诊时间不会很长,但医生一定会利用自己的专业能力和优势在这个时间段内给予患者作出严谨的诊断和进一步的诊疗计划。如果双方都有了同理心,能够设身处地地为对方着想,那么医患沟通就会非常顺畅,对于疾病的诊治也是十分有利的。而如果双方都只从自己的角度着想,只考虑自己的难处,不考虑对方的难处,那么双方的沟通就会存在困难,对疾病的诊治也会产生障碍。

四、专业原则

各行各业其实都需要有专业精神。专业精神意味着:对自己所从事的工作有着精深的学习与孜孜不倦的研究;方方面面的精益求精;在原有的知识基础上不断地学习与创新,充满创造力;超越一般的技术水准;执著地追求服务对象极高的满意度。在医学方面,美国名医威廉·奥斯勒(William Osler)认为医生最重要的特质可以用一个拉丁词汇"aequanimitas"来概括,这个词的含义包括仁心(goodwill, kindness)外,还有淡定、冷静和耐心的意思。后者并非表示医生看到疾病时漠然,而是通过长期职业训练与操练后形成的从容和理性,能为患者带来心理上的慰藉和安全感。而这些都是专业原则的体现。医生与一般的职业不同,医生对于患者不仅要有仁爱之心,他的淡定、冷静,不单单能为患者带来心理上的慰藉和安全感,在治疗手段的选择和治疗实施的过程中,也能够不受情绪及外界环境的影响,比较理智、客观、恰如其分地选择最适合患者的手段。遵循专业原则,还包括医患之间的保密原则,在病史采集及诊治过程中,医务人员有责任保护患者的隐私,不做道德评判,不取笑、歧视患者,尊重患者的自尊心。同时,最容易被忽视的一点是,医务人员能从专业的角度即时抽离出具体的医疗场景,保持自己的理性和心理健康,而不因接触到的生老病死、疾病伤痛案例造成自己的心理伤害。

任何职业都需要有专业精神,医生也是如此。比如,医生接诊一位晚期肿瘤患者,患者一般情况已经很差,完全没有手术指征了,但是患者家属依然要求手术治疗。这时作为专业的医生,一方面应当以自己的职业精神,详细地给患者家属分析患者的具体情况,告知其手术的利弊与目前不能手术的原因;另一方面应该劝慰家属,选择目前对于患者最适宜的治疗方案,而不是盲目地手术。最终,患者经治疗后仍然死亡,专业的医生也不能因自己接诊的患者死亡而陷入不良的情绪中,而是应当以科学的态度看待患者的死亡,并继续医治下一位患者。

专业原则的内容涵盖很多。在西方国家的医疗体系中,还有一些专业上的规则需要遵循。比如,医务人员不能利用自己手中的医疗资源为自己的亲属谋求便利,因为大部分的患者并没有从事医务工作的亲属,他们就诊都是按照常规的就诊路径,如果医务人员利用自己在医疗机构工作的优势为自己的亲属插队,那么就是违背了医疗上的公平公正原则,对其他患者来说是不公平的。再比如,医务人员不能为自己的亲属看病,这不单单是指不能为亲属谋求便利,在为自己的亲属,尤其是关系比较密切的直系亲属诊治时,医务人员的情绪和判断力可能会受到外界因素的影响,变得不再客观,情绪容易波动,丧失了一般情况下的淡定、冷静,这点对于患者治疗是极其不利的。还有,医务人员与患者之间不能发生超越友情的亲密关系,如果医务人员利用自己的职业优势要求患者与其发生亲密关系,那么就会被通报批评,甚至被取消执业资格。

五、其他原则

除了上述四个核心原则以外,医患沟通还要遵循以下原则:

(一) 以人为本

现代社会的发展是以人为核心,以满足人的需求为价值取向。以人与自然统一和谐发展为核心的新发展理论引起了社会的普遍关注。人们在就医的时候,不仅仅需要在生理上得到及时、有效的救治,也需要在心理上得到关注、尊重与理解。现代医学模式已经从单纯的"生物医学模式"向"生物-心理-社会医学模式"转变,这个模式要求以患者为中心,而以人为本的原则很好地契合了当代的医学模式。医患沟通中需要坚持一切从人出发,给予对方足够的人文关怀,最终达到以患者为中心的沟通目的。比如,一位患者得了胃溃疡,到医生这里就诊。医生经详细询问病史后了解,患者的胃溃疡除了与其饮食习惯不佳,经常不吃晚餐,喜食辛辣食物有关以外,还与其工作压力大,精神长期处于紧张状态有关,那么医生除了要患者改善饮食中的不健康习惯以外,还需要在心理上给予患者一定的调节,并建议适当舒缓工作节奏,从生理、心理、社会三方面全面地考虑患者的病情,并以患者为中心,真正体现医患沟通中的人文关怀,同时对于患者的治疗也是有积极的作用的。再比如,一位老年女性患者,最近一直自觉胸闷,来医院进行相关检查,基本排除了患者有器质性心脏病,但是患者仍然有持续性的胸闷不能缓解,这个时候,医生就应该关注患者背后没有被发现的问题,而不能简单地把患者归类为装病,或者无病呻吟。经过医生的仔细挖掘后,医生发现患者的女儿已经30多岁,一直忙于事业,没有结婚,成了患者的心病,最近患者有一个好朋友的女儿结婚生子了,触动了患者的心事,由此造成她的胸闷不适,那么这个时候医生就应该舒缓患者的情绪,解决她的心理问题,自然也就解决了她的症状。这样的医疗行为,真正体现了以人为本的原则。

(二) 平等原则

医患双方是平等的。患者首先是一个社会人,然后才是一个需要帮助的患者;而医生也首先是一个社会人,然后才是一个可以给予患者帮助的人。传统的医患关系以医生为主导,对于患者,医生是作为绝对权威的一方出现的,给予患者的话语权很少,可能会影响双方良好的沟通。人与人之间的交流,平等是首要原则,在医患沟通中也是如此。在医患交流的双方,不管是医生一方,还是患者一方,都是同样的社会人,只是在社会中所承担的角色不同而已,双方都需要被理解、尊重,因此双方的良好沟通必须建立在平等的基础上。同时,平等原则的体现还在于无论患者的地位和级别高低,都应该一视同仁。

比如,一位位高权重的领导和一位普通民众同时来找一位专家就诊,而普通民众的号数排在领导前面,那么就应该让普通民众先看,而不是让领导来插队。同时,无论是对于普通民众和领导,医生就诊时间的分配和就诊次序的选择,都应该在于疾病的轻重和复杂程度,而不应在于级别的高低,不能因为官员级别高,就排在前面看,或者接诊时间就比普通民众长。如果,急诊室同时来了两位患者,一位是高官,但病情相对稳定,一位是平民,病情非常危重,而急诊室当时只有一位医生,那么这个时候,医生首先需要抢救和诊治的必然是那个病情危重的平民,而不是位高权重的高官。同时,在医疗的过程中,医患双方在关系上是平等的,作为医生,不能因为对方是官员,就卑躬屈膝,一切以患者至上,包括患者不合理的要求也都同意,也不能因为对方是平民,就看低对方,做出高高在上的姿态,对于患者提出的合理要求不理不睬。作为医生,无论对方是什么身份、地位,都应该从自己的专业角度出发,评判患者的疾病,给予恰当和客观的治疗建议和治疗措施,而不评判患者个人资料及背景。

(三) 整体原则

人不同于机器,不能将其仅仅看作为器官的组合,在治疗某个器官的同时,需要考虑到其他相邻以及有关的器官。同时,随着社会的高度发展,人们的心理压力、社会角色也在不断加重和变换之中,有很多疾病不仅仅是在生物学层面,还涉及心理及社会因素。因此,在医患沟通中,一定要把患者作为一个整体看待,不但要考虑到患者的自然属性,也要考虑到患者的社会属性,从生物、心理、社会等全方面进行沟通与交流,为其提供整体化、全面化的医疗服务。

患者不是一个机器,不能简单地将其拆分为具体器官而治疗。比如,一位患者患了脑梗死,也就是俗称的中风,只能长期卧床,如果按照机器原则,只要医治脑部问题就可以了,但其实患者因为中风,吞咽功能受损,可能会出现食物误吸而造成肺部感染,也有可能因为长期卧床造成皮肤感染、褥疮。因此在治疗该患者的时候,需要考虑到可能出现的所有问题而整体化治疗,在治疗脑梗的时候,也要防治肺炎和褥疮的出现。同时,由于这位患者中风后偏瘫了,不仅丧失了工作能力,也丧失了自主生活能力,需要靠他人护理。在治疗这位患者的疾病并且积极协助康复的时候,一方面也需要对于患者的心理进行疏导,帮助他适应目前的状态,避免出现中风后抑郁的现象;另一方面,还要教会负责护理他的家属常规的脑卒中后的护理知识,以帮助患者及其家属平稳地度过疾病的发展阶段,尽量避免产生各种中风后并发症,并争取能够帮助患者获得功能上的部分康复。

（四）保密原则

这是医患沟通中经常容易被忽视,但其实非常重要的一条原则。在医患沟通中,尤其是采集病史的时候,有时候会涉及患者的很多隐私,患者并不希望被其他人知晓。患者出于对医生的信任,将隐私告知医生,医生也应当出于对患者的尊重,对患者的隐私予以保密。不能随便泄露患者的隐私,更不能讽刺、嘲笑或者歧视患者。如果在医患沟通中不能做到保密原则,一方面会损伤患者的自尊心,另一方面也会对医生的声誉有所损害。

比如,一位艾滋病患者将他的病史告诉了他的主治医生。如果这位医生将患者有艾滋病的情况透露给了其他患者,可能造成其他患者的恐慌,同时可能造成其他患者对该患者的歧视和怒骂,那么这就是严重违背了医患沟通中的保密原则,在这种情况下,如果这位医生是出于保护其他患者的想法,完全可以用其他更为低调和安全的方法将该艾滋病患者转到单人病房或者有特殊防护措施的病房,而不应该大肆宣扬患者的病情。

再比如,一位患者得了晚期肿瘤,时日不多了,但是在诊治过程中,该患者要求不将病情告知他的亲属,包括他的老伴及儿女等直系亲属。那么,医务人员就应当履行对该患者的保密义务,即使告知对象是患者最为亲近的人,没有患者本人的许可,医务人员也不能随便泄露患者的病情。

保密原则还包括医生不能随便泄露患者的信息及病情,更不能用来牟利。比如,一位妇女在某家医院生产后,医务人员将她的信息透露给了奶粉生产厂家,造成产妇受到奶粉生产厂家接连不断的广告轰炸,这不仅违背了保密原则,更有可能存在违背国家法律的隐患,涉及侵犯公民个人信息罪。有时候,某些患者的病情十分复杂,具有相当高的研究价值,如果医生需要将患者作为研究对象,那么一定要事先征得患者或者患者的代理人或监护人的书面同意,同时确保在研究过程中对患者的各种信息予以保密,在研究结果发表时也不能泄露患者的基本信息,比如姓名、工作单位等。

（五）反馈原则

反馈是指说话者通过语言把信息传递给听者,而听者又通过某种方式把信息传回给说话者,使说话者的本意得到确认或者改变。如果没有很好的反馈机制,说话的双方对同一个问题可能出现完全不同的理解。而医患沟通是一个双向沟通的过程,并且由于医学知识比较复杂和深奥,大部分人缺乏基本的医学常识和专业知识,在进行沟通的过程中,医生需要通过积极的反馈来了解患者是否完全明白了医生所要表达的本意,是否有所曲解,如果没有反馈,很有可能患者完全误解了医生的原意而医生还不知情。那么对于下一步的治疗是有很大影响的。

比如,一位糖尿病患者前来就诊,医生告诉其需要控制饮食,但是如何控制饮食才能达到控制血糖的目的,患者并不知道,患者以为只要不吃甜食就是控制饮食了,其实不然。所以医生在医患沟通进行中,应当用简洁的方式告知患者具体怎么做,同时也要听取反馈,了解患者对于医生所告知的内容究竟明白了几分,这样才有助于患者的血糖管理。再举个简单的例子,有一位糖尿病患者,体型肥胖,缺少运动,医生告诉他需要控制饮食,少进食碳水化合物,每天的摄入热量需要控制,同时要增加运动,于是这位患者开始每天只吃一顿饭,没几天,患者就饿得头晕眼花,无力上班,甚至出现了低血糖晕厥的现象,这位患者显然没有掌握饮食控制的要点。那么在医生告知这位患者需要控制饮食的时候,一方面需要教会他如何控制饮食,另一方面要听取反馈,了解患者对于饮食控制究竟掌握了多少,这样才能确保患者的自我管理能够正确、有效,否则不但不能起到正面效果,还可能导致不良反应。

再比如,一位患者在检查中发现有淋巴瘤,医生告诉他得了非霍奇金淋巴瘤,患者一听是瘤,并不是传统所说的"癌症",就以为是良性的疾病,没有当回事,也没有积极地治疗和随访,错过了最佳的治疗时机,其实非霍奇金淋巴瘤是非常常见的血液系统的恶性肿瘤,在我国恶性肿瘤的发病率中排名前十。这就是一个典型的医生在告知病情时,没有听取患者的反馈,导致延误治疗的例子。

(六) 共同参与原则

医疗决策是很多时候是一个非常困难也非常重要的过程与决定。在对患者诊疗的全过程中,都需要医患双方的全程参与以及良好沟通。医务人员要耐心倾听患者的想法,让患者参与共同决策,通过问问患者的各种情况做出对问题的判断和解释,并告知患者进一步的诊断与治疗计划,患者对计划有不同意见时可以与医生进行交流与探讨。在倾听患者本人声音的时候,也要与患者家属保持良好的沟通,告知其患者的诊疗计划,让家属也能全面了解患者的具体情况并参与共同讨论与决策。

比如,一位患者得了急性胆囊炎,需要手术,有两种手术方案,一种是微创手术,另一种是常规的经腹手术,两者各有利弊,医生应该将两种方案都详细地告知患者,然后与患者一起商讨,最终决定一种双方都认为比较有利的手术方案,这就是共同参与原则的体现。相对于医方绝对权威的方式,医患双方共同参与,对于构建良好的医患关系具有很好的作用。

再比如,一位高龄患者得了糖尿病,应用口服的降糖药物控制非常不理想,医生根据病情判断,需要注射胰岛素,但是在与患者本人及其家属沟通的过程中,医生发现患者本人由于年龄过大,认知能力下降,无法自行注射胰岛素,而患者的家属由于不与患者本人住在一起,也无法为其每天注射胰岛素,那么,医生就需要与患者及其家属进行商量,共同选择一种对患者本人有利而且能被患者及家属接受的治疗方案,这时候共同参与、共同决策的优越性就得到了体现。

第二节 医生与患者交流的技巧

与患者的沟通交流技巧一向被视为医生不可或缺的技能。医学之父古希腊医学家希波克拉底将语言的重要性与药物和手术的重要性视作同等,并称这三者为医生的三大法宝。世界医学教育联合会在1989年3月的《福冈宣言》中指出:"所有医生必须学会交流和处理人际关系的技能。缺少共鸣(共情),应该看作与技术不够一样,是没有能力的表现。因此,应当认为医患交流是医生的必修课。"医学传播必须建立在良好的医患交流之上。语言是医务人员最重要的法宝,也是一把双刃剑,俗话说良言一句三冬暖,恶语伤人六月寒。语言不是蜜,可比蜜还甜;不是毒药,但比毒药还毒;不是花,却比花还美;不是剑,可比剑还要锋利。刀子伤人,伤口一周就能愈合;语言伤人,有的一辈子都无法愈合。医务人员一句鼓励的话,可以使患者转忧为喜,精神倍增,病情立见起色;相反,一句泄气的话,也可以使患者抑郁焦虑,卧床不起,甚至不治而亡。

在人际传播过程中,信息包含两大类:一类是言语信息,另一类是非言语信息。传播学家指出,人类的交流只有不到一半的信息是通过言语来完成,超过一半的信息则是通过语调、表情、肢体动作等非言语方式来传播。因此,在医患面对面交流过程中,两类信息都需要同等重视。

一、言语沟通

在进行疾病信息采集时,患者和医生往往由于采用不同的话语体系而出现"鸡同鸭讲"的场面。因此,莱文斯坦(Levenstein)和斯图尔德(Steward)提出疾病-患病模式,力求兼顾医生的议程和患者的议程(图4-1)[3]。

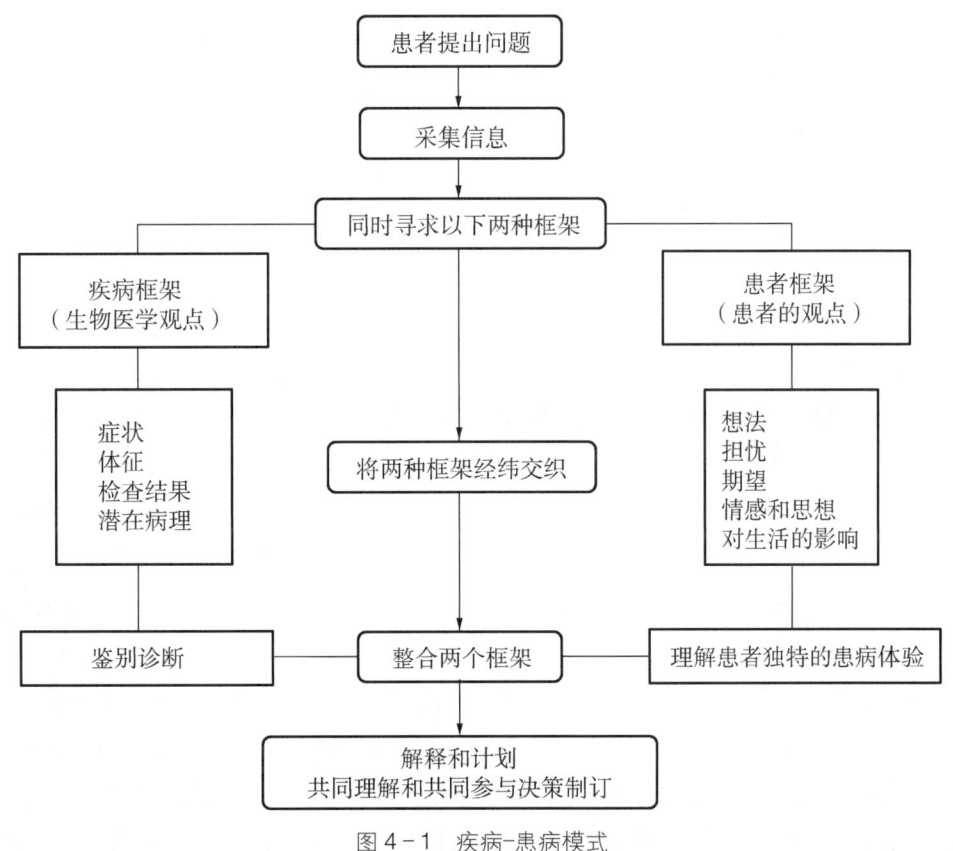

图4-1 疾病-患病模式

"疾病"是医生的话语体系,旨在用病理生理学术用语解释"患病"的生物医学原因。而"患病"则是患者独特的病痛体验,包括自身的感受、想法、担忧、期望、情感和思想,以及对生活的影响等。同一种"疾病"可能因人而异而产生不同的"患病"体验。因此,医生的职责在于一方面找出疾病的症状和治疗方法,另一方面又照顾到患者的"患病"体验。这样的沟通就需要医生通过理性兼顾感性的语言来完成。为实现恰当的医患沟通,医德规范认为医生要善于使用五种语言:礼貌性语言,解释、安慰性语言,鼓励性语言,保护性语言,体态性语言。有的学者认为临床医学中的特殊语言要求是:善于倾听,避免刺激,适当鼓励,正确提问,细心观察,学会微笑,并指出上述要求应"凝聚着真善美的和谐统一"。

在用语言与患者沟通时,医生需要注意以下几点:

(1) 营造一个宽松的氛围:患者在与医生进行沟通时,或者因为疾病寻求医生的帮助时,由于对疾病的未知和医学知识的缺乏,以及身处在陌生环境之中,可能会感到紧张不安,医生应当用温和的姿态、亲切的言语消除患者的紧张情绪,从而使患者推心置腹地将基本情况告诉医生。另外,在交谈时,医生也应当注意必要的礼节,不宜频频地接听电话或被其他事情打扰,这一方面是对患者的不尊重,另一方面也可能会加重患者的不安情绪,如果医生在交谈时有电话必须及时接听,应该用恰当的言语告知患者并获得其理解。

(2) 主动倾听患者的声音:在患者与医生交谈时,医生应当给予患者一定的自由度,让患者充分表达自己的意见,对患者述说的内容和过程要认真、耐心、专注地倾听,使患者感受到医者的重视,以获得心理上的安全感、信任感。同时医生也应当认真地倾听患者所有表达的想法,在倾听时给予患者充分的尊重,不随便打断患者的表达,也不随便评判患者的说法,对疾病给患者造成的痛苦情绪应给予理解、同情和关爱,以增进患者交谈的兴趣与主动性。

(3) 注意引导会谈的方向:在医患双方交谈时,医生是会谈的主导者,一方面医生应该倾听患者的声音,另一方面医生也要善于引导会谈的方向,应巧妙、有分寸地使用导向性语言,引导患者讲述清楚病史的演变和病情的变化,使会谈过程顺畅,也使自己能够顺利得到所需信息。在患者大量诉说无关问题的时候,医生应当适当地转移话题,避免浪费双方的时间,也使会谈能够更高效。

(4) 注意信息的准确:在医患双方沟通的时候,对于重要的信息一定要予以确认。一方面,医生对于自己告诉患者的细节,无论是诊断还是治疗方案,必须是准确的,不能把错误的信息提供给患者,如果对于诊断和治疗方案还不确定,也需要告诉患者目前的状态还不明确,不能似是而非,更不能在重要问题上犯错。另一方面,医生对于患者告诉的信息,也需要进行确认,因为对于患者的治疗,错误的信息可能会误导医生的治疗方案,从而导致不良的结局。

(5) 使用患者易懂的语言:医生是受过专业训练的人员,有很多医学术语的应用,但是患者是普遍缺乏医学常识的,如果单纯运用医学术语与患者沟通,很有可能患者难以理解,甚至造成误解。因此,医患沟通时,医生应当注意应用通俗易懂的语言,结合形象的比喻,让患者易于理解。比如,一位患者是脑梗死,医生在交代病情时如果告诉家属患者是脑卒中或者脑梗死,家属可能未必能完全理解,但如果告诉家属患者是"中风了、脑血管堵住了",患者家属就比较容易理解。

二、非言语沟通

医护人员一方面要从患者的非言语信息中识别出相关线索,另一方面也需要意识到自身的非言语信息会影响问诊的成功和医学传播的有效进行。非言语沟通的线索包括以下几点[4,5]:

(1) 姿势:坐姿、站姿应挺直,放松。身体姿势常常能传递出个体情绪状态的信息,能反映交谈双方彼此的态度以及交谈的愿望。作为医方,与患者沟通时,坐姿应当放松,身体稍微前倾,并频频点头,使患者觉得医生的态度较为亲切,同时愿意倾听患者诉说病情。

(2) 空间:空间的使用是指与交流者之间保持一定的物理距离和位置。在医患双方沟通时,应避免过于接近,或者面对面地直视患者,这样会造成患者的紧张,也不应过于疏远,如此会让患者觉得医生不够重视。合适的空间应该是医患双方保持有一定的距离,医患双方的目光可以自由地接触或分离。

(3) 触摸:握手,抚拍,体检时的身体接触都属于触摸。在患者情绪比较紧张或者激动的时候,医生可以适当地拍拍患者肩膀或者握手,以舒缓患者的情绪。但是,医生对于患者,尤其是异性患者,应当避免不恰当地触碰,以免造成患者误解或者骚扰嫌疑。

(4) 动作:动作是指手和胳膊的姿势、坐立不安、点头,脚和腿部的移动等。在患者讲述病情的时候,医生可以微微点头,以示对患者的鼓励,让其继续进行,如果医生一直心神不宁,或者频频接听电话,患者会视为医生对其不尊重或不重视。

(5) 面部表情:指扬眉、皱眉、微笑、哭泣等面部动作。在患者讲述其痛苦的经历时,医生面部应当庄重,以示对其理解及感同身受;在患者讲述其快乐的经历时,医生也可以面带微笑,以示分享其快乐。一个经常面带微笑的医生,会让患者觉得亲切,从而更愿意与其沟通。

(6) 眼部行为:指目光接触、注视或瞪眼等。在与患者进行沟通时,医生的眼神应当表现出对患者的坦诚以及关爱。交谈时注视对方是一种礼貌,但是长时间的直视也会带给对方压力和紧迫感,会让患者不安。

(7) 声音线索:指音调、语速、音量、节奏、沉默、停顿、语调等。医患沟通时,医生的声音应该温和、坚定,而不应犹疑不定,以避免带给患者不确定的感受。

(8) 时间的使用:指早、晚、按时、超时、反应迟钝、反应迅速等。医生与患者沟通时,应该按照约定的时间进行,守时是医生具有职业精神的良好体现,同时在沟通时也应当避免时间过短、草草了事,否则会让患者感到医生并不重视。

(9) 身体仪容:指种族、性别、体型、衣着、打扮、气质等。患者对于医生的第一印象来源于医生的衣着以及整体形象,如果一个医生打扮邋遢,一定会让患者觉得不敢信服。而一个体型肥胖的医生和患者沟通,让其饮食控制、增加运动、改善生活与行为方式,其可信度必然不高,因为医生自身也没有管理好自己的体型。因此,作为一个专业的医生,着装必须得体、整洁,打扮必须大方,而体型也应当注重管理。

(10) 环境线索:包括地点、家具布置、光线、温度、颜色等。医患沟通的场合应该保持安静,有一定的私密性,避免闲杂人员的进进出出。

三、语言与非语言沟通的差别

传播学家曾总结出语言沟通与非语言沟通存在以下几点差别[6]:

首先,语言沟通的起点与终点通常都非常清晰,我们知道信息何时结束。语言沟通是离散的,可以分成一个个不同的阶段。然而非语言沟通是连续的,只要双方在场,它会持续不断地进行下去。即使没有语言沟通的时候,非语言沟通依然在继续。如美国斯坦福大学教授保罗·瓦茨拉维克(Paul Watzlawick)所言:"人不能够不传播。"

其次,语言沟通的发生模式比较单一,或是通过听觉(谈话)或视觉(书写)的方式进行。而非语言沟通则可以同时通过多种模式发生,我们所有的感官都可以参与接受非语言信息。例如,我们可以同时闻到对方的气味,又能看到对方的表情,又能听到对方的语音语调,并触碰到对方的肌肤等。

再次,语言沟通能够被主动控制,背后带有明确的意图和目的。然而,很多非语言信息则是我们无意识中发出的,所以更可能"泄露"出我们没有意识到的自发线索,从而比经过我们深思熟虑过的语言更好地体现我们的真情实感。例如,虽然语言上是赞美之词,但面部可能已经不经意间做出了不屑的表情。

最后,语言信息对于交流我们的理性想法和观点更有效;然而,非语言信息则负责沟通态度、情绪和情感。正因如此,在很多需要建立情感纽带的场景下,非语言信息发挥着不容忽视的作用。

四、医患沟通两大任务

在面对面的医患沟通中进行医学传播,须在有限的时间内同时完成信息采集和关系建立两大任务的基础之上才能进行。

首先,信息的采集是通过探讨患者的问题来完成的。其大致步骤如下[3]:

(1) 叙述:医方需要鼓励患者用自己的话讲述他们的故事,从最初的发生到现在,弄清楚此次就诊的原因。

(2) 提问:医方需要使用恰当的提问技巧,使用开放式和封闭式提问,尤其是从开放式问题逐渐过渡到封闭式问题。

(3) 倾听:医方认知倾听,尽量不去打断患者的陈述。给患者留有足够的思考时间,或者暂停后再继续。

(4) 回应:用语言或非语言回应患者的叙述,例如鼓励、沉默、重复、概述和解释等。

（5）线索：接收患者的语言与非语言信息，例如肢体语言、面部表情、声音暗示等，验证这些暗示，并在恰当的时候表示认可。

（6）探究：为了充分理解患者的观点，医方应适当积极地探究患者的想法（例如关于原因的观念），患者对某个问题的担忧（如焦虑），患者的期望或目标（如患者希望对问题有什么帮助），每个问题对患者的生活所产生的影响等。

（7）鼓励：鼓励患者表达自己的感受。

（8）澄清：核对模糊信息，让患者补充详细信息。例如提问："您提到头疼，具体是怎么样的感觉？"

（9）确定：确定事件发生的日期和先后顺序，确定患者提供的信息是准确无误的。

（10）总结：周期性地总结以确认对患者陈述的理解，请患者更正解释并提供进一步的信息。

这期间医方在使用语言时，尽量使用简明易懂的问题和评论；如果使用术语，需对术语有充分解释。尽量少使用简称，而使用全称。对于患者易混淆的概念，应及时归纳总结并与同仁分享。例如在妇科检查中患者往往搞不清"月经期间"和"月经中间"的区别。医方不应想当然认为患者清楚，必要时需要做出解释。

下面我们再来看看建立医患关系的技巧[3]：

1. 技巧一： 建立和谐氛围

（1）接受：接受患者观点和感受的合理性，不作评判。

（2）移情：使用设身处地的方式来表示对患者的感受或处境的理解和支持，公开认可患者的观点和感受。在目前的就医环境下，患者很有可能累积怨气，这可能是在进入诊室之前就产生的，比如由于对就医流程不熟悉造成的。医方要适当表示理解。

（3）支持：表达关心、理解、帮助的意愿，认可患者所作的努力和恰当的自我照顾。

（4）敏感性：慎重处理令人尴尬或烦恼的话题和身体痛楚，包括体检相关的问题。

2. 技巧二： 使患者参与

（1）分享想法：与患者分享想法，鼓励患者的参与。例如患者诉说："我现在正在想的是……"

（2）提供基本原理：解释问题或者身体检查方面的基本原理，以免显得主观臆断。

（3）检查：在身体检查过程中，要解释过程，征求患者许可。

3. 技巧三： 使用恰当的非语言沟通

（1）表现出适当的非语言行为：包括目光接触，面部表情，姿势，位置，举动，声音线索，如语速、音量、语调等。

（2）笔记的使用：如果要读、写笔记或使用计算机，要注意用一种不干扰谈话和谐气氛的方式。

（3）提取患者的非语言线索：包括身体语言、语音、面部表情等，验证并适时予以认可。

第三节 护士与患者交流的技巧

诊室中的医学传播不仅依靠医生来进行，更需要护士的积极参与。常言道，"三分治疗，七分护理"。在医务人员中，护士与患者接触的时间最长，关系也最密切，如果能有效通过护士进行医学传播，往往能收到事半功倍的效果。我们首先来看看什么是护患关系与沟通。

一、护患关系与沟通

护患关系（nurse-patient relationship）是在医疗护理实践过程中护士与患者之间产生的人际关系，具有工作性、专业性、帮助性的特点[7]。狭义而言，护患关系是护士与患者之间的关系。广义而言，护患关系还包含护士与患者亲属、陪护、监护人、组织单位等之间的关系。现代护理学已经从过去单纯执行医嘱的功能性护理提升为包括生理、心理、社会关系等方面的全面整体护理的层次。因此，护患关系不仅包含技术性关系，还包含了非技术性关系。技术性关系是指护士在为患者提供专业护理活动中建立起来的帮助性行为关系，这是护患关系的基础。而非技术性关系则是在技术性关系上形成的道德、利益、法律、文化、价值等多方面的关系，主要体现在医德、医风和服务态度等方面。

护患关系首先是一种工作关系。建立良好的护患关系是护理人员的职业要求，护士与患者的交往是一种职业行为，具有一定的强制性，护理人员都应努力与患者建立良好的关系。其次，护患关系也是一种信任关系。护患之间需要相互尊重和彼此信赖，一方面患者为了医治疾病，同时出于对护理人员的信任将自己的疾病毫无保留地告诉护理人员；另一方面，护理人员也需要尊重和信任患者，从人文关怀的角度出发，全心全意地为患者服务。然后，护患关系也是一种治疗关系，医生对于患者所做的很多治疗决定都需要护士来参与实施，比如输液、发药等。许多调查研究表明，良好的护患关系能有效地减轻或消除患者来自环境、诊疗过程及疾病本身的压力，有助于治疗和加速疾病的康复进程。再次，护患关系是一种应该谨慎执行的治疗性关系。由于治疗性关系是以患者的需要为中心的，除了一般生活经验等因素外，护士的素质、专业知识和技术也将影响到治疗性关系的发展。因此，除了提升护理人员的专业技术能力，比如"一针见血"的能力以外，也要学习和倡导"人性化护理"的精神和理念。最后，护患关系是一种契约关系。护患双方都是具有各自权利和利益的独立人格，是以尊重彼此的权利与履行各自的义务为前提的，在法律的框架下以契约的方式忠实于彼此的承诺。

护患沟通的目的，首先是建立维护良好的护患关系，使患者减少被疏远和陷于困境的孤独感；其次是帮助患者正确认识自己的健康状况，有助于患者在困境中自我调整，提高自我控制的能力，减少对他人的依赖感；再次是收集患者的资料进行健康评估，确定患者的健康问题；最后是分享信息、思想和情感，针对患者存在的健康问题实施护理活动。

相对时间较为有限的医患沟通，护患沟通因其沟通面更广，所以在护理方面更具重要性。

同时,护理人员由于以女性居多,具有天然的易于与人亲近的属性,很多患者更愿意与护士沟通。但是,相对医生而言,护士在患者心目中可能权威性较低,所以在沟通中也可能给护士带来各种挑战。因此,护患沟通在遵循上节讲到的医患沟通原则外,还有以下几方面需要注意。

1. 交谈

对话过程中,护士既要保持礼貌又要保持专业性。增强语言的通俗性,尽量少使用医学术语;如果一定要使用,需要做出足够的解释。比如,护士准备给患者做静脉或肌内注射时,可以说是打针,便于患者理解;再比如护士给患者静脉滴注时,如果告知患者需要静脉滴注,患者可能难以理解,但如果说是要吊盐水或者打点滴,患者就能够很好地理解了。同时,护士在与患者沟通的时候,一定要使用简洁、含义明确的语言表达自己的意思,不要用模棱两可、含糊不清的字眼让患者猜测。比如,一位护士告知患者阿司匹林需要在早上服用,那么在早上哪个时间段服用,患者就会存在疑问,究竟是饭前还是饭后,患者也会存在疑问,这时,护士应该清楚地告诉患者阿司匹林需要在早餐前半小时服用,那么患者接受到的信息是清晰明确的,就不会产生误解与疑问了。另外,护士在与患者交谈的时候,也要注意分寸感,哪些该说,哪些不该说,该说到什么程度,都需要掌握,同时需要与医生保持一致。比如一位老年患者得了晚期肿瘤,但其本人并不知晓病情,患者家属也要求医生暂时不要让患者本人知道,如果护士在临床护理与患者交谈的时候,告知患者本人已经得了晚期肿瘤,不仅违背了分寸感的原则,而且有可能会打击到患者的精神状态,对于患者的治疗来说是非常不利的。

2. 倾听

护士在患者眼中虽然权威性较低,但是可能会让人觉得更为亲切,有时一些不愿意与医生分享的情况,患者可能更愿意告诉护士。因此,护士也要注意倾听患者的声音。在面对面交流中,倾听的重要性不亚于交谈本身。耐心倾听,鼓励患者充分表达信息和情感,有助于护患之间信任的建立。倾听,不仅仅是倾听语言本身,还包括通过表情、语调等非言语信息,体会患者的真实感受与想法。其中的技巧包括:

(1) 保持目光接触和眼神交流,以此表示自己对对方话语的兴趣。

(2) 保持合适的位置与身体距离,避免分散注意力的动作。

(3) 用言语和非言语信息鼓励患者陈述健康诉求的相关信息,表达对患者的尊重,增强其自我价值感。

(4) 不要轻易打断患者的陈述。

(5) 掌控对患者陈述的引导。如果患者过多地赘述与病情及治疗无关的内容时,护士可以适当通过引导将患者的话题转向护士需要了解的内容,把控好整体的时间,既要让患者充分地表达其真实的意愿,又不要过长地占用自己的工作时间。

3. 互动

有效沟通的过程一定是互动,而非单向传递信息的过程。信息从发送方出发,到达接收方后,需要让发送方收到反馈,并知道有关信息是否被理解,以及产生何种效果之后才能完成互动。这在诊室中的医学传播过程中尤为重要。在门诊诊室传播时,可能是医生与患者接触较多,但是对于一位住院的患者,护士接触患者的时间要远远大于医生,在与患者进行接触的时候进行有效的沟通是非常必要的。在询问患者时,少用封闭式问句,如"是"或"不是"的问法,应该更多地使用开放式问句,如"你认为呢?""你觉得呢?"以收集更详实、广泛的资料,需要积极互动,给予立即反馈,以鼓励患者更多地陈述。同时,在与患者沟通中,也要明确患者是否理解并得到了准确的信息,一定要与患者互动,以确保患者理解了护士所需要传播的信息及意图,比如说,护士告知患者阿司匹林在早餐前半小时服用,患者有可能听成早餐后半小时服用,护士在沟通时与患者互动,询问其阿司匹林的服用时间是何时的时候,就会发现患者是否掌握了正确的阿司匹林服用时间,确保患者准确地理解自己所要传达的信息。

二、总结

对于护患沟通,护理人员首先需要多倾听患者或家属,尽量让患者和家属宣泄和倾诉,对患者的病情尽可能做出准确解释;其次,要掌握患者的病情、检查结果和治疗情况,掌握医疗费用给患者造成的心理压力;再次,要留意沟通对象的受教育程度、情绪状态及对沟通的感受,留意沟通对象对病情的认知程度和对交流的期望值,留意自身的情绪反应,学会自我控制,不要把自身的不良情绪发泄到患者身上;然后,要避免使用刺激对方情绪的语气、语调、语句,避免压抑对方情绪、刻意改变对方观点,避免过多使用对方不易听懂的专业词汇,避免强求对方立即接受医生的意见和事实;最后,要主动关心、帮助、体贴患者,主动耐心安慰患者,主动热情接诊患者,主动巡视病房,主动相送出院患者。相信如果每个护理人员都能按照以上要点与患者进行沟通,一定能够达到良好的护患沟通效果,同时建立良好的护患关系。

第四节 医技人员与患者交流的技巧

医技人员是指医院中的医疗技术人员,包括范围很广,诸如医学检验人员、影像科工作人员(X线摄片、CT、磁共振等检查的医师或技师)、药房工作人员(临床药师)、功能室工作人员(超声室、心电图室、胃肠镜室医师或技师)、病理科工作人员(病理科医师或技师)等都属于医技人员。医技人员中一部分是医生,比如,影像科医生读片并最终发出报告;一部分是技师,比如X线的拍摄人员,协助医生与护士采集患者疾病信息。医技人员中的技师只是普通的技术人员,并不具有医师执照,而医技人员中的医生也与一般的医生有所不同,因为他们是不直接给予患者诊断及治疗方案的,只是在某个环节中予以辅助和提供参考。因此,医技人员较常规的医生或护士而言,与患者的直接沟通及接触比较少,但是在一般患者心目中,并不会将医技人员与医生区别开来。因此,医技与患者的沟通(技患沟通)也需要遵循本章第二节中阐释的医生与患者沟通的原则和技巧。

医技人员的功能较为单一,往往只是采集某一方面的信息,因此与患者的沟通时间较短。然而因为沟通的目的明确,患者的注意力较为集中,因此通过医技进行有针对性的医学传播往往也会具有较好的效果。这个时候的医学传播尽量以辅助医护的医学传播为主,可以考虑使用宣传手册,在等待时间播放科普视频等方式进行。接下来,我们对不同的医技人员分别阐述。

1. 医学检验人员

在医技人员中,医学检验人员除了在采集患者的血液、尿液及其他标本时能够接触患者,其余时间大部分是与标本以及仪器打交道,因此与患者的交流时间很短暂,但是很多患者会害怕采集标本,尤其是害怕采集血液标本,还会认为采集血样过多可能会影响自己的身体健康。那么在检验等候区,就可以设置一些宣传栏,告知患者采集血液标本时的注意要点和采集血样对患者的健康有无影响,安抚患者的情绪,同时也可以做些如何阅读检验报告的医学视频和宣传,让患者在等候的时候可以观看,了解一些简单的医学检验知识。

2. 影像科工作人员

影像科的工作人员包括医师和技师,技师主要是负责帮助患者摄片的,直接与患者接触,而医师是给予患者的摄片做出影像学诊断的,一般不直接接触患者。即使是技师,与患者接触的时间可能也非常短暂,也就是摄片过程中的几分钟到十几分钟时间。因此,影像科工作人员在进行医学传播时,面对面的直接传播机会较少,可能更多需要通过宣传手册、宣传视频或者自媒体、新媒体等传播途径,传播的内容则主要与影像学检查相关,比如,哪些疾病需要拍片,拍片对身体有无损害,拍片时的注意要点,X线、CT与磁共振成像有什么区别,哪些疾病选择哪种影像学的技术手段更为合适等。

3. 功能室工作人员

功能室工作人员包括超声室、心电图室、胃肠镜室的医师或技师等。超声、心电图、胃肠镜等都是临床诊断的辅助检查手段,可以为医生的临床诊断提供参考性的意见,但不能依照辅助检查的结论而直接诊断,仍然需要与临床结合,才能做出恰当的诊断。功能室的医务人员与患者的接触时间短暂,而且一般来说很少有机会再次接触或者多次接触,因此,可以在检查等候区设置一些宣传栏,摆放宣传手册或者播放宣传视频。比如,在患者等待做胃镜的时候,在胃镜室等候区播放做胃镜的注意事项,或者哪些症状需要做胃镜检查的科普视频,就会收到很好的效果。当然,在功能室医生为患者检查的时候,虽然接触时间不长,也可以简单地做些相关检查的医学传播,比如对超声检查发现有乳腺结节的患者简述平时在饮食上需要注意些什么,需要多长时间进行再次检查,或者出现哪些症状需要到医院进行诊治等,都可以收到很好的效果。

4. 病理科工作人员

病理科医师或技师也属于医技人员,但一般是在患者背后的人员,也就是说病理科工作人员更多的是与病理标本以及临床医生打交道,很少与患者直接接触,而且病理标本的结果阅读与判断比较复杂与困难,需要结合临床,病理的结果准确度也与病理标本采集的质量高低有关,因此,病理科工作人员医学传播的对象更多的是面向其他非病理专业出身的医务人员,而不是没有医学知识的普通民众。

5. 临床药师

在医技人员中,临床药师不同于其他医技人员。临床药师不是指在医院药房的发药人员,而是依托临床药学的一种职业,是医药结合、探讨药物临床应用规律、实施合理用药的一种职业,起源于美国,在中国则是一种新兴职业。临床药师以其丰富的现代药学知识与医生一起为患者提供和设计安全、合理的用药方案,临床药师是在帮助医生合理用药上起关键作用的人,他能协助医生在正确的时机为患者处方正确的药物和正确的剂量,避免药物间不良的相互作用,解决影响药物治疗的相关因素等方面遇到的问题。现在,很多大医院已经开设了药物咨询门诊,由临床药师坐诊,帮助患者解决用药中的问题。应该说临床药师不是临床医师,但职责是与临床医师相通的。目前,很多患者同时患有多种疾病,不同的疾病需要服用不同的药物,造成同一名患者可能需要服用多种药物的现象,有的患者甚至每天需要服用十几种药物。多种药物同时使用,不仅可能出现相互作用,甚至会有副作用出现。那么,临床药师就可以在药物咨询门诊或者其他适合的场合,进行合理使用药物的医学传播。如果在门诊进行此类知识的传播,技巧及注意要点可以参照本章第二节医生与患者沟通的技巧。

参 考 文 献

［1］徐萍,王云岭,曹永福.中国当代医患关系研究［M］.济南:山东大学出版社,2006.

［2］王锦帆.医患沟通学［M］.北京:人民卫生出版社,2006.

［3］Silverman J, Kurtz S, Draper J.杨雪松译.医患沟通技巧［M］.北京:化学工业出版社,2009.

［4］Burgoon J K, Guerrero L K, Floyd K. Nonverbal communication［M］. New York: Allyn & Bacon, 2009.

［5］Mehrabian A. Non-verbal communication［M］. Chicago: Aldine Atherton, 1972.

［6］Verderber R F, Verderber K S. Inter-Act: Using interpersonal communication skills［M］. CA: Wadsworth Publishing, 1980.

［7］赵世鸿.医学公共关系学［M］.北京:科学出版社,2010.

第 五 章

新时期医患交流的挑战与应对

第一节　医患交流的现状、挑战及应对

近年来,医患矛盾与暴力冲突事件呈井喷式爆发。医患冲突是医患双方在诊疗护理过程中,为了自身利益,对某些医疗行为、方法、态度及后果等存在认识、理解上的分歧,以致侵犯对方合法权益的行为。交流不畅与信任缺失是当前中国医患关系的显著特征。相对患者,医务人员对这种紧张关系感知更为强烈,过半的医方人员认为医患关系"比较紧张"或"非常紧张",而仅有四分之一的患者如此认为[1]。

根据中国医师协会一项调查显示,90.1%以上医患纠纷是由于沟通不当造成的。而近期一项针对门诊医患关系的调查表明,患者与医护人员均将医患沟通列为门诊医患关系紧张的首要原因之一[1]。如何有效地与患者及家属沟通,构建和谐的医患关系,已经成为每个医务人员都必须具备的一项临床技能。2002 年,美国医学教育认证委员会(American Accreditation Council for Graduate Education)将"人际交流和沟通技巧以及职业精神"的培养列入住院医师六项核心职业能力中。针对我国住院医师的调查显示,92.2%的医师认为需要开设医患沟通技巧的课程,将医患沟通纳入住院医师必修培训课程体系中,提升住院医师医患沟通技能,使之具有良好的职业素养和岗位胜任能力[2]。

紧张医患关系的成因解析

1. 医生与患者知识的不对等

在医疗领域,医生是绝对的权威,具有丰富的医学知识和经验,一名合格的医生要经过多

年的正规医学理论教育、实践操作、成功与失败的体验,从而形成对疾病的客观认识。具有特殊专业知识技能的医疗者,处于一种知情者的优势地位。然而,我国医学基础知识的普及教育十分薄弱,社会各类群体、阶层的人群中医疗知识普遍匮乏,患者群体处于一种不知情的劣势地位。大部分患者只是普通民众,不具有医学常识,或者仅有很少的医学知识,一些在医生眼里显而易见的问题,在患者那里可能很难理解。医生与患者之间专业知识不对等可能造成患者对医生一是盲目信任,二是缺乏理解。"我听你的,因为你知道;我不听你的,因为我不知道",这是患者对医生的普遍心态。医生由于地位强势,难免产生敷衍草率、顿足抱怨之情,"我知即可,告之何如;你既不知,何以怨我"。两者在知识上的不对等,造成了医生在与患者沟通时,如果不掌握一定的方法和技巧,很有可能导致医患双方的误解,甚至产生矛盾。

举个简单的例子,一位患者因为急性脑梗死送到医院急诊,情况相当危急,这时医生判断患者需要进行紧急溶栓治疗,于是医生与患者家属谈话,告诉患者家属患者需要进行溶栓治疗,在告知其溶栓可能带来的益处的同时,也告诉了患者家属溶栓有诱发脑出血并最终导致患者死亡的风险。对于医生来说,他是以科学的严谨态度告诉了家属需要的治疗、治疗可能带来的益处以及可能存在的风险,但是对于患者家属来说,他们会觉得无论治与不治,患者的风险都很大,医生的话等于没说,这时候,就存在双方知识的不对等,如果处理不恰当,就有可能造成医患双方的矛盾。医生应当将患者的具体情况分析给家属听,选择积极治疗所带来的益处以及可能的风险,选择不积极治疗所带来的益处及可能存在的风险,权衡利弊,仔细分析,然后与患者家属协商,共同做出对于患者最为有利及恰当的决策。

再比如,每年冬春季是流感的高发季节。流感全称为流行性感冒,是季节性流感病毒引起的急性呼吸道感染,也是一种传染性强、传播速度快的疾病。流感病毒分为甲、乙、丙三型,甲型病毒经常发生抗原变异,传染性强,传播迅速,极易发生大范围流行。流感病毒主要通过空气中的飞沫、人与人之间的接触或与被污染物品的接触传播。流感典型的临床症状是急起高热、全身疼痛、显著乏力和轻度呼吸道症状,可引起非常严重的并发症,甚至可能导致死亡。而普通感冒是一种常见的急性上呼吸道病毒性感染性疾病,多由鼻病毒、副流感病毒、呼吸道合胞病毒、埃可病毒、柯萨奇病毒、冠状病毒、腺病毒等引起。普通感冒的临床表现为鼻塞、喷嚏、流涕、发热、咳嗽、头痛等,多呈自限性。大多散发,冬春季节多发,但不会出现大范围流行。流感与普通感冒在起病最初的时候,症状非常相似,都可能有发热、肌肉酸痛、咳嗽等症状,但是流感可能造成流行,而普通感冒一般不会,相对来说,普通感冒的症状较为轻微,也较少造成严重的并发症,而流感可能会引起严重的并发症,甚至死亡。临床诊疗过程中,常常有患者或者家属会问:"只不过得了一个感冒,怎么就会这么严重呢?""怎么就会导致死亡了呢?"其实,患者很有可能得的是流感,并且出现了并发症,即使是普通感冒,在一些免疫力低下的人群中也有可能引起肺炎、心肌炎等并发症,并最终导致患者的死亡。2018年,有一篇文章曾在朋友圈广为转发——《上午排查流感,下午去世》,说的就是有一位年龄较大的患者,出现了感冒症状,家属认为是普通感冒,医生让其排查流感,家属认为没有必要,结果在很短的时间内,患者就出现了不治。患者或者家属出于医学知识薄弱,的确有可能、也有资格质疑患者的病情和医生的治疗,然而医生是具有医学知识的专业人士,在这种情况下,就需要将其中的医学原理普及给患者或者其家属,告知患者流感与普通感冒的区别,以及患者为什么会出现并发症,出现了什么并发症,有哪些危害,让患者或者家属明明白白地了解疾病以及疾病进展的过程,明确告知、良好沟通,就不易出现医患矛盾。

2. 医患关系的物化趋势

随着医学的不断进步、高科技的不断发展,大量用于医学的高、精、尖仪器不断涌现,在为医生的诊断、治疗提供便利的同时,也减少了医生与患者直接面对面交流和沟通的机会。当患者到医生处就诊时,医生常常只是从专业的角度来审视患者的疾病,为患者开出一系列需要应用各种仪器设备才能完成的检查,在这种辅助诊疗设备帮助提高疾病诊断与治疗率的背后,是医疗过程的"物化",现代已经有很多医生在诊治过程中对高科技的设备产生了高度的依赖性,而忽视了与患者进行良好的沟通,应该说医患关系的物化,减少了双方的直接沟通与交流,也淡化了医患双方的感情。那些高精尖的医疗机器不仅阻隔了医患之间的联系,也制约了医患之间在情感上、思想上的交流。在医患物化的趋势下,医生重视的只是疾病本身;疾病和患病的人被分割开来,自然的人与社会的人、生理的人与有思想和情感的人被割裂开来。

比如,一名患者持续性地头痛不能缓解,医生在接诊后建议患者做头颅CT、头颅磁共振、脑电图、24小时血压监测等一系列检查,却忽视了患者的头痛发作可能与他最近精神及工作压力比较大,睡眠不好有关,这一点只要仔细地询问患者病史后就能发现,医生在过于依靠仪器设备进行诊断与治疗的时候,减少了与患者沟通,详细询问病史,建立良好医患关系的机会,这就是医患关系的物化带来的不良影响。

在医患关系物化的状态下,医生过于依赖仪器设备进行诊断,在减少与患者沟通的同时,医生的临床诊疗能力也有可能下降,有时可能会出现没有高端仪器设备,医生就不会看病的情况,同时,也可能不适当地增加了患者的医疗费用。比如,一位患者因为腹部疼痛到医院就诊,医生简单地询问了病史之后,草草地做了检查,就建议患者去做个胃镜,看看胃有什么问题,然后再做个肠镜,看看肠道有什么问题,接着再做一个腹部CT,看看肝脏、胆囊、胰腺有什么问题,如果都查不出来,可能还需要做小肠镜等之类的检查,如果是个女性,可能还要做个妇科超声等,有关腹痛的问题,医生可能会预约好几个相关的检查,相关医疗费用也比较昂贵。当然我们不能否认,有些腹痛是由于非常复杂的原因造成的,医生的确需要运用一些高精尖的仪器设备才能明确诊断,但是如果所有的患者,医生都需要运用高精尖的仪器设备才能明确诊断的话,说明这个医生本身的能力就存在一定的缺陷。

在医患关系物化的背后,还有一个潜在的问题不容忽视,就是由于医患关系的恶化,医生出于保护自身而不得不做很多相关的检查来验证自己的诊断。比如,某患者因为鼻塞、流涕两天来院就诊,没有发烧,没有咳嗽,也没有其他的伴随症状,医生给他做了咽喉部检查和肺部听诊,结果都为阴性,咽喉部检查没有异常,肺部没有听到异常的呼吸音和啰音,医生判断患者可能就是一次普通的感冒,给他开了一点感冒药,叮嘱其好好休息,过了几天,患者出现了咳嗽和发热,再到医院来检查,发现是肺炎了,患者就开始质疑第一次医生为什么不给他拍胸片,就开始大吵大闹,要求赔偿。其实这是一个疾病正常的发展过程,第一次接诊患者的医生并没有诊疗上的错误,但是由于患者不依不饶,最终这位医生进行了赔偿。然而,以后这位医生再碰到类似的患者,可能就会对所有类似的患者在一开始发病的时候就进行胸片的检查,以避免出现医患之间的纠纷,这其实是一种矫枉过正,也会更加恶化医患之间的关系,形成恶性循环。

3. 医生的态度问题

医学生从高等医学院校毕业之后还必须经过漫长的培训生涯,通过重重考试,最终才能成为一名真正的医生。由于培养的周期相当长,培训的经历相当困难与复杂,因此能够成为医生的都是同龄人中的佼佼者,为此有部分医生会有一定优越感,面对患者时会有一种高高在上的感觉。同时,由于大部分的医生都是满负荷甚至超负荷工作,部分医生会认为与患者沟通是浪费时间,面对患者就会态度冷淡、急于打发患者离开,很容易引起患者不满。

比如,一位患者从偏远山区赶了很长时间的路来到了一家著名的三甲医院,从凌晨就开始排队,终于挂到了一位卓有声誉的医生的专家号,然后又在候诊区排队排了一天,终于轮到自己看病了,如果这位医生只是态度冷淡,草草了事,匆匆忙忙地把患者打发了,势必引起患者强烈地抱怨,因为他就诊一次十分不易,希望能够得到专家的精心诊治。虽然医生由于工作异常繁忙,不可能有很多的接诊时间,但是如果在接诊时能够态度和蔼、亲切,尽可能地在较短的时间内把患者的问题重点搞清楚,或者给予患者一定的建议,那么患者就不太可能出现不满的情绪,医患之间的交流也会顺畅很多。

再比如,一位患者,得了恶性肿瘤,由于年龄还不算很大,医生建议其家属积极治疗,家属拒绝了,医生为此很生气,狠狠地说了患者家属一顿,造成双方之间的矛盾。这时候,医生认为自己的建议是绝对正确的,一位尚不算年长的患者,怎么能够放弃积极的治疗呢?而忽略了患者家属拒绝治疗的背后,可能还有其他深层次的原因,比如他们家庭的经济十分困难,家中除了这位患者以外,还有另一位长期卧床的患者,实在是无法负担治疗的费用,也缺乏照顾患者病情的人员,如果医生能够在治疗疾病的同时,更多地关注疾病背后的问题,不要单单把自己放在一个绝对权威的位置上,就能更理解患者和家属一些,双方的沟通也会更加良好和顺畅。

4. 患者的态度问题

患者多数是没有基本医疗知识的普通人,一旦得了病,由于缺乏相关知识,可能就会感到不安,甚至烦躁。同时,有些患者简单地把医院认为是服务性行业,医生是在提供富含知识、经验、技术的劳动,患者是在购买一种劳动产品——健康,也就是他们会认为只要付了钱,医院就应该把一切疾病治好;也有患者会认为不管得了什么病,只要到了医院,就一定会治好,如果治不好就是医院和医生的问题。很多患者花钱治病,就像去商场修一台电视机,不论里面有多少零件,包含多少科学技术,修理需要多繁杂的组装,他都不需要了解,他只需要电视机修理后可以抱回家,能接收节目、继续收看就行。同理,在看病时,他也不管医生运用多么高科技的技术,多么辛劳,这是医生的事,他们只要求最终恢复健康,而且他们认为花了钱,病一定能治好,就像花了钱,电视机就一定能修好。但是,他们不知道,即使是电视机,如果出了问题,也不一定每次都能修好,终有一天要彻底报废的;他们也并不清楚,医学至今为止仍然具有其局限性,有一些疾病,在目前的医学技术下,依然是不治之症。美国的特鲁多医生的名言"有时去治愈,常常去帮助,总是去安慰"就形象地说明了这个情况,由于医学的特殊性和复杂性,"治愈"是"有时",不是"常常",更不是"总是",而医院也不是商店,可以花钱买到健康与生命,人的生命和健康是无价的。还有些患者,把其在其他领域中的不满情绪带到了医疗机构中,简单地认为医院就是为了营利的,也是讲关系的,没有门路就住不进医院,他们不尊重医生,也不遵守医院必要的规则,缺乏作为患者或者普通民众的基本素质。

举例说明,医院的急诊一般都是24小时开放的,患者随时可以去就诊,但是急诊的就诊规则是:无论在何种情况下,都是危重患者优先就诊。比如,有一位年轻的患者发烧了,体温达到38.5℃,没有其他伴随症状,一般情况良好,急诊预检护士初步判断其为轻症患者,让其在医院的急诊室门外排队候诊。就快排到的时候,有一位新来的怀疑急腹症的高龄老人,腹痛剧烈、坐立不安,护士把他安排在了这位年轻患者之前就诊。年轻患者因此非常不满意,大吵大闹,引起医患矛盾。其实,他不知道,按照急诊的病情分级,高龄老人已经分级到比较高的级别,也就意味着病情比较危重,而他本人是比较低的级别,病情相对稳定,完全应该排在老人之后等候就诊,急诊的救治规则从来就不是先来后到,而是按病情危重程度,危重患者优先的规则在所有国家的急诊都成立。这位年轻患者不但不具有一般民众谦让的品德,也没有在就诊时遵守医院规则的良好素质,在他与医院吵闹的时候,既会影响他本人的就诊,也影响了那位危重老人的救治,是非常不道德的一种行为。

再比如,一位年轻的男性患者由于没有医保,拿了其母亲的医保卡前来就诊,被接诊的医生发现其冒用他人的医保卡,不但年龄不对,性别也不对,于是接诊的医生拒绝按冒用的身份为其看诊,而是要求其用自己的身份进行就诊,患者大吵大闹,说医生的态度不好、见钱眼开,这是典型的无理取闹,应该予以谴责。

5. 医患双方的不诚信

作为医患的双方都需要遵守诚信的原则,医生的诚信在于对患者的沟通和告知必须是基于医学准则的,不能夸大其词,而患者的诚信在于要告知医方所有的病史,不能有所隐瞒与欺骗,以便于医方进行必要的诊断与治疗。

比如,一位糖尿病患者因为血糖控制不佳入住病房,在此期间他隐瞒了自己是开放性肺结核患者的病史,由于他隐瞒了病史,医生将其收入普通病房,也没有特殊的防护措施,而在他住院期间,由于他的结核病具有传染性,他很有可能会将结核病传染给帮他医治的医护人员以及同病房的其他病友,这是典型的患方不诚信,不但可能会影响到患者本人的治疗,还有可能会给其他患者以及医务人员带来危害。

再比如,一位患者为了骗取病假,自诉高烧发作,到医院要求就诊,护士给了其体温计后,患者将其放入自带的热水杯中,当护士检查体温计后,发现其体温果然很高,于是将其安排到急诊就诊,急诊接诊医生接诊后发现患者一般情况良好,没有发高热相对应的症状和体征,觉得有异样,要求患者进行体温复测并进行一系列的检查,患者拒绝,同时拒绝一切药物的使用,仅要求开具病假单,双方引发矛盾。在一部分患者隐瞒病史的情况下,也有一部分患者把自己没有的疾病说成是自己患有的疾病,仅仅为了开具病假或者开具相应的药物给家里的其他人服用,甚至有部分患者可能将开具的药物贩卖给二手药贩,这不单单是诚信的问题,还有骗取医保资金涉嫌违法的问题。

曾经有一位男士,将自己的医保卡借给了他的亲哥哥,由于两人年龄相仿、长相近似,他的哥哥使用他的医保卡就诊,一开始医护人员并没有发现冒用的问题,然而由于他的哥哥病情十分危重,入院不久就死亡了,医务人员根据患者就诊的信息开具了死亡证明,这时候这位男士才发现了严重的问题,因为他把医保卡借给了自己的哥哥,他"被死亡"了,而事实上他还好好地活着,是他的哥哥死亡了。于是他需要通过各种途径去证明他没有死亡。这也是在就诊时不诚信可能带来的意想不到的严重后果。

从医生的诚信方面来看,比如,一位患者因为腰部疼痛和双下肢麻木来医院求诊,医生经检查后判断患者为腰椎间盘突出,鉴于患者的症状已经比较明显,同时严重地影响了他的正常生活,医生建议其行手术治疗,在行术前告知的时候,医生应当以科学的态度告知患者手术治疗的成功率是多少,可能会有哪些并发症,如果医生告诉患者手术的成功率是百分百,也不可能有任何的并发症,那就是夸大其词,也是医生不诚信的表现,可能会误导患者的治疗选择。

6. 医患双方没有及时沟通

绝大多数患者是没有医学知识的普通人,他们对于医学的理解,大部分来自于医生的告知与沟通,因此,医生既肩负着治病救人的医疗责任,也担负着与患者及家属进行沟通与交流的义务。有些医务人员对医患沟通的重要性认识不足,没有认识到加强医患沟通、完善"以患者为中心"的人性化服务、提高医疗服务质量、树立医院品牌、构建和谐医患关系的重要作用。以往,我国的很多医学院校主要借鉴了苏联的医学教育模式,即偏向医学技能的培养,而忽视医患沟通教育,在课程设置方面,医患沟通技巧培训在医学院校的本科及研究生教育中基本上是空白,没有开设专项课程,即使开设这些课程,也往往学时较少、内容简单、重点不够突出、可操作性不强,而且作为选修课来开设,学生只能掌握一些有关的基础知识,在临床实习和诊疗活动中常面临尴尬局面。因为没有在医患沟通上受过专门的训练,很多医生不知道怎样与患者进行良好的沟通,也不认为沟通是建立和谐的医患关系的重要方法,还有些医生认为医患沟通是浪费时间,这是非常错误的。

在沟通与交流中,除了需要注意所沟通内容的准确性以外,还要注意沟通的时机,及时有效的沟通可以带给医患双方良好的体验度,而不及时甚至是事后的沟通,有时可能会造成双方不必要的误解,甚至引发矛盾。

比如,一位患者因为甲状腺结节进行手术,医生在手术过程中通过冰冻切片发现这个结节的性质是恶性的,也就是传统意义上的甲状腺癌,那么这时候就需要手术医生派专业人员马上与患者家属沟通,需要改变手术的方案,扩大手术清扫的范围,在获得家属的理解和授权后,就可以改变手术方式了。但是如果手术医生没有马上与家属沟通,而是先根据术中发现的情况改变了手术方案和手术范围,手术之后再去告知患者,这就属于医患关系中的不及时沟通,很有可能会造成患者家属的不满。对于家属来说,他们有权利知道患者的病情,也有权利和医生一起商讨并共同决策患者的治疗方案。

7. 医患双方的沟通方式缺陷

医患双方本来是并不相识的陌生人,是因为患者或者疾病而联系在一起,那么双方在沟通的时候可能并不会如同家人或者朋友那么默契,如果一方采取了比较生硬的沟通方式,就有可能引起双方的误解或者矛盾。

医患沟通分为语言沟通与非语言沟通。语言是一种约定俗成的符号系统,是人类交流思想、表达情感的心理过程。通过语言符号进行思想交流和沟通是人类的本质特征,也是医患互动的前提和基础。作为交际活动的工具,绝大部分的人际交往是借助语言来实现的。换句话说,如果患者的内心世界是一个未知的彼岸,医者的语言则是通向彼岸的桥梁。如果采用了不合适的语言沟通,医患双方就可能产生误解或者矛盾。非语言沟通方面也是如此,如果医生接诊患者时,一直保持冷冰冰的表情,对于患者的态度也是爱答不理的,就容易产生双方的纠纷。

比如,一位医生在门诊接诊患者,已经坐诊了很久,需要去上一次厕所,这时正好轮到一位患者时,他告诉这位患者自己有点事,让患者等待一会,这位患者感到很愤怒,自己等了那么久,刚刚轮到自己就诊医生却有事了,于是他激动地说:"不行,医生怎么能有其他事呢?必须把我的病看完之后才能去做其他事。"这就造成了医患双方的矛盾。从患者方面来看,患者的心情很焦急,为了看病可能是请假或者从很远的地方赶来的,时间有限,当然希望能尽快得到医生的诊治;从医生方面来讲,他已经坐诊了很久,上厕所是自己正常的生理需求,怎么就得不到患者的理解了呢?如果双方换一种沟通方式,医生把自己需要去一次厕所的意图告知对方,告诉他自己已经坐诊了很久,现在去一次厕所,会尽快回来的,这样就比较容易得到患者的理解,而患者知道医生坐诊了好几个小时,居然连一次厕所都没时间上,也会很好地理解和体谅医生,也就愿意在诊室里等待了。

再比如,当一位患者来咨询医生是否可以停止药物治疗时,医生觉得这样的做法不合适,就很生硬地对患者说:"你是医生,还是我是医生?听你的,还是听我的?"这样的话语非常强势,也不尊重患者,很容易引起双方的矛盾和冲突。医患双方应当处于一种平等的关系,而不是医方高高在上,患方屈服其下,如果这时候医生能够改善沟通的方式,用比较缓和的方式告知患者目前停止药物治疗并不合适,可能会导致很多的并发症,因此患者仍然需要听从医嘱、按时服药,这样患者就比较容易接受医生的观念。良好的沟通,双方都能为对方着想,对于改善医患关系、避免医患矛盾是非常有益的。

8. 医生沟通内容前后不一致

医疗行为并不是单一个人能够完成的行为,而是需要以团队合作的形式完成。比如,一台手术,除了主刀医生,通常还需要手术第一助手、第二助手、麻醉师、手术护士等共同协助完成,在其他诊疗过程中,常常也需要有各种不同部门、不同级别的医生共同决策。如果在整个诊疗的过程中,不同科室的医生对患者的解释大相径庭,或者前后不一致,就会让患者产生疑惑,甚至认为医生是在敷衍和欺骗自己。

举例说明，一位患者因为肺部发现了一个小结节而来就诊，这时呼吸内科的医生告诉他不用担心，随访就可以了，而胸外科的医生却告诉他必须手术，不然很有可能会恶变，两位不同的医生提出了完全不同的见解，势必引起患者的疑惑。

再比如，一位高龄的患者因肺部感染住院，一位医生告诉患者家属，患者因为年龄较大，同时合并有心力衰竭，病情非常严重，另一位医生却告诉患者家属这只是普通肺炎，不用太过担心，过几天就可以出院了。不同医生的不同解释必然会让患者家属觉得这个治疗团队不专业，互相之间没有沟通与协调。对于医疗团队而言，团队中的每一个人员代表的都是整个团队，如果需要对患者进行病情解释，必须事先沟通、保持一致，否则极易误导患者。而针对一些病情复杂、病因不明、治疗困难的患者，则可以考虑采用多个科室共同协商，最终给出一个一致性、倾向性的意见，以避免对患者解释的前后不一致。这里，还需要指出的是，医患沟通中的"医"不仅指医生，还包括护士、医技人员、管理人员和后勤人员等医疗群体，只要是医疗团队中的一员，无论是作为医生，还是护士、医技人员或者其他人员，在与患者沟通时都应保持一致，如果解释不确切的话，可以与团队中的人员商量之后再明确，切忌轻易打发患者，因为只要是医疗团队或者医院中的一员，患方都认为代表的是医院，如果有两个医院成员说的内容不一致，患者就会产生很大的疑惑。

有时医生与患者沟通的前后内容不一致，是因为患者的疾病进展。比如，一位高血压患者出现了一侧肢体乏力，很快就恢复了，头颅CT检查未发现问题，根据患者的病史、体格检查以及头颅CT的检查报告，医生判断其是短暂性脑缺血发作，给予相应的治疗，一天后，患者出现了一侧肢体偏瘫的症状，复查头颅CT明确为脑梗死。这种情况的发生其实是患者疾病进展所造成的，但是对于患者及家属来说，同一位医生，前后两天告知的病情却不相同，很可能就难以理解，这个时候，医生就需要耐心、详细地向患者或者家属解释为什么会出现这种情况，目前有哪些治疗的手段，让患者及家属明明白白地了解其中的原委，就不易产生医患矛盾。如果医生仅仅告知病情而不予以解释及告知原委，就容易产生双方的误解。

9. 患者的维权及法律意识加强

社会的不断进步，民众的法律意识的不断加强，对于社会法制化的建设是非常值得称道的，但是医学至今为止依然是一门需要探索的科学，也就是说在很多医学领域，还有不少未解之谜，有很多疾病还没有很好的治疗方法。患者在合理范围内的维权，是他们的权利，但是如果患者的维权超越了医学的基本原则和原理，就值得商榷了。

比如，一位患者因为进行性肌肉乏力，四处求医，辗转求诊了几家医院，最终在一家著名的医院得出了运动神经元病变的诊断，这是一种不治之症，患者会逐渐地出现肌肉萎缩，直至出现呼吸衰竭而死亡，现代医学还没有很好的治疗手段，只能对症支持治疗，延长生命而已，如果此时患者家属因为延误诊断而维权，去投诉前几家未能做出明确诊断的医院或者提起诉讼，在一定程度上就是维权过度，因为这个病在诊断上的困难是一致公认的。

还比如，一位车祸患者，送至医院时已经非常危重，经医生的积极抢救后，患者最终仍然死亡，此时患者家属上告法庭，认为医生治疗不及时以及治疗不当，患者家属忽略了患者的死亡原因其实是严重的车祸,一味认为只要送到医院时,人还活着,医院就必须把患者给救回来,这是一种典型的维权过度。在一定程度上,维权过度是因为患者或者家属对于医学的不确定性的不理解,但是如果频繁地维权过度,会严重伤害医生救治患者的满腔热情。

再就一些患者具有的权利来举例。法律规定患者是具有知情权的,不少患者使用了这一权利,当然其中大部分的患者使用权利是恰当的,但是仍有一些患者过度使用或者不恰当地使用,导致医患矛盾。

患者知情权通常包括:① 病情了解权。病情了解权就是指患者有权利了解自己的身体健康信息,了解自身所患疾病的真实情况和发展趋势,医务人员不得隐瞒任何与患者健康有关的信息,但根据《医疗事故处理条例》第 11 条,医务人员可以根据具体情况,权衡患者的身体和精神状况,有选择性地告知患者病情的相关信息。其目的在于给患者创造良好的心理环境,这有利于维持患者病情的稳定,为治疗提供较好的条件,但是患者的真实病情必须告知给患者的家属,这是无条件的。比如,一位高龄的患者,得了晚期肿瘤,医生告知了患者家属有关患者的病情,然后根据患者家属的请求,没有告知患者本人,希望不要给患者带来太大的精神负担。有一天,患者无意中发现了自己的病情,就投诉医生侵犯了他的知情权。这时候,我们仔细分析,应该说医生并没有侵犯患者的知情权,因为医生是在明确告知患者家属病情后,在患者家属的请求下,然后善意地对患者隐瞒了病情。那么这时候,如果双方发生矛盾,就应该更好地进行沟通,让患者明白事情的来龙去脉,取得患者的理解。② 治疗措施的知悉权。治疗措施的知悉权是指患者为了避免和降低风险有权利知道医方为患者所提供的治疗疾病的方案措施,有权利选择接受或者拒绝;医方有义务为患者提供多种有效治疗疾病的方案,并将各种方案的利弊客观地讲解给患者听,而且要做到将各种治疗措施的所有环节和内容都如实地告知给患者,不得隐瞒,实事求是。患者可以在医生的推荐下,权衡利弊,选择自己认为最佳的治疗方案。医方须尊重患者的选择,且尽全力认真执行患者自选的治疗方案。比如,一位患者得了急性阑尾炎,医生建议其手术治疗,患者拒绝了,要求予以保守治疗,医生与其沟通后,同意保守治疗,但必须严密观察病情,不过,保守治疗后,患者的病情没有得到控制,急性阑尾炎发展成了阑尾脓肿,最终仍然进行了手术治疗。这时候患者投诉医生没有很好地告知其病情的复杂性,对于治疗措施的知悉权有疑义。然而,在这个案例中,医生其实很好地履行了患者对于治疗措施的知悉权,一方面医生已经告知了其首选的治疗方案,另一方面患者拒绝第一治疗方案,使用第二治疗方案后,也严密地观察了患者的病情,在病情变化时,及时更改治疗方案。在这一案例中,患者明显是过度使用权利,或者说是使用权利不当。③ 医疗费用知晓权。顾名思义,医疗费用知晓权是指患者及其亲属有知晓医疗费用的权利,即患者有权掌握自己就医所应当承担的各种医疗费用的数额、用途和支出进度等。医方应该严格执行相关法律法规和部门规章制度,如实地为患者提供所需的医疗费用信息。医方应针对患者的实际病情,选择恰当的医疗器材和药品,提供适宜的医疗服务,只有在取得患者及其亲属的同意之后方可使用。比如,根据患者的病情,需要使用某种药物,这种药物有两种不同厂家的,一种是进口的,价格较为昂贵,另一种是国产的,价格相对便宜许多。医生在使用时,就应当告知患者有两种不同的选择,让患者明明白白地选用,如此就不易产生医患之间的矛盾。

在医患双方沟通出现障碍甚至矛盾时,我们应该认识到这一定不是单方面的问题,很大程度上是双方都有一定的问题。那么,遇到问题时,切忌态度生硬和焦躁,双方都需要冷静、认真、仔细地分析一下双方出现误解和矛盾的原因在哪里,然后针对原因寻求适当的解决方法,这样就可以解决大部分的医患问题。当然,解决问题的首要前提是双方都有一个良好的态度,希望能够改进双方之间的沟通和交流,如果任何一方没有合作的态度,那么也就无法解决所面临的问题。

此外,各大权威的媒体、媒介,以及医生在与患者沟通交流的时候,也要对医学的科学性以及存在的不确定性进行一定程度的普及,让更多的民众理解医学,理解医学的局限性,同时也理解医生,理解医生的所作所为,只有双方都能做到相互尊重、相互理解、相互合作、相互沟通和探讨,医患关系才能变得更为良好、和谐。这也是医学传播学在"看待病"这一层次上需要进行传播和普及的理念。为了让普通民众都能客观、理性地"看待病",医学传播学任重而道远。

第二节 "互联网医生"现象及应对

截至2017年底,我国网民规模达到7.72亿,互联网普及率达到55.8%。自2015年国务院总理李克强首次在政府工作报告中提出"互联网+"的行动计划以来,我国互联网产业应用广泛渗透到民众生活的各个方面,其中"互联网+医疗"更是取得长足进展[3]。然而,互联网的广泛应用也给传统的医患沟通带来显而易见的变化,甚至影响到诊室中的医患关系。英国著名学者加里(J. Gary)更是断言,互联网技术的普及将颠覆传统的医患关系,患者将取代医生成为21世纪医疗服务体系的中心[4]。根据中国科协科普部、百度品牌数据中心、中国科普研究所公布的2017年度中国网民科普需求搜索行为报告显示:2017年中国网民关注的科普主题搜索指数排名前三的为健康与医疗、信息科技和航空航天。健康与医疗在八个主题的搜索中占比为63.16%,位居第一;信息科技相关的搜索占比为11.05%,位居第二;航空航天相关的搜索占比为6.00%,与2016年相比,超越应急避险,位居第三。2017年科普主题搜索指数增长排名依次是健康与医疗、航空航天、前沿技术、食品安全、气候与环境、能源利用、应急避险和信息科技。与2016年数据对比得出:健康与医疗、航空航天、前沿技术和食品安全主题搜索指数增长排名上升。在所有的搜索内容中,健康与医疗的内容毫无争议地占据了第一,与第二名的差距非常明显,同时,增长率也排名第一,可见中国网民对于健康与医疗的内容相当关注,也说明了通过互联网获取健康与医疗的相关知识已经成为了一种非常流行的趋势和方法。

不可否认,互联网上医学健康知识的广泛获取会逐渐瓦解过去医生家长制的诊断模式。

近期的问卷调查显示,四分之三的中国患者通过网络获取健康信息[5]。患者更有可能追踪自己相关的疾病前沿知识。相对于医生要面对多种疾病和大量资料,患者只需要聚焦一种或几种健康诉求。尤其对一些罕见病患者及家属而言,他们对这种特定疾病的知识掌握量甚至可以超过一般医生。因此,医务人员的传统权威受到了极大的挑战。同时,由于目前互联网信息规范存在不少问题,大量信息与伪信息,甚至是谣言混杂在一起,普通患者难以辨明是非。在这样的情况下,医务人员如何有效进行医学传播呢?

首先,保持开放的心态。今天大多数的患者虽然仍对医方抱有足够的尊重,但今天的医患关系已不再是医生吩咐患者照做的情形。患者很有可能在进入诊室之前就在互联网上对自己的病情进行了信息搜索。一旦发现医生的描述与自己查找的结果不一样,不少患者会提出质疑。医务人员大可不必把这当做是对自己权威的挑战,而应保持一个开放的心态,认可患者的努力,梳理患者的疑惑。如果发现患者得到的信息并不准确,医生可以借此机会进行一次小小的医学科普。

其次,除了正规的学术搜索外,医生也需要定时以普通人的视角进行信息搜索,看看网络上提供的信息是什么样的,做到"知己知彼",从容应对患者的质疑。

从一般网民关于健康内容的搜索关注点来看,有一些地域上的区别,比如北方地区网民更关注心血管类疾病,南方地区网民则更关注传染类疾病;也有时间和季节上的区别,比如冬春季网民可能更关注流感、心脑血管疾病等,夏季可能更关注肠道传染病、中暑等。有关健康内容的搜索分类,主要分为三种:疾病的诊断与治疗、医院、养生保健的知识。

我们来看一些简单的例子并进行分析。

一位患者,因为左侧胸痛来到医院就诊。事先,患者在网络上查了一查,认为自己十有八九是得了心肌梗死,或者至少是心绞痛。这是属于典型的通过网络搜索疾病的诊断与治疗。到了医院后,医生经过详细的检查后发现,患者并不是心脏方面的疾病,而是得了带状疱疹引起的胸痛。此时,患者可能不能理解,认为医生忽视了自己的心脏问题,有可能延误自己的诊断和治疗。那么在这个时候,医生一方面可以给患者做一个心电图检查,通过心电图的检查,告诉患者目前心脏并没有什么太大的问题;另一方面,也可以同时做一些有关胸痛的科普,告知患者并不是所有的胸痛都是心脏病,有很多疾病都有可能引起胸痛,同时也要肯定患者因胸痛来院就诊的态度是积极和正确的,在双方的互动和沟通中,纠正患者从互联网中所获得的片面的医学知识。

再比如,一位患者最近有点大便出血,他在网上搜索信息,又看了一些医学资料,根据自己查到的资料,他判断自己可能是得了肠癌,于是来到医院求助,这也是属于通过网络搜索疾病的诊断与治疗。医生详细地询问了患者的病史,又对患者做了全面的检查,发现患者并没有得肠癌,只是普通的痔疮而已,但是患者仍然无法打消自己的疑虑。这时,医生在与患者沟通的过程中,发现患者出现患有肠癌的想法是因为最近有一位与他年龄相仿的朋友因为晚期肠癌去世了,所以出现大便出血后,他也开始担心自己得了同样的疾病。在获知了背后的原因后,医生一方面可以普及相应的知识,告知患者有哪些疾病可能引起大便出血,大便出血需要注意些什么,肠癌有哪些症状,需要注意些什么,需要定期检查些什么,一方面也可以针对患者的恐慌,做一些心理辅导和情绪舒缓,在与患者的沟通中,建立起良好的医患关系,在良好的双方沟通中,逐步建立起患者对自身问题以及未知疾病的正确认识。

在网民通过互联网搜索疾病的诊断与治疗时,还常常会通过互联网搜索一些治疗疾病的医院,因为有很多民众并不清楚哪家医院治疗什么疾病比较著名,而最简单方便的办法就是通过网络搜索,比较哪家医院最好,然后就去那家医院就诊。但是通过网络搜索医院很有可能获得错误的信息。比如,2016年沸沸扬扬的魏则西事件就是一个典型的例子。魏则西于2014年得了滑膜肉瘤,这是一种软组织恶性肿瘤,至今还没有很好的治疗方法,通过网络搜索,他的家人发现北京的某家医院可以进行生物免疫疗法,治愈率很高,于是他的家人倾家荡产带着他去北京的这家医院进行了4个疗程的生物免疫治疗,却没有看到想象中的效果,最终魏则西死亡。后来,他的家人才知道,这家医院所谓的生物免疫疗法,在国外早已被淘汰,在国内也没有获得应用的批文,虽然这家医院是一家正规的公立医院,他所接受治疗的那个科室却是被承包出去的非正规科室,在网络上的排名也是花钱买来的。由此,我们可以看到,网络上的搜索很多时候并不可靠,有些搜索引擎的排名是与利润及金钱挂钩的,并不代表这家医院的实际排名。在国家及法律逐步净化网络环境的时候,我们也需要向公众普及,如果需要搜索医院的排名,也应该搜索正规机构给出的医院排名,比如复旦大学医院管理研究所从2010年开始,每年推出上一年度的《中国医院专科声誉排行榜》和《中国医院排行榜》。排行榜项目是一项由独立第三方的医院管理学术机构开展的公益性项目。通过排行评比,有利于为医院学科建设建立标杆,造福患者;有利于突出医院专科的国内国际声誉。考虑到区域性地引导患者就医的价值意义,推动更多医院进入公众和患者视野,排行榜的评审专家来自中华医学会和中国医师学会,评审非常客观,对全国的著名医院及科室所做的排名也获得了广泛的认可,可以供患者参考。因此,在向公众进行医学知识传播的时候,教会公众合理地利用网络搜索医疗资源,也是非常必要的。

随着社会的进步与经济的发展,很多民众也开始关注养生与保健的知识。养生保健指保养、调养、颐养生命,即以调阴阳、和气血、保精神为原则,运用调神、导引吐纳、四时调摄、食养、药养、节欲、辟谷等多种方法,以期达到健康、长寿的目的。获得养生保健知识的最易途径就是网络和媒体,但是网络的养生知识泥沙俱下,很难保证其真实性及有效性,同时,一般民众也没有能力去判断这些知识的准确性,很容易受到误导。一方面,有很多网络和媒体上的养生知识是虚假和不可靠的,比如前几年很出名的张悟本事件。张悟本本身并不是医学专业人士出身,但他把自己包装成了一名养生专家,著名的"中医食疗第一人",并在各大媒体中大肆宣扬其养生理念,其中最著名的就是绿豆养生理念以及"把吃出来的病吃回去",在他的宣扬下,绿豆的位置至高无上,可以治疗肺癌、糖尿病、心脑血管疾病、肺炎等数十种常见疑难病症,甚至包治百病,以至于当年造成了绿豆的价格大涨乃至脱销。这些养生理念现在被证明是完全没有科学依据的,但是在当年却影响了很多普通民众。张悟本还有一些养生理念,比如盐吃得越多越好,现在医学已经有大量循证医学的证据证明摄入的盐量过多与高血压有关,张悟本却还在宣传这样错误的理念,其实是给很多民众带来了不可估量的潜在危害。另一方面,网络上的养生知识即使是真实的,但是否适合自己,一般的民众也没有相当的鉴别和判断能力。比如网络上有关于运动养生的知识,建议人们应当坚持每周5~7天,每天半小时的有氧运动,可以强身健体以及减重,对于一般人群这是正确的。但是什么样的运动是有氧运动,很多民众不清楚,再深一步,这样的锻炼是否适合所有人也值得探讨。如果一个患者已经有了心脑血管疾病,比如心绞痛,那么他的运动耐量必然是降低的,不当的运动很有可能会诱发他的心绞痛发作,甚至引发心肌梗死而死亡。即使是正确的养生保健知识也需要明确其受益人群,而普通民众并没有这样的判断能力,需要有专业知识的医务人员去告知及明确的。因此,医务人员在面对互联网传播的养生理念时,既需要告知患者该理念是否正确,也要告诉患者这个理念是否适合某个特定的个体。

应该说,互联网的发展是顺应时代潮流的,随着智能手机、电子网络的不断发展,今后通过互联网进行健康相关内容搜索的网民及频次只会越来越多。面对"互联网医生"越来越普遍的现象,我们一方面需要理性对待,建议在相关部门监管下净化网络环境和内容,筛除那些虚伪信息;另一方面也需要承担起"互联网医生"的鉴别者,帮助公众鉴别通过互联网获得的医学知识的准确性,同时向公众传播和普及适宜、恰当、正确的医学健康知识。在2017年度的中国网民科普需求搜索行为报告中,中国网民科普群体从事最多的前三项职业是教育、IT通信电子和医药卫生。科普群体中教育从业者占比最高,达13.0%;其次是IT通信电子从业者,占比为9.8%。医药卫生从业者在科普群体中的占比为7.71%,明显高于在全体网民中的占比(7.33%),再根据中国网民科普群体的网络信息行为划分其主要兴趣领域,资讯、医疗健康和教育培训位居前三,群体占比均超过10%。由此可见,已经有很多医务人员自发地加入了网络医学科普的大军,当然在网络科普日益增长的同时,我们也希望能够进一步规范网络医学科普,保证网络医学科普内容的质量和可靠性,避免再次出现魏则西事件类似的悲剧。

第三节 "奶奶医生"现象及应对

与"互联网医生"依托先进的网络技术上不一样,"奶奶医生"现象则反映出传统的健康观念带来的挑战。我国民间的医学智慧源远流长,在漫长的历史中发挥了一定的作用。然而,不少落后的不科学的健康观念依然在困扰着人们的日常生活。例如近年来屡见报端的"捂月子中暑"便是鲜明的例子。"产褥中暑"是一种很有中国特色的疾病,与传统的"坐月子"习俗有关。这样的传统习俗大多口口相传,从长辈传授给晚辈,因此这样的现象被称为"奶奶医生"现象。这样的患者或相关家属为老年群体,他们在累积了一定人生经验后便容易对疾病治疗进行基于经验的干预。面对这样的"奶奶医生"现象,医务人员可以趁机进行有的放矢的医学传播,纠正错误观念。

我们来看一些简单的例子。

一位年轻的患者,在刚刚过去的夏季三个月里,食欲有所减退,吃不下东西,体重也明显减轻。家里的长辈告诉他,这就是普通的"疰夏",是夏季常见的现象,不需要担心,到医院开一点促进消化的药物就好了。来到医院后,医生询问病史后,怀疑患者的消化道有其他的问题,建议其做胃镜检查,然而患者认为不必做这些检查,他认为自己只是来开点助消化药而已,家里的长辈都说了,这不是什么大事,就一定没有问题,医生是过度检查了。这位医生很是认真,在详细地询问了病史后,又给患者做了全面的体格检查,反复劝说患者行胃镜检查,最终患者同意做检查,胃镜提示是胃癌,幸亏发现得比较早,患者经过手术治疗后恢复良好。多数患者缺乏一定的医学知识,又比较尊重长辈,总认为长辈多年的经验总是有一定道理的,但是长辈的经验来源于口口相传,也来源于对以前经验的积累,并不一定适用于所有的场合,如果患者出现一定的不适症状,还是需要求助于医生,不能仅仅依靠长辈的经验。作为医生而言,如果发现问题,也一定要与患者沟通,劝说患者进行相应的检查和治疗,不能因为怕引起不必要的纠纷就不作为。

还有一个非常经典的"长辈理念","伤筋动骨一百天",相信不少人都听说过,也就是说如果伤到了骨头,比如骨折,需要在家里至少休息一百天。那么这个理念到底对不对呢?作为长辈来说,认为动了筋骨就是伤了元气,当然需要长时间好好休息,但是以现代的医学眼光来看呢?有一位患者因为足踝部扭伤,医生给予弹力绑带固定治疗,患者听从家里长辈说的"伤筋动骨一百天",就足足在家里躺了近一个月,结果形成了下肢深静脉血栓,差点因为肺栓塞而死亡。现代医学已经证明,长期卧床不动是下肢静脉血栓的高危因素,而下肢静脉血栓最危险的并发症就是肺栓塞,也就是说患者伤筋动骨后,如果不恰当地长期卧床,很有可能筋骨最终并没有什么问题,却因为肺栓塞导致死亡。所以"伤筋动骨一百天"这个来自长辈的传统理念也是值得商榷的。

再以妇女生产完之后的"坐月子"而言,内含很多长辈代代相传的经验。"坐月子",从字面上来看,是指产妇生产完之后,需要有一个月左右的休息期。这个说法最早起源于 2 000 多年前的西汉时期,当时称之为"月内",之后逐步发展,直至成为每个产妇产后都必经的过程。从科学的角度分析,"坐月子"是帮助一个妇女从女儿、妻子的角色转变为母亲角色的过渡,是有利于妇女适应新角色、新生活的过程,但是在"坐月子"期间有很多长辈相传的经验习俗,却并不一定具有科学依据。比如,长辈说"坐月子"期间不能洗澡,因为产后气血两虚,如果洗澡可能会导致风寒入侵体内,气血瘀滞,日后可能出现月经不调、关节疼痛。以现在的观点看,从前由于条件简陋,不能为产妇提供很好的洗浴和保暖措施,在产妇洗浴时是很有可能导致产妇受凉,进而引起感冒等不适,但是现在的生活条件已经今非昔比,完全能够为产妇提供很好的洗浴和保暖设施,产妇也需要在"坐月子"期间洗澡。试想产妇在月子里,会大量排汗,产后的恶露与乳汁分泌也会使皮肤变得很脏,如果一个月不清洗,不但可能产生很重的异味,还有可能使皮肤上的病菌趁虚而入,引起产妇乳腺炎、毛囊炎、子宫内膜炎等,而产妇自身的感染还有可能在哺乳时影响新生儿。现代研究表明,"坐月子"期间洗澡可以清洁皮肤,可以避免皮肤及会阴处伤口的感染,还能帮助产妇解除疲劳、促进睡眠,因此,"坐月子"期间不能够洗澡这个长辈传下来的习俗是没有科学依据的,也是需要废除的。民间还有一种说法,是说在"坐月子"期间,产妇不能洗头和梳头,否则以后会留下头痛的病根。长辈认为,刚生产完的产妇比较虚弱,洗头可以使湿邪和寒邪侵入头皮,并滞留于此,日后留下病根,就会经常头痛;以现代的观念来看,产妇分娩过程中会大量出汗,加之之后的一个月也会持续排汗,如果一个月不洗头,会使头发和头皮变得很脏,有异味,同时可能引起头皮细菌感染,而适当地清洗头发,不但可以清洁头皮及发根,也能促进头部的血液循环,舒缓产妇的情绪,强韧发质,避免脱发和发丝断裂。还有一种很经典的说法,就是"坐月子"期间不能刷牙,认为月子期间刷牙会松动牙根,伤及牙肉,导致牙齿松动或牙齿脱落;从现代的角度来看,产妇每天都要进食,只要有进食,就可能有食物残渣遗留在口腔以及牙齿的缝隙中,如果长期不刷牙,这些残渣就可能会在细菌作用下发酵、发酸,引起牙齿脱钙,形成龋齿或牙周病,并引起口臭、口腔溃疡等,最终可能导致牙齿松动和脱落。因此"坐月子"期间不能刷牙,不但没有科学道理,不刷牙还可能会导致口腔及牙齿的一系列问题,严重的甚至可能引起牙齿脱落。

对于新生儿,老一辈大多传播一种说法,即给新生儿"挤乳头",在老年人的观念中,乳头不挤就会成为"瞎乳头",尤其是女婴,"瞎乳头"会使其今后无法哺乳,许多年轻母亲因为不明白这个道理,想着自己也是这么过来的,就答应给宝宝挤乳头,挤出来的悲惨剧不在少数。医学上表明,俗称的"瞎乳头"即乳头内陷,并不是因为没"挤"造成的,而是因为先天遗传或后天发育的因素,比如平滑肌发育不良,或者是一些疾病致使的,发育期的女孩如果没有准确佩戴文胸,也会导致发育受阻,然后发生类似问题。给婴儿"挤乳头"是一件十分危险的工作,有些人坚持不挤出来不断手,致使婴儿柔嫩的乳腺肌肤受损,然后引起炎症,乃至呈现化脓等现象,严重者更是失去了胸部,生活中这样的例子比比皆是。由此可见,给新生儿"挤乳头"不但毫无科学根据,还可能会带来新生儿感染等严重的并发症,是一种错误的传统观念,是必须纠正的。

还有一些传统的生活观念,目前看来,也不一定有益健康。比如,从小父母就教导我们要"坐如钟、站如松",坐在椅子上后背必须挺直才行。然而,这样过于僵硬的坐姿反而会使得背部承受多余的负担,从而造成下肢疼痛。来自苏格兰的一位医生建议白领一族们,与其坐得笔直,不如坐得自然;否则,脊椎和相应韧带所承受的过度压力很可能会让你疼痛难忍。在采取坐姿时,上身与大腿之间的最佳角度并非人们通常以为的90°直角,而是135°的仰角。再比如说,有句俗话说"一白遮三丑",因此大众,尤其是女性,偏爱偏白肤色,到了夏天,防晒措施做得相当到位,传说中的3S——即Slip套件衬衫、Slop涂上防晒霜、Slap戴上帽子——或许能够防止晒黑和预防皮肤癌,但同时却也极有可能使个体体内缺乏维生素D。维生素D的功能包括强健骨骼、降低骨折风险、减少骨骼与关节疼痛以及缓解肌肉虚弱,同时还能帮助人体自动调节钙元素水平。因为怕晒黑而远离阳光坏处多多。怕晒黑也不能完全远离阳光,所要做的就是在防止晒伤和避免维生素D缺乏之间找到平衡点。比如尽量不要在阳光最猛烈的午后外出,选择在上午或傍晚等时段出门散步等。

"奶奶医生"是社会上一种很普遍的现象,很多老年人或者长辈认为其已经活了好几十年,生活经验比年轻人要丰富得多,也总是喜欢把自己的那些经验传授给晚辈,甚至干预晚辈的疾病治疗。对于这些"奶奶医生",首先我们要保持一定的尊重,因为他们的年龄较长,俗话说吃的盐可能比我们吃的米饭都多,有些生活经验还是很有益的。而且,在中国,尊重长辈是一种美德。孟子说:"老吾老,以及人之老;幼吾幼,以及人之幼。"孟子还说:"挟泰山以超北海,语人曰'我不能',是诚不能也。为长者折枝,语人曰'我不能',是不为也,非不能也。"戴维·德克尔说:"对老年人的尊敬是自然和正常的,尊敬不仅表现于口头上,而且应体现于实际中。"我们当然应该对自己的长辈保有最基本的尊重和礼节,但是对于一些比较落后、陈旧,甚至错误的观点,我们也需要指出。在指出的时候,我们需要注意细节,不能生硬地告诉他们这是错的,要照顾到老年人的体面和身份。我们应该以真诚的态度表明,以科学的方式来说明,为什么那些观点是陈旧与错误的,哪些做法才是正确的,正确的理由是什么,力求做到让"奶奶医生"心服口服。当然,我们也要在公众场合以及媒体中,做广泛的宣传教育及普及工作,告知公众,哪些传统观念是正确的,哪些传统观念又是不正确的,正确与否的原因与出处在哪里,让公众不要盲目地采纳那些并没有科学依据的传统观念,同时,也不能伤害"奶奶医生"那颗赤诚的心灵。

参考文献

[1] 刘品洁.门诊医患关系的调查与对策[J].中医药管理杂志,2018,26(4):9-11.

[2] 谷士贤,张爱京,霍刚,等.北京某高校附属医院住院医师医患沟通的现状调查[J].医院管理论坛,2018,35(1):26-28,45.

[3] 中国互联网络信息中心.第38次中国互联网络发展状况统计报告[EB/OL].http://www.cnnic.com.cn/hlwfzyj/hlwxzbg/hlwtjbg/201803/P020180305409870339136.pdf,2018-03-05.

[4] Gary J.秦颖,唐金陵译.聪明的患者[M].北京:北京大学医学出版社,2006.

[5] 戴菲菲,刘玉秀,苏义,等.网络环境下患者健康信息获取和医疗服务利用调查研究[J].医学研究生学报,2014,27(5):1087-1110.

第三部分

针对特定人群的医学传播

第 六 章
健康教育、健康促进与健康管理

伴随着人类的健康实践,人类对健康的认识越来越全面。健康的影响因素也从单纯的个体因素扩大到文化、社会范畴。1948年,世界卫生组织(World Health Organization,简称WHO)提出健康的定义为:"健康是身体、心理和社会适应的完好状态,而不仅仅是没有疾病和虚弱。"这一定义把对健康的解释从"没有疾病的生物人"扩展到"社会人",将社会交往、文化习俗、人际关系与健康联系起来,强调社会、文化、政治和经济对健康的影响[1]。1978年,世界卫生组织在《阿拉木图宣言》中重申:"健康不仅仅是没有疾病和痛苦,而是包括身体、心理和社会功能各方面的完好状态。"1986年,世界卫生组织又在《渥太华宪章》中强调:"应将健康看作是日常生活的资源,而不是生活的目标。健康是一个积极的概念,它不仅是个人身体素质的体现,也是社会和个人的资源……为达到身心健康和较好地适应社会的完美状态,每一个人都必须有能力去认识和实现这些愿望,努力满足需求和改善环境。"1989年,世界卫生组织进一步完善健康概念:"健康是生理、心理、社会适应和道德方面的良好状态。"

传统的健康观是"无病即健康",现代人的健康观是整体健康,现代人的健康内容包括:躯体健康、心理健康、心灵健康、社会健康、智力健康、道德健康、环境健康等。从健康的定义的发展中,我们可以看到,健康既是多维度的良好状态,更是一种重要资源。资源需要管理,通过管理最大限度地发挥资源的作用。

第一节 健康教育、健康促进与健康管理

过去很长一段时间里,人们对健康教育的认识还狭隘地停留在卫生宣传上,但是卫生宣传

与健康教育并不等同。卫生宣传指的是将健康知识和卫生政策等信息进行没有针对性的单向传播过程。这一过程并不注重反馈和效果,而旨在增加人们对卫生知识的积累。然而实证证据表明,知识的积累本身并不能有效实现转变行为的效果,因此卫生宣传的效果往往不尽如人意。

中国的健康教育事业从卫生宣传发展起来,到了今天,健康教育的内涵与方式已经超越了卫生宣传。世界卫生组织对于健康教育的定义为:"健康教育是帮助并鼓励人们有达到健康状态的愿望,指导人们怎样做才能达到这样的目的;每个人都尽力做好本身或集体应做的努力,并知道在必要时寻求适当的帮助。"结合了世界卫生组织的定义和实践经验,我国现代定义的健康教育,是指通过有计划、有组织、有系统的社会教育活动,使人们自觉地采纳有益于健康的行为和生活方式,消除或减轻影响健康的危险因素,预防疾病,促进健康,提高生活质量,并对教育效果作出评价。健康教育的核心是教育人们树立健康意识,促使人们改变不健康的行为生活方式,养成良好的行为生活方式,以减少或消除影响健康的危险因素。通过健康教育,能帮助人们了解哪些行为是影响健康的,并能自觉地选择有益于健康的行为生活方式。健康教育的目的包括:增强人们的健康,使个人和群体实现健康的目的;提高和维护健康;预防非正常死亡、疾病和残疾的发生;改善人际关系,增强人们的自我保健能力,使其破除迷信,摒弃陋习,养成良好的卫生习惯,倡导文明、健康、科学的生活方式;增强健康理念,从而理解、支持和倡导健康政策、健康环境。简而言之,健康教育就是促使人们采取健康的生活方式,在生理上或者心理上都能达到健康,降低疾病的发病率、致残率和死亡率。

健康教育的意义在于提高人群对健康的认识,使他们懂得一些基础的卫生保健知识(基本内容和实施方法),养成科学、文明、健康的生活习惯。健康教育可以通过各种方式进行,也应当普及到社会中的每一位成员。然而,由于社会是由不同结构的成员组成的,年龄不同、性别不同、层次不同、需求不同,所以,开展健康教育必须按照各类人群不同的学习需求和学习起点,设计不同的教育方式和内容。既要开展有针对性的技能培训学习,如家庭护理、婴儿养护、紧急救护等方面的科学知识,也要开展较纯粹的自我提升、养生修性式的学习活动,如健身操、书法绘画、花卉培植、读书学习等。许多时候,通过学习来获取快乐,也是促使人们愿意进行学习的目的。健康教育的目标,是以社区为基础,以重大卫生问题、重点场所和重点人群为重点,开展多种形式的健康教育活动,普及健康知识,增强人们的健康意识和自我保健能力,促进全民健康素质提高。

前文提到,健康教育的核心是促使个体或群体树立健康意识,改变不健康的行为和生活方式,尤其是组织的行为改变。然而,根据世界诸多国家的健康教育实践经验,行为改变是一个长期、复杂的过程,仅凭个人的主观意愿还不够,还有赖于支持性的健康政策、环境及卫生服务等相关因素,在这种情况下,健康促进开始迅速发展。

1986年11月21日,世界卫生组织在加拿大渥太华召开的第一届国际健康促进大会上首先提出了健康促进(health promotion),是指运用行政的或组织的手段,广泛协调社会各相关部门以及社区、家庭和个人,使其履行各自对健康的责任,共同维护和促进健康的一种社会行为和社会战略。大会发表的《渥太华宪章》指出:"健康促进是促使人们提高、维护和改善他们自身健康的过程。"世界卫生组织前总干事布伦特兰在2000年召开的第五届全球健康促进大会上对健康促进作了更为清晰的解释:"健康促进就是要使人们尽一切可能让他们的精神和身体保持在最优状态,宗旨是使人们知道如何保持健康,在健康的生活方式下生活,并有能力做出健康的选择。"美国健康促进杂志的最新表述为,"健康促进是帮助人们改变其生活方式以实现最佳健康状况的科学(和艺术)。最佳健康被界定为身体、情绪、社会适应性、精神和智力健康的水平。生活方式的改变会得到提高认知、改变行为和创造支持性环境三方面联合作用的促进。三者当中,支持性环境是保持健康持续改善最大的影响因素。"当代的健康促进的概念中尤其突出了人民赋权(empowerment)的意识,通过权力和能力的提升来提高健康水平。从从属关系而言,健康促进包含了健康教育,而健康教育则包含着卫生宣传(表6.1)[2]。

表6.1 卫生宣传、健康教育、健康促进的关系与区别

	卫 生 宣 传	健 康 教 育	健 康 促 进
内涵	信息+宣传	知识+信念+行为改变	健康教育+政策环境支持
方法	大众传播为主	传播与教育结合,以教育为主	健康教育+社会动员+营造环境
特点	单向传播	以行为改变为核心	全社会参与、多部门合作,对影响健康的危险因素实施综合干预
效果	卫生知识的积累	知识、信念、行为的变化,可带来个体和群体健康水平的提高	个体和群体健康水平的提高,创建健康环境,效果有持久性

在《渥太华宪章》中,世界卫生组织对健康促进提出了以下五大策略。

1. 制定健康的公共政策

健康促进超越了保健范畴,它把健康问题提到了各个部门、各级领导的议事日程上,使他们了解他们的决策对健康后果的影响并承担责任。

健康促进的政策由多样而互补的各方面综合而成,它包括立法、财政措施、税收和组织改变。这种协调行动使健康、收入和社会政策更趋平等。联合行动目的是保证更安全、更健康的商品供应和服务,更健康的公共服务和更清洁、更愉悦的环境。

健康促进政策需要确定在非卫生部门中采纳健康的公共政策可能存在的障碍及克服的方法。其目的必须使决策者也能较易作出更健康的选择。

2. 创造支持性的环境

我们的社会是复杂的和相互联系的。健康不可能与其他目标分开。人类与其生存的环境是密不可分的,这是对健康采取社会-生态学方法的基础。总的指导原则对世界、国家、地区和社区都是相同的,即需要促进相互维护——我们的社区和我们的自然环境需要彼此保护。应该强调保护世界自然资源是全球的责任。

生活、工作和休闲模式的改变对健康有重要影响。工作和休闲应该是人们健康的资源,社会组织的工作应该帮助创造一个健康的社会。健康促进在于创造一种安全、舒适、满意、愉悦

的生活和工作条件。

系统地评估环境的迅速改变对健康的影响,特别是在技术、工作、能源生产和城市化的地区是极为重要的,并且必须通过健康促进活动以保证对公众的健康产生积极有利的影响。任何健康促进策略必须提出:保护自然,创造良好的环境以及保护自然资源。

3. 强化社区行动

健康促进工作是通过具体和有效的社区行动,包括确立优先、作出决策、设计策略及其执行,以达到更健康的目标。在这一过程中核心问题是赋予社区当家作主、积极参与和主宰自己命运的权力。

社区开发在于利用社区现有的人力、物力资源,以增进自我帮助和社会支持并形成灵活的体制,促进公众参与卫生工作和指导卫生工作的开展,这就要求充分、连续地获得卫生信息和学习机会以及资金的支持。

4. 发展个人技能

健康促进通过提供信息、健康教育和提高生活技能以支持个人和社会的发展。这样做的目的是使群众能更有效地维护自身的健康和他们生存的环境并作出有利于健康的选择。促成群众终生学习,了解人生各个阶段和处理慢性疾病和伤害是极为重要的。学校、家庭、工作场所和社区都有责任这样做。这种活动需要通过教育、职业、商业机构和志愿者团体以及在这些机构内部来完成。

5. 调整卫生服务方向

健康促进在卫生服务中的责任是要求个人、社区组织、卫生专业人员,卫生服务机构和政府共同承担。他们必须在卫生保健系统中共同工作以满足健康的需求。

卫生部门的作用不仅是提供临床与治疗服务,而且必须坚持健康促进的方向。卫生服务需要扩大委任权力,这种权力是接受并尊重文化需求的。该委任权力支持个人和社区对更健康生活的需求,并开放卫生部门和更广泛的社会、政治、经济和物质环境部门之间的渠道。调整卫生服务方向也要求更重视卫生研究及专业教育与培训的转变。这就要求卫生服务部门态度和组织的转变,并立足于把一个完整的人的总需求作为服务对象。

《渥太华宪章》同时提出了健康促进的三大基本策略。

1. 倡导

倡导政府部门、全社会和个体对健康的关注,倡导健康支持性政策,倡导健康支持性环境和便利措施,倡导个体作出健康行为改变的意愿。良好的健康是社会、经济和个人发展的主要资源,也是生活质量的重要部分。政治、经济、社会、文化、环境、行为和生物学因素均可促进健康或损害健康。健康促进行动目的是通过对健康的支持,使上述因素有利于健康。

2. 赋权

帮助政府部门、社会单位和个人具备相应的能力,如知识、技能、决策判断和行动,能最大程度影响和控制与某个区域或个体自身健康相关的各类因素,有能力担负起一项健康促进项目的实施主体。健康促进的重点在于实现健康方面的平等。健康促进行动的目标,在于缩小目前健康状况的差别,并保障同等机会和资源,以促使所有人能充分发挥健康的潜能,这些包括在选择健康措施时,能获得支持环境的稳固基础、知识、生活技能以及机会。除非人们有可能控制这些决定健康的条件,否则不能达到他们最充分的健康潜能。在这方面男女应该平等享有。

3. 协调

要协调政府、社会与个人等在健康促进中的相关利益与行动,组成协作互利的健康促进工作体系或联盟。健康的必要条件和前景不可能仅由卫生部门承诺,更为重要的是健康促进需要协调所有相关部门的行动,包括政府、卫生和其他社会经济部门、非政府与志愿者组织、地区行政机构、工矿企业和新闻媒介部门。社会各界人士作为个人、家庭和社区参与。各专业与社会团体以及卫生人员的主要责任在于协调社会不同部门共同参与卫生工作。

健康教育与健康促进之间,既有区别,又有联系。

首先,健康教育要求人们通过自身认知、态度、价值观和技能的改变而自觉采取有益于健康的行为和生活方式。因此,从原则上讲,健康教育最适用于通过改变自身因素即可改变行为的人群;而健康促进是在组织、政策、经济、法律上提供支持环境,它对行为改变有支持性或约束性,也就是说健康促进对于健康教育提供了支持性的环境。

其次,健康教育是健康促进的核心,健康促进需要健康教育的推动和落实,营造健康促进的氛围,没有健康教育,健康促进就缺乏基础。而健康教育必须有环境、政策的支持,才能逐步向健康促进发展,否则其作用会受到极大的限制。与健康教育相比,健康促进融客观支持与主观参与于一体。健康促进包括健康教育和环境支持,健康教育是个人与群体的知识、信念和行为的改变。

应该说,健康教育是健康促进的基础和先导,健康教育在促进行为改变中起重要作用,同时在激发领导者拓展健康促进的政治意愿、促进社会系统支持意愿、促进群众的积极参与意愿、促成健康促进氛围的过程中有着重要的作用;同时,健康促进所包含的政府承诺、政策、法规、组织和环境的支持,是对健康教育强有力的支撑,没有健康促进,健康教育提供的改变行为的必需条件,如社区开发、社会动员、文化培育、资源投入等,必然会减弱或缺失,目标对象在做健康行为选择与改变时,会因为支撑不够完善而力有不达。

再说健康管理。管理是指一定组织中的管理者,通过实施计划、组织、领导、协调、控制等职能来协调他人的活动,使别人同自己一起实现既定目标的活动过程,是人类各种组织活动中最普通和最重要的一种活动。对健康的管理,就是将管理的理念应用于健康维护与健康促进领域,计划、组织、指挥、协调和控制健康资源,改善健康状态,达到最大的健康效益。健康管理(managed care)是指一种对个人或人群的健康危险因素进行全面管理的过程。其宗旨是调动个人及集体的积极性,有效地利用有限的资源来达到最大的健康效果。

健康管理是20世纪50年代末最先在美国提出的概念——managed care,其核心内容是医疗保险机构通过对其医疗保险客户(包括疾病患者或高危人群)开展系统的健康管理,达到有效控制疾病的发生或发展,显著降低出险概率和实际医疗支出,从而减少医疗保险赔付损失的目的。美国最初的健康管理概念还包括医疗保险机构和医疗机构之间签订最经济适用处方协议,以保证医疗保险客户可以享受到较低的医疗费用,从而减轻医疗保险公司的赔付负担。

相对狭义的健康管理(health management),是指基于健康体检结果,建立专属健康档案,给出健康状况评估,并有针对性提出个性化健康管理方案(处方),据此,由专业人士提供一对一咨询指导和跟踪辅导服务,使客户从社会、心理、环境、营养、运动等多个角度得到全面的健康维护和保障服务。

健康管理在欧美已有几十年的发展历史,目前欧美学者对健康管理的概念表述为:"健康管理是指一种对个人或群体的健康危险因素进行全面检测、评估与有效干预的活动过程。其主要目的是通过改善或改变健康服务的手段与产品提供,以及与提高公众健康有效组织行为等方面的最小投入来获取最大的健康改善效果。健康管理就是要将科学的健康生活方式提供给健康需求者,变被动的护理健康为主动的管理健康,更加有效地保护和促进人类的健康。"

在我国,苏太洋在其主编的《健康医学》中最早提出了健康管理的概念:"健康管理是运用管理科学的理论和方法,通过有目的、有计划、有组织的管理手段,调动全社会各个组织和每个成员的积极性,对群体和个体健康进行有效的干预,达到维护、巩固、促进群体和个体健康的目的。"我国前卫生部人才交流服务中心组织编写的《健康管理师》(2007年版)培训教材及陈君石、黄建始主编的《健康管理师》教科书中,将健康管理定义为:"健康管理是对个体或群体的健康进行监测、分析、评估,提供健康咨询和指导以及对健康风险因素进行干预的全过程。健康管理的宗旨是调动个体和群体及整个社会的积极性,有效地利用有限的资源来达到最大的健康效果。健康管理的具体做法就是为个体和群体(包括政府)提供有针对性的科学健康信息,并创造条件采取行动来改善健康。"这也是目前国内引用最为广泛的健康管理概念。

健康管理具有以下主要特点。

1. 以控制健康的危险因素为核心

健康的危险因素包括可变危险因素和不可变危险因素。如不合理饮食、缺乏运动、吸烟酗酒等不良生活方式,这些是通过自我行为改变可以控制的危险因素,属于可变危险因素。还有一些,比如年龄、性别、疾病的家族史,这些不是通过自我行为可以改变的危险因素,属于不可变危险因素。

2. 健康管理是一级、二级、三级预防并举

一级预防又称病因预防,是在疾病(或伤害)尚未发生时针对病因或危险因素采取措施,降低有害暴露的水平,增强个体对抗有害暴露的能力,预防疾病(或伤害)的发生或至少推迟疾病的发生。比如,我们在对于有糖尿病家族史的人群中,建议他们采用控制体重、控制饮食、加强运动等减缓糖尿病发生的措施,就属于一级预防。二级预防,即疾病早发现、早诊断、早治疗,又称为临床前期预防(或症候前期),即在疾病的临床前期做好早期发现、早期诊断、早期治疗的"三早"预防措施。这一级的预防是通过早期发现、早期诊断而进行适当的治疗,来防止疾病临床前期或临床初期的变化,能使疾病在早期就被发现和治疗,避免或减少并发症、后遗症和残疾的发生,或缩短致残的时间。比如,我们在肥胖及有糖尿病家族史的人群中,定期

做有关糖尿病的筛查,以期望及早发现糖尿病患者,就属于二级预防。三级预防,即治病防残,又称临床预防。三级预防可以防止伤残和促进功能恢复,提高生存质量,延长寿命,降低病死率。比如,我们在已经患有糖尿病的患者中,予以积极的降糖治疗及其他辅助治疗,控制血糖在目标范围内,以达到延缓糖尿病并发症的发生,就是三级预防。

3. 健康管理的服务过程为环形运转循环

健康管理的实施环节为健康监测(收集服务对象个人健康信息,是持续实施健康管理的前提和基础)、健康评估(预测各种疾病发生的危险性,是实施健康管理的根本保证)、健康干预(帮助服务对象采取行动控制危险因素,是实施健康管理的最终目标)。整个服务过程,通过这三个环节不断循环运行,以减少或降低危险因素的个数和级别,保持低风险水平。比如,对于一个体型肥胖的中年男性,首先收集他的所有个人健康信息,包括饮食、运动、工作、生活习惯等,以及一些基本的健康检查数据(诸如血糖、血压等),然后对于他的各种疾病发生的危险性进行评估,尤其是与肥胖、年龄、性别相关的一些疾病(诸如糖尿病、高血压、心脑血管疾病等),最后帮助他在一些不良的生活和行为方式上做出改变,以延缓疾病的发生,达到健康管理的目标。如此,就是一个健康管理的循环过程。

健康管理的内容,主要包括:

1. 采集健康相关信息

系统、全面地收集个体或群体的健康相关信息,是进行健康评估的基础。健康相关信息主要包括个人基本情况(性别、年龄、种族等)、既往史(有无高血压、糖尿病等慢性病史,有无肿瘤病史,有无手术史等)和疾病家族史(肿瘤家族史、心脑血管疾病家族史等)、目前疾病与健康状况、一般体格检查(身高、体重、腰围、血压等)、辅助检查(血常规、尿常规、血糖、血脂、心电图、超声、胸片等)及生活方式(膳食、运动、吸烟、饮酒、睡眠等)等内容,也可根据个体或群体实际情况增加其他专项内容。

2. 进行健康评估

根据收集的健康信息,运用流行病与卫生统计学的方法,对个体或群体的健康危险因素、未来一段时间内发病或死亡的风险进行评估。在疾病的发病或死亡风险评估中,通常在大样本人群研究的基础上,形成发病或死亡风险的预测评估模型,将个体或群体的健康信息代入或比照,评估在未来一段时间内个体或群体的疾病发病或死亡风险,但这类模型随着研究方法、技术和人群相关因素变化,也在不断调整和完善。在健康危险因素评估时,对慢性病的多种危险因素,根据不同因素的危害程度、与疾病的关联强度,确定其中主要、可改变的健康危险因素,以便后续进行针对性干预管理。

3. 实施健康干预

健康干预是健康管理的核心。根据健康评估的结果,制订健康管理计划,与服务对象讨论确定健康干预的目标、优先干预的健康危险因素、合理可行的干预措施。相较于健康教育和健康促进而言,健康管理中的干预措施更具有个性化。在服务对象的主动参与下,以多种形式帮助服务对象采取行动,纠正不健康的生活方式和行为习惯,控制、减少、消除健康危险因素,实现健康管理计划的目标。在实施健康干预一定时间后,可采集健康信息再次进行健康评估,以评价干预措施的效果,完善和调整健康干预的计划和措施。

从健康管理的内容上,可以看出,健康管理是一个周而复始、不断循环的过程,长期、系统的健康管理,可使个体或群体健康得以持续维护和促进。

健康管理的基本策略,从宏观来看,是在国家层面上为全国人民的健康资源管理出谋划策,通过提供准确的健康监测信息进行循证健康管理决策,科学调整国家医疗和健康总体战略布局,为提高全民的健康水平作贡献;从微观来看,包括生活方式管理、需求管理、疾病管理、灾难性病伤管理、残疾管理和综合的人群健康管理六种形式。

健康教育、健康促进与健康管理,在分析与解决问题的思路上都以收集基线资料→评估→干预→效果评价为主线,但健康管理引入了健康风险评估和管理学的理念。在制订计划前的研究评估中,健康教育更侧重知识、态度、信念、行为等方面,健康管理还重视体格检查资料,以及强调对生活方式和行为长期、连续的管理;在制订计划的过程中,健康教育更重视目标人群的知识、态度和行为的改变,健康管理要基于风险评估结果提出个性化干预措施;在实施干预的过程中,健康教育常运用教育、环境、政策等策略,健康管理的干预手段主要是教育和管理,无论对个体还是群体的健康管理而言,健康教育都是非常基本和重要的方法和策略;在评价干预效果时,健康教育细分为过程评价、效应评价和结局评价,健康管理也类似,但更侧重于行为的改变、健康指标的改善以及健康风险的变化。

第二节 健康行为模式

健康的行为方式是指有益于健康的习惯化的行为方式。在健康教育与促进的实践中,研究者逐渐摸索出个人健康行为的模式,用于解释健康行为的形成与影响因素。常用的模式包括知信行模式、健康信念模型、计划行为理论和行为转变模型与改变阶段等。

一、知信行模式

在健康教育与健康促进中的知信行模式,"知"是知识,"信"是信念,"行"是行为。它是用来解释个人知识和信念如何影响健康行为改变的最常用的模式,由英国人柯斯特于20世纪60年代提出。该理论将人类行为的改变分为获取知识(knowledge)、产生信念(attitude)和形成行为(practice)三个连续过程。其中,"知"是对相关知识的认识和理解,是基础;"信"是正确的信念和积极的态度,是动力;"行"是行动,是产生促进健康行为、消除危害健康行为等行为改变的过程,是目标。当人们了解有关的健康知识,建立起积极、正确的信念与态度,才有可能主动地形成有益于健康的行为,改变危害健康的行为。从知识到行为的转化,需要外部条件,健康教育就是促进把知识转变为行为的重要的外部条件。

举例说明。吸烟是一种危害健康的行为,要通过知信行模式改变这种危害健康的行为,最终让吸烟者达到戒烟的目标,通常需要以下步骤。首先,需要使吸烟者了解烟草的有害成分、吸烟对健康的危害、戒烟的益处及如何戒烟的知识,这是使吸烟者戒烟的基础。其次,让吸烟者树立吸烟有害健康、通过努力是可以成功戒烟的信念,让吸烟者有动力去实施戒烟这个行动。当然,从知识最终转化成行为,是一个漫长而复杂的过程,受诸多因素影响。知识是行为改变的必要条件,但不是充分条件。接受知识到转化成行为,一般会通过这样一个过程:信息传播→觉察信息→引起兴趣→感到需要→认真思考→相信信息→产生动机→尝试行为态度坚决→动力定型→行为确立。其中关键的主要有两步:信念的确立和态度的改变。知、信、行三者间不存在因果关系,但必须有必然性。在信念确立以后,如果没有坚决转变态度的前提,实现行为转变的目标照样会招致失败。在健康教育工作实践中,常常有"知而不信""信而不行"的情况。"知而不信"可能由于传播信息的可信性、权威性受到质疑、感染力不强,不足以激发人们的信念。比如,向吸烟者传播吸烟有害健康,如果传播者本身就是一个吸烟者,那么他传播知识的可靠性就值得被传播者怀疑,而达不到所要教育和传播的效果;"信而不行"可能由于人们在建立行为或改变行为中存在一些不易克服的障碍,或者需要付出较大的代价,这些障碍和代价抵消了行为的益处,因此不产生行动。比如,吸烟者已经知道吸烟有很多危害,但是鉴于其吸烟也有多年的历史,已经成为了他生活中的一种习惯,而且由于其工作岗位是销售,经常需要递烟敬酒,很难戒除,这种工作性质成为了他戒烟的障碍,不易克服,以致其迟迟不能产生戒烟的行动。此时,如果他得知了他的一位年龄相仿的好友,因为长期吸烟,罹患了肺癌,那么很可能就会促使他最终下定决心去戒烟。因此,只有全面掌握知、信、行转变的复杂过程,才能及时、有效地消除或减弱不利影响,促进形成有利环境,进而达到改变行为的目的。

二、健康信念模型

健康信念模型(health belief model)是一个通过干预人们的知觉、态度和信念等心理活动,从而改变人们的行为的健康教育模型,诞生于20世纪50年代早期,是目前健康行为研究中应用最广的理论框架之一。

20世纪50年代的社会心理学家们从社会心理的角度解释人们参与预防和检测疾病的大范围失败的原因。例如在通过肺部X线透视检测肺结核的案例中,霍克鲍姆(Hochbaum)于1958年发现在拥有相信肺结核的易感性和相信早期检查的益处的一组对象中,82%的人在调查期间至少做过一次X线透视检查;而有易感性信念而没有早期检查有益性信念的对象中,有64%愿意去做X线透视;相反,仅有有益性信念而没有易感性信念的人中仅有29%愿意去做X线透视;如果两种信念都没有,那么只有21%的人在调查期间去做了X线检查。

后续的研究者继续归纳出对障碍的感知、行为线索和自我效能等因素,最终形成完整的健康信念模型(图6-1)。

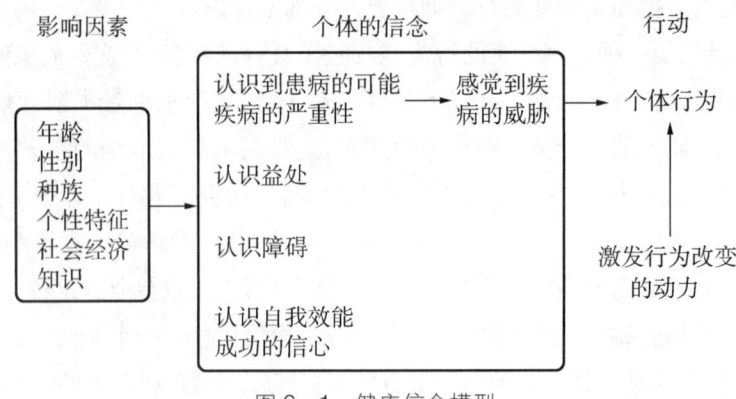

图6-1 健康信念模型

健康信念模型强调感知(perception)在决策中的重要性,影响感知的因素很多,是运用社会心理学方法解释健康相关行为的理论模式。该理论认为,信念是人们采纳有利于健康的行为的基础。人们如果具有与疾病、健康相关的信念,他们就会采纳健康行为,改变危险行为。当人们思考是否采纳某健康行为时,首先会判断疾病的威胁,然后判断预防疾病的价值、采纳健康行为对改善健康状况的期望和克服行动障碍的能力,最后才决定是否采纳健康行为。

(1) 对疾病威胁的感知(perceived threat):即人们感知到的疾病威胁。其中包括感知疾病的易感性(perceived susceptibility)和感知疾病的严重性(perceived severity)。如果个体认为疾病越严重,自己越容易患某疾病,那么采取行动的可能性就越大。

(2) 对行为益处和障碍的感知(perceived benefit and barrier):即个体对采纳或放弃某种行为带来的益处和障碍进行的主观判断,也即通常的利弊感知。如果个体感知到的益处越大,障碍越小,就越容易采纳或放弃该种行为。

(3) 自我效能(self-efficacy):即个体对自己采纳或放弃某种行为的能力进行的判断和评价,类似于自信心。这个概念来源自班杜拉(Bandura)的社会认知理论(social cognitive theory)。如果个体即使感知到问题的严重性,但是对自身能力信念不足,也不足以形成改变的信念。

(4) 行为线索(cues to action):即导致个体行为改变的"最后推动力",例如身体出现不适症状,看到媒体关于该行为严重后果的报道,或者医生或家人的忠告等。

举例说明。比如,一个年轻男性,近期在常规体检中发现自己患了糖尿病,由于其体型较为肥胖,医生建议其减轻体重,增加运动,每天要做中等强度的体力活动至少30分钟,如果他认识到自己的糖尿病与肥胖有关(感知到疾病的易感性),糖尿病可能会导致酮症酸中毒、高血糖高渗综合征、低血糖昏迷等急性并发症危及生命,还可能会导致心脑血管疾病,肾脏、眼部、周围神经病变等慢性并发症,从而引起器官功能障碍及致残(感知到疾病的严重性)。在医生的教育下,他认识到减肥以及增加运动对于控制糖尿病有好处(对行为益处的感知)。同时,他又觉得,减肥对于他一个从小胖到大的人来说太难了(对行为障碍的感知),但是他相信通过自身不懈地努力,可以逐渐增加运动并减轻体重(自我效能),而他的一个好朋友,因为糖尿病最近得了急性心肌梗死,送到医院抢救,好不容易才捡回一条性命,这对他的触动很大

(行为线索)。综合以上各种因素,这位年轻男性最终开始实施了他的减肥和运动计划。这就是健康信念模型的实例。

三、自我效能理论

1977 年,美国心理学家班杜拉从社会学习的观点出发,提出了自我效能理论(self-efficacy theory)。自我效能是指个体应对或处理内外环境事件的效能或有效性;也是指个体对自己组织、执行某特定行为并达到预期结果的能力的主观判断,即个体对自己有能力控制内外因素而成功采纳健康行为并取得期望结果的自信心、自我控制能力。

自我效能的功能主要是调节和控制行为,并通过行为调控影响行为结果。自我效能对行为的调控主要表现在以下方面:

(1) 影响人们对行为的选择与行为坚持性。自我效能感高的人,常常倾向于选择适合于自己能力水平又富有挑战性的任务;而自我效能感低的人却恰恰相反。

(2) 影响人们的努力程度和对困难的态度。具有高度自我效能感的人,多富有自信,勇于面对困难和挑战,相信自己可以通过努力克服困难,因此,会竭力去追寻和实现自己的目标;相反,自我效能感水平低的人,则会因为怀疑自己的能力而在困难面前犹豫不决、不知所措,甚至对能够行使的行为和完成的任务也不敢尝试。

(3) 影响人们的思维方式和行为效率。自我效能感水平低的人,总是担心自己会失败,从而影响他们采取行动以及新行为的形成和习得行为的表现,导致行为能力和行为效率低下。相反,有强烈自我效能感的人却把注意力集中在积极分析问题和解决困难上,他们知难而上、执著追求,在困难面前常常使得自己的思维与解决问题的能力得以超常发挥,表现出优质的行为能力和行为效率。

(4) 影响人们的归因方式。自我效能感高的人,常常把失败归因于自己努力不够;而自我效能感低的人,却往往将失败归因于自己能力不足、天资不够。

自我效能是人类行为动机、健康和个体成就的基础,是决定人们能否产生行为动机和产生行为的重要因素。只有当人们相信他们的行动能够导致预期结果时,才愿意付出行动,否则人们在面对困难时就不会有太强的动机也不愿长期坚持。自我效能高的人,更有可能采纳所建议的有益于健康的行为。

自我效能的影响因素受四种信息源的影响,即可以通过以下四种途径产生和提高自我效能:

(1) 个体的直接成功经验。直接经验,如行为成败经验,来自个人的亲身体验,对自我效能影响力度最大。成功的经验可提高个体的自我效能感。一次成功能帮助人们增加其对熟练掌握某一行为的期望值,是表明自己有能力执行该行为的最有力的证据。比如,一位糖尿病患者,通过控制饮食摄入、减轻体重以及增加运动后,血糖控制良好,这会增加他的信心,提升他的自我效能,以后的一段时期,他都会坚信自己有能力通过自己的"管住嘴、迈开腿"而达到控制血糖的目标。

(2) 他人的间接成功经验。间接经验是人们通过观察他人的行为而获得的,看到别人成功完成了某行为并且结果良好,而增强了自己通过努力和坚持也可以完成该行为的自信心。比如,一位肥胖患者,一直都打算减肥,但始终也没有成功,某日,他看到了以前的同伴,曾经和他一般肥胖,现在通过运动和健康饮食,体重大减,不仅体型变得匀称,原来的高血压也没有了,这大大增加了这位肥胖患者减肥的信心,并开始努力实施。

(3) 言语劝说。指凭借说服性的建议、劝告、解释、引导,通过改变人们的知识与态度来提高人们自我效能、提升执行某行为的自信心的一种方法。言语劝说简便易行,然而由于没有经验基础,形成的自我效能常缺乏牢固性。比如,医生经常会劝说吸烟者不要吸烟,非常简便易行,但是这种劝说,究竟能否提升吸烟者对于戒烟的自我效能,或者即使形成戒烟的自我效能后,能够维持多久,由于吸烟者并没有这方面的经验和基础,因此都值得商榷。

(4) 培养和调节情绪和生理状态。班杜拉在其"脱敏"研究中发现,心理状态是影响自我效能的重要因素之一。焦虑、紧张、情绪低落等不良情绪会影响人们对自己能力的判断。而通过一些手段消除不良情绪,激发积极的情感,可以提高人们对自己能力的自信心。比如,一位糖尿病患者,通过饮食控制和增加运动后,发现其血糖下降的幅度并不明显,仍然没有达标,于是非常沮丧。这时候,他的家人和主治医生一直都鼓励他,并坚信他一定能通过自己不懈地努力,最终把血糖控制好。通过周围人群的鼓励,这位患者重拾信心,增加了自我效能,坚信自己能够达到控制血糖的目标,于是继续坚持饮食控制和积极运动,最终实现了血糖达标。

四、理性行动理论及计划行为理论

1967 年美国学者菲什拜因(Fishbein)和阿耶兹(Ajzen)提出理性行动理论(theory of reasoned action),又称理性行为理论,主要用于分析态度如何有意识地影响个体行为,关注基于认知信息的态度形成过程,其基本假设是认为人是理性的,在做出某一行为前会综合各种信息来考虑自身行为的意义和后果。该理论认为行为意向(behavioral intention)是影响行为的最直接因素;而行为意向又由行为态度(attitude)和主观规范(subjective norm)来决定。计划行为理论(theory of planned behavior)则是阿耶兹在理性行动理论的基础上引入感知行为控制(perceived behavioral control)上发展而成的(图 6-2)。该理论认为,行为意向除了由态度和主观准则决定之外,还会受到感知行为控制的影响。感知行为控制是个人对其所从事的行为进行控制的感知程度,由控制信念和感知促进因素共同决定。控制信念是人们对其所具有的能力、资源和机会的感知,而感知促进因素是人们对这些资源的重要程度的估计。

在这两个理论中,行为(behavior)指的是在一定时间和特定语境下,个人采取的指向性的行动(target action),人的行为意向是人们打算从事某一特定行为的量度。而态度(attitude)指的是个人对行为的积极或负面的感觉(feelings),是由对行为结果的主要信念以及对这种结果重要程度的估计所决定的。主观规范(subjective norms)则反映出一个人关于别人对某种行为的评价的认知(perception),是由个体对他人认为应该如何做的信任程度以及自己对与他人意见保持一致的动机水平所决定的。早期的主观规范只包含感知到的社会群体中对某种行为的

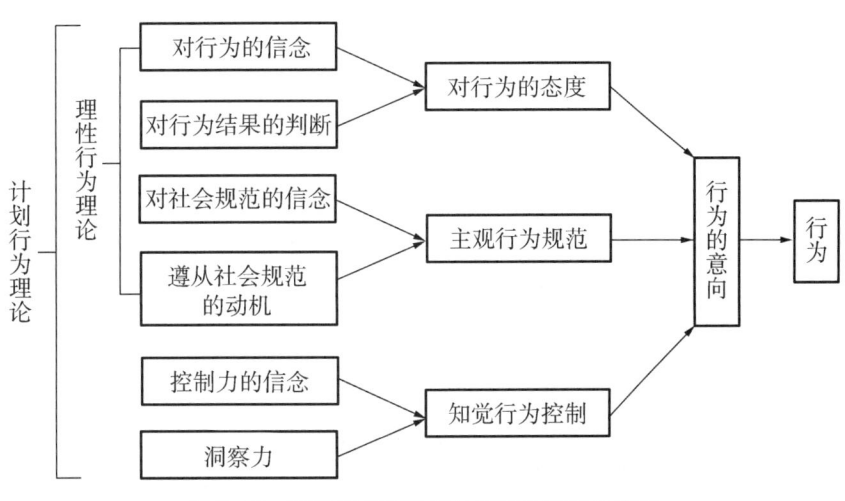

图6-2 理性行动理论和计划行为理论示意图

允许程度,即强制性规范(injunctive norm),但逐渐人们发现,个体对群体中其他人如何行事的认识也会显著影响到行为意图,因此期望规范(descriptive norm)被加入到理论中。例如,在美国的大学校园中,大学生往往知道强制性规范是不建议过度饮酒的,但是如果他们发觉其他大学生都在过度饮酒的话,他们很可能自己也开始过度饮酒。计划行为理论是在理性行动理论基础上发展起来的,它增加了一项自我的感知行为控制,这是反映个人过去的经验和预期的阻碍,当个人认为自己所掌握的资源与机会愈多、所预期的阻碍愈少,则感知行为控制就愈强。计划行为理论影响的方式有两种,一是对行为意向具有动机上的含意;二是其亦能直接预测行为。比如,对于吸烟者采用计划行为理论进行干预,影响其吸烟的意向,改变其吸烟的行为,针对行为态度,可以在各个场合大力宣传吸烟的危害;针对主观规范,可以开展戒烟讲座等持续强化正确的控烟知识的传播;针对感知行为控制,可以制定社区禁烟规章制度,由工作人员对在公共场合吸烟的人士进行劝阻,必要时罚款,约束其在公共场合吸烟的行为,让其感知吸烟的阻碍很多。

计划行为理论有以下几个主要观点:

(1)非个人意志完全控制的行为不仅受行为意向的影响,还受执行行为的个人能力、机会以及资源等实际控制条件的制约,在实际控制条件充分的情况下,行为意向直接决定行为。

(2)准确的感知行为控制反映了实际控制条件的状况,因此它可作为实际控制条件的替代测量指标,直接预测行为发生的可能性,预测的准确性依赖于知觉行为控制的真实程度。

(3)行为态度、主观规范和感知行为控制是决定行为意向的三个主要变量,态度越积极、重要他人支持越大、知觉行为控制越强,行为意向就越大,反之就越小。

(4)个体拥有大量有关行为的信念,但在特定的时间和环境下只有相当少量的行为信念能被获取,这些可获取的信念也叫突显信念,它们是行为态度、主观规范和感知行为控制的认知与情绪基础。

(5) 个人以及社会文化等因素(如人格、智力、经验、年龄、性别、文化背景等)通过影响行为信念间接影响行为态度、主观规范和知觉行为控制,并最终影响行为意向和行为。

(6) 行为态度、主观规范和感知行为控制从概念上可完全区分开来,但有时它们可能拥有共同的信念基础,因此它们既彼此独立,又两两相关。

尽管理性行动理论和计划行为理论因其简洁和预测的有效性受到不少研究者的推崇,但是这两个理论并没有充分考虑环境因素对人们行为的影响。因此后来的研究者加入环境限制与行为习惯等因素,形成整合行为模型(integrated behavioral model)(图6-3)。

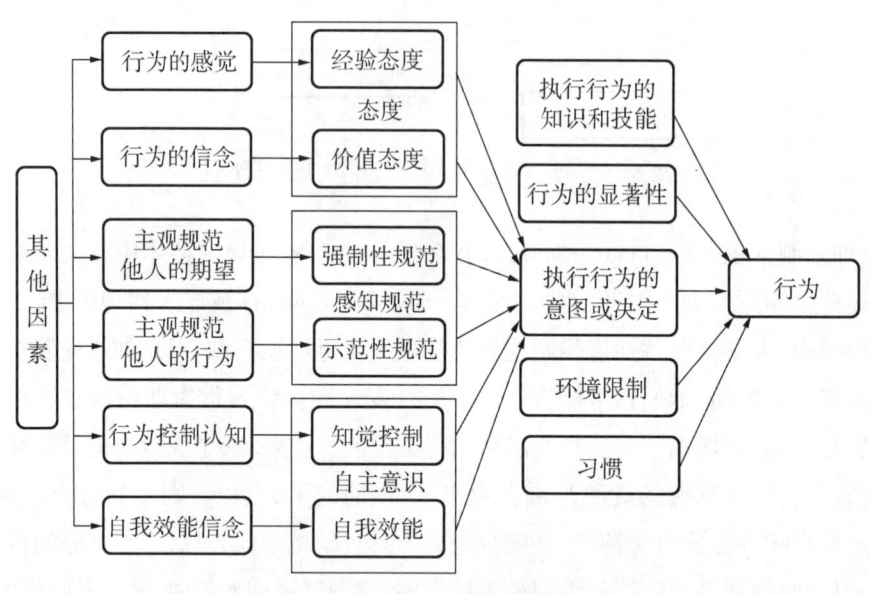

图6-3 整合行为模型

五、行为转变理论模型与改变阶段

行为转变理论模型与改变阶段(the transtheoretical model and stage of change,简称TTM)是由普罗查斯卡(Prochaska)和迪克莱门特(Diclemente)两位美国学者于20世纪80年代初提出的,并在诸多实践中取得了令人满意的效果。TTM根植于心理学,从一个动态的过程来描述人们的行为变化。该理论的主要依据是人的行为变化是一个过程而不是一个事件,而且每个改变行为的人都有不同的需要和动机,只有针对其需要提供不同的干预帮助,才能促使教育对象向下一阶段转变,最终采纳有益于健康的行为。这一点与其他几个理论不同,因为其他理论是从行为的诱发因素来探讨行为改变的原因。

TTM认为人的行为转变是一个复杂、渐进和连续的过程,一般分为五个阶段,对成瘾性行为还有第六个阶段。

1. 无打算阶段

在无打算阶段(pre-contemplation)中,人们并没有改变行为的意向。缺乏意向的原因可能是不了解行为的结果,或者感知麻木,或者是因为已经多次试图改变但最终失败而心灰意冷等。因此,这个无动机群体往往会找出一些理由来抵触行为干预。例如他们会认为行为干预是浪费时间,或者认为自己没有能力做到行为改变等。

2. 打算阶段

处于打算阶段(contemplation)的人们具有行为改变的打算,但是却一直没有付诸行动的迹象。他们已经意识到行为改变可能带来的益处,但是也清楚需要花费的代价,因此处于在收益和成本之间权衡的矛盾心态。这个阶段可能不会很长,往往也被称为慢性打算或行为拖延阶段。第一和第二阶段合称为准备前阶段。

3. 准备阶段

处于准备阶段(preparation)的人们倾向于在近期(通常为1个月内)采取行动。他们承诺做出改变,并有所行动,比如制订行动计划、寻找资料、寻求咨询等。

4. 行动阶段

处于行动阶段(action)的人们在过去(通常为过去6个月内)已经做出行为改变。需要注意的是,不是所有这期间的行动都是行为改变。人们的行为改变要达到专业人员认可的减少疾病的风险程度才可。例如,在安全性行为的行为改变中,偶尔使用安全套不能算成合格的行为改变。

5. 维持阶段

处于维持阶段(maintenance)的人们已经保持了行为状态6个月以上,达到了预期的行为改变目标。如果能够经受住诱惑和增加自我效能,这个维持阶段一般可以维持6个月至5年之久,但是如果没有经受住诱惑,或者没有足够的信心和毅力,他们则可能返回原来的行为状态,这一现象称为复返(relapse)。

6. 终止

对于成瘾性行为,终止阶段(termination)中的人们不再受到诱惑,并对保持行为改变具有很高的自信心。尽管他们有负面的情绪体验,比如沮丧、焦虑、紧张等,他们复返的可能性较低。一般20%的人能达到这个阶段。

表6.2 行为改变阶段模式的行为和心理特点

行为变化阶段	行 为 计 划	行为心理特点
无打算阶段	未来6个月不打算改变行为,甚至坚持不改	未意识到自身问题行为存在,或曾尝试改变,却因失败而失去信心
打算阶段	未来6个月内打算改变问题行为	意识到问题行为存在,也意识到行为改变的益处和代价,处于矛盾状态
准备阶段	将于未来短期内改变行为	对将采取的行为已有具体计划
行动阶段	过去6个月已经进行行为改变	行为的改变需符合足以降低疾病风险的判断标准

(续表)

行为变化阶段	行 为 计 划	行为心理特点
维持阶段	坚持健康行为6个月以上,达到预期目的	对避免诱惑、防止旧行为复返较为有信心
终止阶段	成瘾性行为的终止	不再受到诱惑,对行为改变的维持有高度自信

处在不同阶段的人,以及从前一个阶段过渡到下一个阶段时,会发生不同的心理变化过程。从无打算到打算阶段,主要经历对原有不健康行为的重新认识,产生焦虑、恐惧的情绪,对周围提倡的健康行为有了新认识,然后意识到应该改变自己的不健康行为;从打算阶段到准备阶段,主要经历自我再评价,意识到自己应该抛弃不健康的行为;从准备阶段到付诸行动,要经历自我解放,从认识上升到改变行为的信念,并做出改变的承诺;当人们一旦开始行动,需要有许多支持条件来促使行动进行下去,如建立社会支持网络、社会风气的变化,消除促使不健康行为复发的事件,激励机制等。

行为干预首先要确定目标人群所处的阶段,了解人们在不同行为阶段的不同需求,有针对性地采取干预措施,帮助他们进入下一阶段,才能取得预期的效果。在第一、第二阶段,应重点促使人们思考、认识到危险行为的危害,权衡改变行为的利弊,产生改变行为的意向、动机;在第三阶段,应促使他们做出决策,尽快开始改变危害健康的行为;在第四、第五阶段,应改变环境来消除或减少诱惑,通过自我强化和学会信任来支持行为改变。如干预效果不理想或不成功,对象的行为会停留在某一阶段甚至倒退。

因为人们在行为改变的过程中具有一系列心理活动的变化过程,因此健康教育者可以采取不同的心理干预措施来提升行为干预的有效性。这些方法包括:

(1) 提升意识:这涉及关于原因、结果和具体问题行为治疗的意识。

(2) 情感放松:角色扮演、成功实例见证等方式能有效缓解行为改变初期出现的负面情绪。

(3) 自我重新评估:这一过程结合了个体与不健康行为相关或不相关的自我形象的认知评估和情感评估,例如久坐的宅男宅女和富有活力的运动爱好者的自我形象评估。

(4) 环境的再评估:将个体行为的存在与缺失是如何影响社会环境的情感和认知的评估结合起来。

(5) 自我解放:指的是一个个体能够改变和做出努力的信念,并针对这一信念的再努力。

(6) 提供社会机遇和选择:特别是对那些相对贫困的人群及弱势群体。例如设定无烟区,提供避孕工具的便捷获取等。

(7) 互助的社会关系:相互关爱、信任、坦诚和接纳等,并对健康行为进行支持。

(8) 逆向制约:选择健康行为去取代危害行为,如使用放松、脱敏疗法来戒烟。

六、群体动力论

群体动力论(group dynamics theory)最早由美籍德国人库尔特·勒温(Kurt Lewin)于1939

年提出,该理论认为,一个人的行为(B),是个体内在需要(P)和环境外力(E)相互作用的结果,可以用函数式 $B=f(P,E)$ 来表示。所谓群体动力理论,就是要论述群体中的各种力量对个体的作用和影响。勒温认为,人们结成群体后,个体间会不断相互作用、相互适应,从而形成群体压力、群体规范、群体凝聚力等,既影响和规范群体中个体的行为,也最终改变群体行为。

群体动力论主要包括五个方面的内容。

1. 群体内聚力

群体内聚力指的是群体对其成员的吸引力和群体成员间的相互吸引力,是作用于所有成员并促进其参与群体活动的各种力的组合。群体动力学家一般将具有内聚力的群体描述为其成员为了一个共同的目标而一起工作,每个成员都愿意为群体分担责任,一致反对外来的攻击等。赋予诸多个体一件共同的任务,在成员中营造一种友好的合作氛围,每个成员具有相同的背景和态度,经常的接触和交往,拥有共同的遭遇或不幸,都是形成群体内聚力的因素。在凝聚力大的群体中,个体的集体意识强,人际关系良好,产生的群体行为强度大。

2. 群体压力与群体规范

群体规范指群体形成的、群体成员需要遵守的行为准则,可以是守则、规范等明文规定,也可以是不成文、约定俗成的概念框架。群体规范可以约束群体中个体的行为,也有助于形成群体凝聚力。而群体压力指的是群体中形成的一种氛围,使得个体不得不按照群体规范行事,与群体中的绝大多数保持一致。群体的一致性有三种解释:一是群体作为整体在很大程度上决定了个别成员的思想和行动;二是每个个体都倾向于像群体中的其他成员那样行事;三是个体在行动上与群体成员保持一致是受求同压力的影响。群体中的求同压力主要有两种:一种是当一个人发现自己的观点和行为与他人不同时所产生的内在压力;另一种是那些试图影响他人行为的成员所施与的外在压力。由于这些压力都直接导向群体成员的一致行为,所以通常又被归之于群体规范。

3. 个人动机和群体目标

任何一种群体都会有一种目标,一种存在和行动的理由。被群体所选定的目标,在很大程度上决定该群体的行为、群体作用的发挥、成员对群体的依赖性、成员的态度和信心等。研究表明,群体目标与成员的个人动机是密切相关的,尽心接受群体目标的成员会表现出最为强烈的需求动机,并努力为使群体达到目标而工作。

4. 领导与群体性能

领导者的素质及其领导作风,在所有的群体生活中占有非常重要的地位。在群体动力学中,一般把领导作为群体的一种功能来研究,这涉及群体性能的发挥以及群体生产力的高低。另外,对领导方式的研究将有助于解决如何调动群体成员内在活力的问题。

5. 群体的结构性

当一个群体在其成员之间的关系安排上获得一种稳定时,它也就拥有了一定的结构。群体结构变量包括:正式领导、角色、规范、地位、群体规模、群体构成。群体结构塑造群体成员的行为,使人们有可能解释和预测群体内大部分的个体行为以及群体本身的绩效。群体中包含正常成员、非正常成员、领导成员和孤立者,其中,正常成员接受并遵守群体的绝大多数规范,非正常成员接受其中的某些规范而拒绝其中的一项或几项规范,但仍是群体成员之一,领导成员在保持群体的团结方面作出最大的贡献,而孤立者却基本上不属于群体,通常向往另外一个群体。

在以学校、企事业单位、社区为基础的健康行为干预中,可以充分运用群体动力论。如:在某社区开展老年高血压患者盐分摄入量的干预时,如果对个体,也就是每个患有高血压的老人分散实施干预,老人们的积极性都不高。首先,他们缺乏对盐分摄入过多的认识;其次,如果每个老人自己单独进行盐分摄入量的控制,缺乏他人的监督和鼓励,往往很难坚持,容易半途而废。此时,如果将这个社区中所有65岁以上,同时患有高血压的老人,也就是年龄及健康问题相似的个体集中在一起,组成老年高血压患病小组,开展患病小组群体的盐分摄入量干预,其效果比个体分散进行干预要好得多。在这个群体中,确定目标是盐分摄入量每日小于6克,由于群体所确立的目标是全体成员的行为指向,因此绝大多数成员也就是这个老年高血压患病小组的组员会积极支持和参与团体的目标行为,并成为自己的自觉行为。群体成员之间往往具有亲密的关系,这个患病小组的老年人由于年龄和患病经历相仿,关系非常亲近,在这个小组中每个成员有群体归属感和集体荣誉感。在这样的群体环境下,率先改变行为的个体,也就是率先成功控制每日盐分摄入量在6克以下的老人,就可能成为群体中的骨干,对于患病小组中的其他患有高血压的老人起到了积极的示范作用,可以带动他人共同进行盐分控制的行动。同时,群体成员会受到群体规范的制约,形成群体压力,也就是说在患病小组中的老人,会收到群体规范的制约(每日盐分摄入量小于6克),要与其他老人保持一致,如果没能达成目标,就可能形成群体压力。这种支持与压力的联合作用,能有效地促使群体中的个体形成健康行为,改变危险行为,这也意味着在患病小组中的压力和支持作用,可以促使患病小组中的所有老年高血压患者采取限盐的健康行为,改变盐分摄入过多的不健康行为。在群体间可以引入竞争与评价机制,利用群体凝聚力,促使群体成员形成并巩固健康行为,由激励行为干预效果良好的成员来督促存在差距的个体,最终达到集体增进健康的目的。比如在患病小组中评选"控盐明星",对于盐分摄入量控制达标的老人给予奖励,对于那些还没有控制达标的老人给予督促,并鼓励他们向"控盐明星"学习,最终就可以在这个老年高血压患病小组的成员中达到集体降低盐分摄入量的目标,促成盐分摄入控制这个健康行为的实现。

参 考 文 献

[1] 傅华,郑频频,史慧静.健康促进理论与实践[M].上海:复旦大学出版社,2011.
[2] 魏荃,米光明.社区健康教育与健康促进[M].北京:化学工业出版社,2005.

第 七 章

健康教育、健康促进与健康管理流程

健康促进与干预是一项复杂的系统工程,涉及目标人群的生活质量与生命保护。其内容涉及影响健康的个人、群体和社会文化等多方面因素以及政策和组织结构等众多领域。因此健康促进工作需要科学的、周密的系统计划与评估。健康促进与干预实践遵循着一定的基本框架。简而言之,制订计划时需要回答三个问题[1]:

① 这个计划想获得什么?这是关于明确需要和优先顺序的问题,使目的和目标更加清晰。② 这个计划将做什么?这是细化步骤的过程,具体包括:选择最佳的方式来达到目标;确定将使用的资源;设立一个清晰的行动计划,包括谁来主导,做什么,如何分工合作,何时做。③ 如何知道一个计划是否成功?这是评估的步骤,也是健康促进干预计划中不可缺少的部分,须在计划开始前统筹考虑这个问题。

图 7-1 罗列出健康促进计划评估流程的七个步骤。首先在确定需要及优先事项的基础上设定目标;然后根据目标确定计划、确认方法,并设计评估方法。在设定执行计划之后开始实施计划(包括评估)。值得一提的是,流程图的箭头环绕一周,这是因为在开始行动时有可能发现一些需要重新思考的事情,并调整最初的想法。例如,最初设定的目标太大,需要缩小;或者有些资源无法获得,需要调整;等等。这个计划流程并非总是有序进行。比如,可以先思考目标(步骤二),再考虑方法(步骤四);如果意识到无法获取预想资源,又得回到步骤二。如此反复推敲,才能制订并执行可行的计划。

在进行健康教育与促进计划设计时,还需要遵循以下六个原则:

(1) 目标原则:计划要有明确的总目标和可行的具体目标,使计划设计有明确的方向,计划活动紧紧围绕目标开展,以保障计划目标的实现。

(2) 整体性原则:健康教育与健康促进计划是整个卫生发展系统中的一部分,在制订健康教育与健康促进计划时,不仅应全面理解和考虑健康教育与健康促进项目自身,同时需要考虑项目与整个卫生发展规划的一致性。

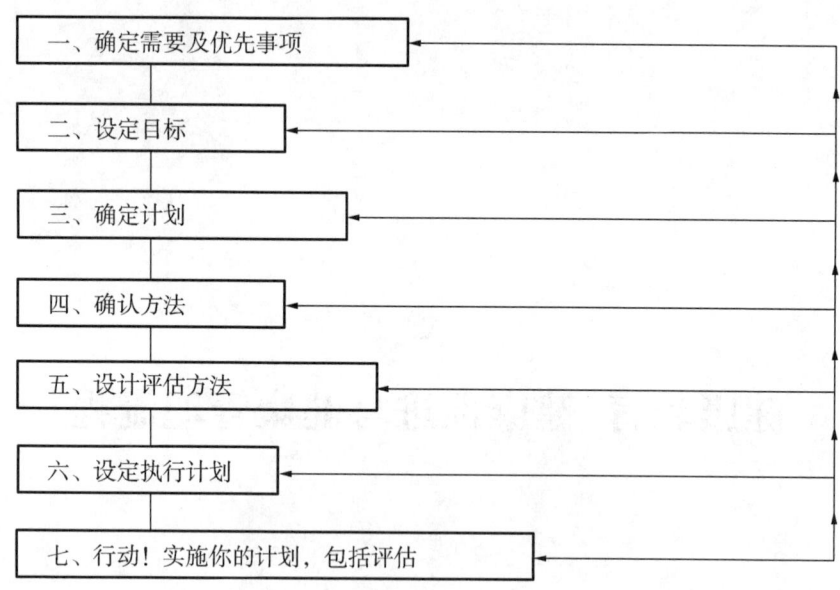

图 7-1 健康促进计划评估流程图

（3）前瞻性原则：制订计划时要预见未来，有一定的先进性，考虑人群需要、资源、环境等条件的长远变化。

（4）弹性原则：在制订计划时留有余地，能在实施过程中根据实际情况进行调整，以确保计划的顺利实施。

（5）从实际出发原则：在计划设计时要借鉴其他项目的经验和教训，开展调查研究，了解实际情况。只有根据实际情况设计的计划，才能真正符合目标人群的需要。

（6）参与性原则：计划涉及的各人群和机构都应参与计划制订，如目标人群、合作伙伴、投资者、健康教育人员等。

在长期的实践中，人们逐渐形成了健康促进干预的系统框架（framework）或模式（model），其中由美国著名健康教育专家劳伦斯·格林（Lawrence W. Green）为主于 20 世纪 70 年代提出的 PRECEDE-PROCEED 框架被广泛采用，成为过去几十年里应用最广、最具权威的指导框架。该框架又被称为格林框架（图 7-2）[2]。PRECEDE-PROCEED 框架提供了计划设计、执行、评估的连续步骤。PRECEDE 即 predisposing, reinforcing and enabling constructs in educational/environmental diagnosis and evaluation 的首字母缩写，指的是在教育、环境诊断和评估中应用倾向因素、促成因素及强化因素。PRECEDE 着重于诊断和需求评估。而 PROCEED 即 policy, regulatory and organizational constructs in educational and environmental development 的首字母缩写，指在教育和环境干预中运用政策、法规和组织手段。PROCEED 侧重执行过程和评估过程。

本章我们就以 PRECEDE-PROCEED 框架来阐释健康促进计划与评估的各个步骤。

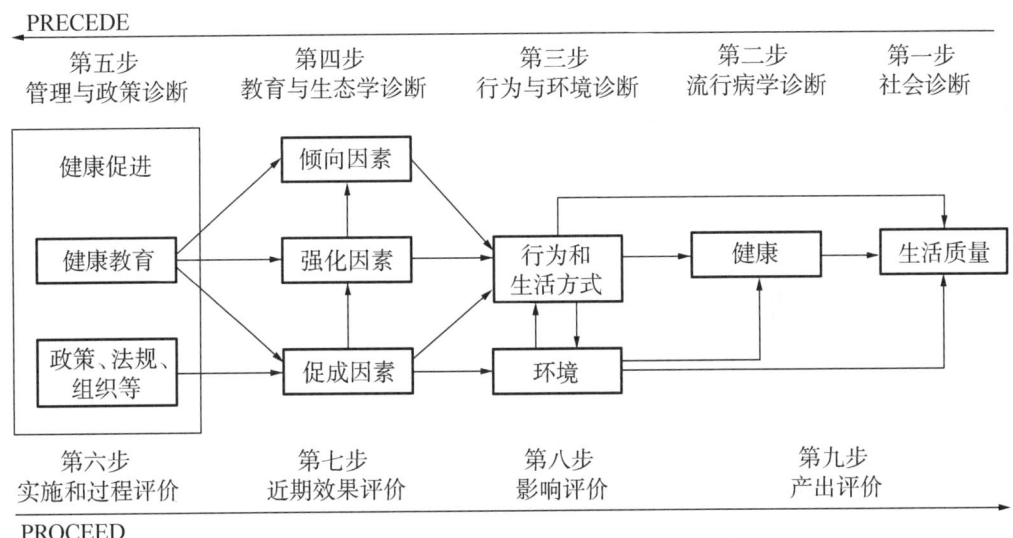

图 7-2 PRECEDE-PROCEED 框架

第一节 需求评估

根据 PRECEDE-PROCEED 框架，需求评估包括社会诊断、流行病诊断、行为与环境诊断、教育与组织诊断，以及管理与政策诊断五项[3]。

一、社会诊断

社会诊断即对目标社区或目标人群的生活质量以及影响生活质量的主要健康问题进行诊断。社会诊断包括了解目标社会或目标人群的社会、经济、文化环境，与健康相关的政策，以及社区资源等。生活质量反映目标人群生活的客观状态与主观感受，例如人均收入、住房条件、环境质量、卫生服务以及对个人生活质量的满意程度等。而社会环境的分析包括对社会政治、经济、文化、服务和资源等的了解和评估，如社会经济发展水平、人群的受教育水平、人群崇尚的信念和信仰、风俗习惯、卫生资源的分布情况、人们对卫生服务的利用情况等，从而为制订可行的健康促进计划服务。

社会诊断可采用多种社会科学研究方法，比如深度访谈、焦点小组、调查法等。也可通过对卫生部门提供的各种资料（比如疾病监控数据、妇幼保健记录等）进行二手分析，从而获得社会诊断的有用信息。对社会人群生活质量的评估，通常通过问卷调查等定量方法直接从人群中获得，可以参考已有的公认的生活质量量表设计问卷，也可以依据当地的实际情况或研究的特定问题进行专门的设计。社会诊断同时也必须十分重视反映群众主观感受和社会需要的定性研究。常用的方法有：① 知情人座谈会：邀请社区卫生有关的行政领导、卫生行业专家、社区工作者、各相关组织和群众代表等知情者提供社区需求的信息。② 个别访谈：邀请熟悉该社区情况的人员进行访谈,了解群众关心的问题。③ 利用常规资料:比如卫生行政部门提供的发病率、患病率、死亡率、入院率、出院率等资料,以及从既往的文献中获取相应的数据。④ 现场观察:到社区现场进行实地观察。⑤ 当应用上述方法后,仍有不足时,可以用专门调查表进行抽样调查,条件许可还可以进行普查,但提倡快速社会学的评估方法。

二、流行病学诊断

在社会诊断确认出影响生活质量的主要健康问题之后,运用流行病学方法进一步确定健康问题的主要危险因素,确定干预健康问题的过程。通常采用"5D"指标,即死亡(death)、疾病(disease)、伤残(disability)、不适(discomfort)和不满意(dissatisfaction),来描述目标人群的生理心理健康状况。

在流行病学诊断中,政府和卫生机构的统计资料(例如疾病统计资料、健康调查资料等)常被用于进一步分析,以确定疾病或健康问题的流行情况,尤其是疾病或健康问题在不同人群中的分布及发生特点。

流行病学诊断用来确定影响目标人群生活质量的主要健康问题有哪些,包括躯体健康问题、心理健康问题、社会健康问题,并确定需要优先解决的健康问题。重点评估这些问题的发生率、分布、强度、危害等。

流行病学资料最终需要能够回答以下问题:

(1) 威胁人群的主要疾病或者健康问题是什么?

(2) 该疾病或者健康问题的严重性如何?

(3) 哪些人群受这些疾病或者健康问题的影响,有什么特征?比如年龄、性别、文化程度等。

(4) 疾病或者健康问题的发生有什么特点?比如季节性、地区分布、持续时间等。

(5) 需要优先解决的是什么疾病或者健康问题?对哪个疾病或者健康问题进行健康教育及干预最敏感?效益可能最好?

三、行为与环境诊断

行为与环境诊断的目的是对导致疾病和健康问题发生和发展的危险行为因素进行诊断。这在于区分引起疾病或健康问题的行为与非行为因素,从而针对行为因素进行干预。以高血压患者为例,吸烟和高盐饮食是行为因素,而家族遗传倾向是非行为因素。除了区分行为因素与非行为因素,同时也要区分重要行为与不重要行为,以及高可变性行为与低可变性行为(表7.1)。

表7.1 优先干预行为的确定

	重 要	不 重 要
高可变性	作为目标进行干预的重点行为	除非有特定目的,且资源充分时干预的行为
低可变性	可在一定条件下作为目标进行干预的行为	不考虑进行干预的行为

行为的重要性表现为：① 行为与健康问题关系的密切程度，关系越密切，行为的重要性越高。比如，高血压患者的高盐行为，与高血压的发生发展之间已经得到了大量循证医学证据的证实，高盐行为与高血压的关系比较密切，因此对于高血压患者来说，高盐行为的重要性就很高。② 行为发生的频度。发生频度高，行为的重要性相对而言更大。比如，高血压患者的高盐行为，如果其几乎每日吃饭都存在高盐饮食的行为，那么这个行为的重要性就比较大；如果这位患者只是偶尔才会出现高盐行为，平时盐分摄入量并不高，那么，对于这位患者，高盐行为的重要性就不大。

高可变性行为通常包含以下几个特征：首先，正处在发展时期或刚刚形成；其次，与传统文化或者传统生活方式关系不大；再次，有成功改变的实证；最后，系社会不赞成的行为。具有这几个（或之中一些）特征的高可变行为，如果与健康问题密切相关，那么应作为目标进行干预的重点行为。比如，对于一位高血压患者，平时有吸烟的习惯，但是吸烟时间并不长，每日吸烟的数量也不多，而且吸烟并不是一个传统的文化或者生活方式，吸烟也是社会广泛不赞成的行为，同时在他的朋友中，有戒烟成功的案例，那么对于这位高血压患者，吸烟行为就是高可变性行为。低可变行为的特征包括：行为的形成时间已经很久；深深植根于传统文化或者传统生活方式之中；既往无成功改变的实例。比如，一位高血压患者，平时有吸烟的习惯，他吸烟已经有20余年的历史，每日至少一包，不吸烟就觉得浑身不舒服，以前曾经戒过烟，但是没有成功，他的工作是销售，经常需要递烟敬酒，同时他的朋友们也都是吸烟人士，周围人群中也没有人戒烟成功过，那么对于这样一位高血压患者，他的吸烟行为就是低可变性行为。当然，在一定条件下，重要的低可变性行为也可作为干预目标行为。如果资源充分并有特定目的，不重要的高可变性行为也可以进行干预，但是对不重要的低可变性行为一般不进行干预。

四、教育与组织诊断

健康干预与促进策略需要行为和环境相关因素的依据。健康相关行为的影响因素包括个体、小环境和社会环境，这些都可以从教育与组织架构中得到启发。例如，健康信念与健康素养直接决定了个体的健康行为，而健康信念的形成与健康素养的提高离不开社会文化环境的提升和健康教育的有效进行。教育与组织诊断就是分析影响行为的因素，包括倾向、促成与强化因素。倾向因素是产生某种行为的动机、愿望或是诱发某行为的因素，包括知识、信念、态度、价值观等。促成因素，又称实现因素，促使某行为动机或愿望得以实现的因素，包括实现行为改变所必需的技术和资源，发生在行为产生之前。强化因素，是激励行为维持与发展的因素，包括社会是否支持、同伴影响、周围人评价、个人采纳行为后的感受等，发生在行为产生之后。

五、管理与政策诊断

管理与政策诊断是分析组织机构内可能促进或干扰健康教育与健康促进项目发展的政策资源，包括拟干预项目所需的、可利用的资源，影响项目实施的阻碍因素或促进因素，可利用的政策或必须改变的政策。管理与政策诊断的核心是组织评估和资源评估,并了解现有政策状况。其中包括分析健康教育机构设置情况,政府刑侦部门对该项目的资源投入程度,并与相关组织机构进行调节。这一诊断可以通过专家咨询、定性调查、资料查阅等方式进行。

PRECEDE-PROCEED 框架将诊断分为五个步骤,并不代表必须完全遵循这五个步骤。健康教育人员完全可以根据实际情况进行流程调整。例如,通过文献调研与专家访谈,教育人员已经完成了流行病学诊断和行为与环境诊断,然后再进行社会诊断、教育与生态学诊断和管理与政策诊断。

第二节 健康教育与促进计划的执行

PRECEDE-PROCEED 框架的第六阶段为执行阶段。实施工作包括:制订计划总体目标和具体目标,制订实施时间表,控制实施质量,建立实施的组织机构,配备和培训实施工作人员,以及配备和购置所需的设备物品等。

一、设定计划总体目标和具体目标

基于以上五种诊断,健康促进人员得以制订出健康促进的明确目标。其中,计划的总体目标(goal)是计划执行后预期达到的最终结果。例如在心血管疾病的行为干预中,"减少因饮食结构不合理造成的高血压和心血管疾病的发病率"为总体目标。这个目标是宏观而长远的。总体目标通常又被拆分成具体的目标(objective)。具体目标需要遵循 SMART 原则,即具体的(specific)、可测量的(measurable)、可实现的(achievable)、可信的(reliable)以及有时间性的(time-bound)。设定具体目标需要回答以下问题:

Who——对谁(即目标人群)?
What——实现什么改变(包括知识、信念、行为、结果等)?
When——在多长时间范围内实现这个变化?
Where——在什么范围内实现这个变化?
How much——实现多大程度的变化?

以上述"减少因饮食结构不合理造成的高血压和心血管疾病的发病率"为例。Who,也就是目标人群是某社区中饮食结构不合理的人群。What,需要实现他们对于饮食结构知识的改变,同时让他们树立能够改变不合理饮食结构的信念,并将之付诸行动,建立健康饮食的行为,并最终希望降低这个社区中因为饮食结构不合理所导致的高血压及心血管疾病的发病率。When,可以设定在这个社区中在 2 年内实现这个变化,设定时间的长短可以根据具体目标的难易程度及投入力量进行增减。Where,在这个社区范围内实现目标。How much,实现多大程度的变化,可以设定将这个社区中饮食结构不合理的人群比例下降50%,或者也可以具体一点,比如将人群盐分摄入量小于6克的人群增加50%等。

二、目标人群细分

目标人群指的是健康教育与促进中需要进行干预的人群。通常在执行计划中具体细分为以下三类人群:

(1)一级目标人群:即需要直接实施干预促进健康的人群。例如社区中阿尔茨海默病(Alzheimer's disease,AD,俗称老年痴呆症)的患者和潜在患者。如果对于缺乏行动决策能力的阿尔茨海默病重度患者,一级目标人群应为其照料者或监护人。

(2)二级目标人群:指对一级目标人群有重要影响的人群。例如患者的亲属、朋友、社区工作人员等。

(3)三级目标人群:指对项目实施有重要影响的人。如政策制定者、社区领导、资助方、项目合作者等。

除此之外,也可根据健康问题的大小,将目标人群划分为高危人群、重点人群和一般人群,针对不同的分级进行健康教育和干预,达到促进健康的效果。高危人群通常是指具有某些疾病的高危因素的人群,比如肥胖、爱吃油腻食物、缺乏运动以及一级亲属中有糖尿病史的人群就是糖尿病的高危人群,在做糖尿病的健康教育时,他们就是高危人群。重点人群通常是指儿童、青少年、妇女、老年人群等。

三、健康促进策略

以医务人员为主导的医学传播者在进行健康促进时,应结合其特长优势,采取合理的教育策略。在媒体技术手段高度发达的今天,融合各种媒体技术的"全媒体"策略为有效的健康促成计划提供了很好的解决方案。这不但包括传统的通过印刷媒介(例如小册子、小折页、传单等)、人际传播(例如同伴教育、个别指导等)、社区活动(例如社区讲座等)进行的健康促进,还可以考虑通过现代的新媒体技术手段,如社交网络手段(例如微信社群)等方式进行针对目标人群的长程行为改变促进。上海市长宁区打造的"健康好声音"即一种创新的健康促进策略,起到了良好的效果(详见附录一)。

第三节 效 果 评 价

评价是客观实际与预期目标进行的比较,是一个系统地收集、分析、表达资料的过程,贯穿整个健康教育与健康促进项目管理过程的始终。评价是了解健康教育与健康促进项目的效果,对项目全面检测、控制,最大限度地保障计划的先进性和实施质量。健康促进计划跟其他系统性计划一样,对其效果需要进行评价才能证明其价值。不过与其他计划不同的是,健康促进计划的效果都是基于对目标人群的健康行为影响的。评价结果用于决定是否实现目标,使用的方式是否合适有效。

根据健康促进计划性质的不同,不同的标准可用于判定健康促进项目的价值。这些标准包括[4]:

(1) 有效性(effectiveness):计划的目的与目标实现的程度。
(2) 适当性(appropriateness):干预措施与需求的相关程度。
(3) 可接受性(acceptability):内容或方法被接受的程度。
(4) 效率(efficiency):花费的时间、金钱和资源带来多大效益。
(5) 公平性(equity):需求和供给的均衡程度。

常见的评价方式有三种。

1. 成本效果分析

成本效果分析(cost-effectiveness)在于衡量是否用最经济的方式取得了效果,以及是否对资源进行了合理分配。

2. 成本效益分析

成本效益分析(cost-benefit analysis)是分析每个效益的成本。因为对健康效果进行评价本身是一件很困难的事情,因此人们对健康促进项目进行横向比较,即将一项目的成本利益比和一些其他项目的成本效益进行比较。通常而言,预防比治疗便宜。

3. 多元化评价

健康促进计划的成功对不同人群和不同利益相关者(stake-holders)的意义不同,因此理想的方法是收集代表不同利益主体意见的数据,形成多元化评价。

下面来具体介绍一下评价的实施。

一、评价的种类和内容

(一) 形成评价

形成评价是为健康教育计划设计和发展提供信息的过程,包括为制订干预计划所做的需要评估及为计划设计和执行提供所需的基础资料。其目的在于使健康教育计划符合目标人群的实际情况,使计划更科学、更完善。

形成评价的具体内容包括:了解目标人群的各种基本特征;了解目标人群对于干预的看法;了解教育材料发放系统;对问卷进行预调查并做修改;了解干预策略及健康教育材料的适宜性;针对早期问题,适度调整计划。

实施方法包括:文献、档案、资料的回顾,专家咨询,专题小组讨论,目标人群调查,现场观察,试点研究等。

评价指标包括:一般包括计划的科学性、政策的支持性、技术上的适宜性、目标人群对策略和活动的接受程度等。

（二）过程评价

过程评价起始于健康教育计划实施开始之时,贯穿于计划执行的全过程,可有效地保障和促进计划的成功,可评估项目运作情况,并能修正项目计划。

实施方法包括现场观察,社区及目标人群调查与访谈,举行项目工作者会议。

评价指标包括开展情况(干预活动执行率、覆盖率等),参与情况(干预活动暴露率),干预活动有效指数。有效指数＝干预活动的暴露率/预期达到的参与百分比。

过程评价的质量控制包括内部质控和外部质控。内部质控:项目内部工作人员进行过程评价时,严格掌握评价标准;外部质控:由项目外、有项目评价经验的人对过程评价进行质量控制,如专家小组审查,在计划实施早期意义尤为重大。

（三）效应评价

健康教育通过改变人们的健康相关行为来实现改善人群健康状况,提高生活质量的最终目的。效应评价正是要评估健康教育计划导致的目标人群健康相关行为及其影响因素(倾向因素、促成因素、强化因素)的变化。

效应评价内容包括:倾向因素,促成因素,强化因素,健康相关行为。

效应指标包括:卫生知识均分,卫生知识合格率,卫生知识知晓率(正确率),行为发生率,行为改变率。

（四）评价的意义

1. 保证计划设计和计划执行的质量。
2. 科学地说明计划的价值。
3. 用计划实施结果争取支持和扩大影响。
4. 丰富和充实理论知识,提高实践水平。
5. 改进专业人员的工作。

二、效果评价的内容与指标

由于上述效果在健康教育干预实施后出现顺序的差异,将健康教育效果分为近期效果、中期效果和远期效果。

（一）近期效果评价

近期效果即健康教育干预活动实施后,率先显现出的健康教育效果,通常表现为目标人群认知的改变。如卫生保健知识增加、健康观念转变、具有实现健康行为的操作技能等。

常见的近期效果指标包括:①卫生知识得分、均分,如儿童营养知识得分。②卫生知识合格率,如高血压知识合格率。③ 卫生知识知晓率,如糖尿病知识知晓率。④ 信念(态度)形成率,如定期体检意识的形成率。⑤ 行为技能掌握率,如戒烟技能掌握率、合理运动技能掌握率。

(二) 中期效果评价

中期效果是在取得了近期效果之后进而引发的目标人群行为改变情况,以及政策、环境支持条件的改变。这些变化需要建立在各级目标人群对健康问题的认识以及知识和技能提高的基础上,为此,产生的时间要滞后于近期效果。

常见的中期效果评价指标包括:① 行为流行率,如吸烟率、母乳喂养率。② 行为改变率,如戒烟率、高血压药物应用依从性的提高幅度。③ 政策、环境改变情况,如艾滋病防治政策、环境、卫生服务条件、技术等方面的变化,以及社会舆论氛围的变化。

(三) 远期效果评价

远期效果指的是健康教育与健康促进项目实施后目标人群健康状况以及生活质量的改善情况。

远期效果评价指标包括:① 目标人群生理、生化指标,如血糖控制率、超重率。② 疾病治愈率,如结核病治愈率。③ 发病率,如高血压发病率、报告病例数等。

三、评价设计方案

下面介绍两种常用的项目效果评价方案。

(一) 不设对照组的前后测试

所谓不设对照组的干预前后测试,指的是在实施健康教育与健康促进干预前,对目标人群的有关效果指标进行测量,然后再实施干预,干预活动全部结束后,再次对目标人群的有关效果指标进行测量,比较干预前后两次测量结果,得到各项指标的变化情况,从而显示健康教育与健康促进项目实施后产生的效果。

此方案的优点是操作简单、省时省力,但由于该设计方案不能排除非干预因素的影响,所以只有在非干预因素在干预前后保持不变的情形下,才能较为准确地反映健康教育效果。

该方案适用于周期短、环境稳定的健康教育项目的效果评价。比如,对于某个社区开展高血压知识的教育,在进行教育前,先测量该社区人群的高血压知识知晓率,在进行教育以后,再次测量该社区人群的高血压知识知晓率。这就是不设对照组的前后比较方式。

(二) 设对照组的前后测试

此设计又称为准实验研究,其设计思想是将目标人群设定为干预组,并为目标人群选择具有可比性的另一人群作为对照组。

在对目标人群实施干预前,同时对干预组和对照组进行有关效果指标的测量,然后仅对干预组施以健康教育与健康促进干预,对照组则保持自然状态,所有的干预活动结束后,再次对两个组的有关指标进行测量,对两次测量所得到的四组测量值进行双向比较,从而确定健康教育与健康促进项目效果。

在该方案中干预组和对照组不是随机确定的,而是用配对方法使两者在主要因素方面相似的情况下选择对照组和干预组。

此种研究较之实验研究易于实行,同时具有实验研究的优点,适用范围较广,特别是干预研究项目。比如,选择某一社区中的肥胖人群作为干预组,选择相邻的环境、生活条件相似的另一社区中的肥胖人群作为对照组,测量两组肥胖人群的高血压、糖尿病患病率,然后对干预组的肥胖人群进行有关肥胖的健康教育及健康促进措施,对照组则保持自然状态,经过数月至数年的观察后,再次测量两组肥胖人群的高血压、糖尿病患病率。这就是设对照组的前后测试。

四、影响效果评价真实性的因素

影响评价的因素指的是对评价结果真实性可能产生影响的若干因素,这些因素可能对干预效果产生干扰,但又不是干预因素,需要在评价中加以分析,或通过类实验加以克服。

(一) 历史性因素

在项目实施期间所发生的干预之外的事件,包括全国性、地区性或组织机构内部,或在干预场所发生的事件,导致参与者发生某些可能对结局有影响的变化,如爱国卫生运动活动、世界无烟日活动、有关联的新闻报道等;亦有称之为自然变化或长期趋势变化,如疾病发病的周期性变化等,可通过设立对照组和过程追踪消除这些因素的影响。

(二) 计划工作人员和参与者的熟练性

在研究期间,参与者和工作人员中的知识增长和技能熟练的变化也可影响调查结果。如随参与者年龄增长,社会心理更成熟;对照组成员被重复调查某些知识和内容,引起认识提高;工作人员因反复调查,对调查内容更加熟悉、技术更加熟练、使调查质量提高等。这种偏倚可通过对工作人员加强技术培训等方法使之尽可能减少。

(三) 失访

失访是指在实验过程中,研究对象可能迁移、外出、拒绝继续参加观察或因与本病无关的其他原因死亡等。干预组或对照组非随机失访或失访过多,可造成偏倚。当目标人群失访比例高(超过 10%)或是非随机失访,即只是其中有某种特征的人失访时,会影响评价结果。

第四节 健康管理的流程

健康管理是以预防和控制疾病发生与发展，降低医疗费用，提高生命质量为目的，针对个体及群体进行健康教育，提高自我管理意识和水平，并对其生活方式相关的健康危险因素，通过健康信息采集、健康检测、健康评估、个性化监看管理方案、健康干预等手段持续加以改善的过程和方法。

健康管理最先是 20 世纪 50 年代末在美国提出的概念。美国的保险从业人员发现，大部分健康人群仅用了很少的医疗费用，而一小部分人却用掉了大部分医疗费用，有必要识别这些可能使用较高费用的人群，并采取措施来减少他们的医疗费用支出。因此，保险机构与医疗服务机构合作，应用健康管理技术早期识别高危人群，通过健康管理改善投保人的健康状况，降低投保人的患病风险，减少医疗费用和保险公司的赔付费用，为保险公司控制了风险。

我国于 20 世纪末引入了健康管理的概念。自 2000 年以来，受美国、日本等国家影响，以健康体检为主要形式的健康管理行业开始兴起。2001 年，我国第一家健康管理公司注册成立。为促进健康管理行业规范、有序、可持续发展，我国在健康管理师队伍建设、健康管理学科建设、健康管理行业发展等方面，陆续推出了系列措施。

现阶段，我国健康管理和健康服务的主要方式是健康体检。提供健康管理服务的机构主要有三种类型：一是医疗机构成立的体检中心或其体检中心设立的健康管理中心，可提供健康体检、检后分析、疾病干预与检测、健康咨询等服务；二是社区卫生服务中心，为辖区居民提供健康教育，高血压、糖尿病及肿瘤等慢性病进行早期筛查与疾病管理服务；三是社会办的体检中心或健康管理中心，提供健康体检、检后咨询、健康教育讲座、保健养生与调理等服务。

我国的健康管理服务目前主要应用于以下领域：

（1）应用于健康保险。2004 年，中国保监会颁发了 5 家专业健康保险公司的筹建批文，其中，中国人民健康保险股份公司于 2005 年率先获准开业，后又有多家专业健康保险公司面世。健康保险公司已形成"健康保障+健康管理"的经营理念与共识，建立起一套日渐完善、有一定市场接受度的健康管理服务项目，涵盖健康体检、健康档案管理、健康风险评估、健康干预与疾病管理、医疗成本管理等服务。

（2）应用于企业员工或个人的健康管理。越来越多的国内企事业单位开始认识到员工健康对于企业核心竞争力与发展的重要性，许多企事业为员工定期体检，也有企事业为员工开展体检后的健康评估、健康干预与健康促进，实施工作场所的健康管理项目。除了企事业单位以外，许多个人也开始重视自身的健康，会定期为自己预约体检。由此，很多体检中心如雨后春笋般应运而生，而各大医院内部也纷纷开设了体检中心，为这些企事业单位和个人进行服务。

（3）应用于社区卫生服务。我国社区卫生服务的功能定位和服务内涵，均已体现出健康管理的理念，如社区居民健康档案管理、重点人群健康体检、心脑血管疾病等慢性病的早期筛查与高危对象干预管理、诊断明确的慢性病患者的随访管理、群体和个体健康教育,以及与家庭医生签约相结合的健康管理服务等。比如,对社区老年人,进行大便隐血的筛查;对诊断明确的高血压、糖尿病患者进行长期的血压或者血糖随访及管理;对社区人群定期进行慢性病、常见病的知识教育与普及。这些都是在社区卫生领域进行的健康管理内容。

一、健康管理服务的内涵与特征

健康管理服务的内涵与特征,包括五性与五化。

(一) 五性

五性即舒适性、系统性、连续性、私密性、可行性的服务。

(1) 舒适性:健康管理服务环境的舒适、温馨,消除紧张心理。

(2) 系统性:健康管理不是针对某一个器官或某一种疾病的管理,而是一个不断循环往复的服务过程。

(3) 连续性:人的健康是动态变化的,需建立完整的个人健康档案,根据不同生命时期的健康状况分析、评估、监测,予以健康预警提示、健康干预、健康指导、健康跟踪,不断更新调整健康干预方案,才能实现维护和改善健康的目的。

(4) 私密性:健康管理服务涉及个人的生理、心理、社会、家庭、道德等多方面的问题,要保护其隐私,使其真实地将健康问题暴露出来,以有效地制订干预计划,调动和提高其主动参与配合健康管理。

(5) 可行性:健康管理服务始终应必须遵循被服务者的意愿,应充分考虑其可行性,才能使被服务者接受和主动参与实施,以使服务的延续不会受到阻碍。

(二) 五化

五化即科学化、信息化、多元化、人性化、个性化的服务。

(1) 科学化:人体从健康到疾病是一个演变发展的完整过程,要依据大量的健康与疾病数据和生物临床指标,遵循循证医学和疾病相关诊断指南来加以评定。科学地评价个体健康危险因素,予以分层管理,才能使健康管理的效果得到优化,具有实质性的管理意义。

(2) 信息化:在健康管理过程中利用先进的信息技术,使得管理服务更加便捷,被服务者可随时随地查询健康信息和接受健康管理服务。通过利用疾病预防控制信息化管理,来实现健康信息资源共享,对提高健康管理服务与医疗救治工作效率有着十分重要的意义。

(3) 多元化:健康管理服务是对人的健康多维度、多层面的干预管理,而每个个体因其不同的体质,其健康需求亦不同。建立多元化的服务项目,才能满足被服务者的基本需求和特殊需求,以达到人人可以参与和享受健康管理服务之目的。

(4) 人性化:健康管理服务强调的是"以人为本",完全打破了以往医疗的常规,即关注人胜过关注疾病。其体现了具有人文情感色彩的服务,使得服务更具有朋友式或伙伴式的贴心服务。

(5) 个性化:不同的健康危险因素,对于健康的影响和疾病的危险度以及干预措施是有个体差异的,同时对健康干预的维度与频度也有所区别,这样才能更好、更加有效地改善健康。

二、健康管理的策略

健康管理的基本策略是通过评估和控制健康风险,达到维护健康的目的。

健康管理的策略包括生活方式管理、需求管理、疾病管理、灾难性病伤管理、残疾管理、综合人群健康管理六大类。

影响人类健康的因素包括环境因素、生活方式及行为因素、生物遗传因素和医疗卫生服务因素。

(1) 环境因素:环境因素包括自然环境、心理环境和社会环境。自然环境包括原生环境(原有的自然环境)和次生环境(人工改造后的自然环境);心理环境包括性格、应激和生活紧张因素、情绪等;社会环境包括经济收入、居住条件、营养状况、文化等。

(2) 生活方式及行为因素:生活方式是人们在社会化的过程中,在人们的相互影响下逐渐形成的。良好的生活方式,对健康起促进作用,而不良的生活方式,甚至偏离行为,如吸烟、酗酒等,则对健康造成危害。

(3) 生物遗传因素:生物遗传因素是理解生命活动和疾病的基础。

(4) 医疗卫生服务因素:医疗卫生服务是一种控制疾病的社会措施,医疗卫生服务的布局、资源的分配、卫生工作的方针、技术水平和服务质量是否符合人们的最大健康利益,都对人们的健康质量有着直接的影响。

(一) 生活方式管理

生活方式管理,是健康管理策略的基础成分,可以融入健康管理的其他策略中。个体的行为习惯或生活方式可能会带来某些健康风险,从而影响个体的医疗保健服务需求。生活方式管理要帮助个体改变不健康的行为,采取有利于健康的行为,减少健康危险因素,降低疾病发生和死亡风险。生活方式管理需要调动个体对自我健康的责任心,通过单独应用或联合应用四种干预技术来促进行为改变。

1. 教育

传递知识,确立态度,改变行为。教育干预是大部分生活方式管理策略的基本组成成分。传统的健康教育方法注重改变知识和态度而不关心改变个人的行为。生活方式管理的目标是改善健康。个体化的教育方案是教育患者对慢性疾病进行自我管理非常有效的方法。疾病管理方案注重临床和慢性病行为管理的结合,而生活方式管理方案注重教育患者如何对自身的情况进行自我管理。

2. 激励

激励又叫行为矫正(behavior modification),通过应用理论学习中得到的知识去改变环境和某种行为之间的关系,行为可以被成功地矫正。可分为正面强化、反面强化、反馈促进、惩罚、反馈消耗、消除等六类进行行为矫正。

3. 训练

通过一系列的参与式训练与体验,培训个体掌握行为矫正技术,包括六个部分。① 讲课:在教室里教授技术被合理利用的例子;② 示范:详细描述技术行为;③ 实践:参与者动手练习新技术;④ 反馈:由训练人向学员提供行为适度和效度的反馈信息;⑤ 强化:提供奖赏性反馈,如口头表扬或物资奖励;⑥ 家庭作业:通过家庭作业鼓励个人课后练习新技术。

4. 市场营销

利用社会营销和健康交流的技术推广健康行为,营造健康的大环境,促进个体改变不健康的行为。社会营销是通过名人效应让人们接受社会观念改变行为。健康交流计划包括市场分析、市场细分、营销策略、原材料和产品分配、训练、监控、评估、管理、时间表和预算。健康交流活动越来越多地使用大众传媒。公益广告、电视剧中的故事情节都被利用来向公众传播健康风险和健康行为。

生活方式的管理具有两个特点:一是以个体为中心,强调个体对自己的健康负责,调动个体的积极性,帮助个体做出最佳的健康行为选择;二是以预防为主,生活方式管理帮助个体改变行为,降低健康风险,促进健康,预防疾病和伤害,预防包括一级、二级、三级预防,重点是一级预防。

(二) 需求管理

需求管理是健康管理的常用策略之一,包括自我保健服务和人群就诊分流服务,其实质是帮助管理对象维护自身健康和寻求恰当的卫生服务,控制卫生成本,促进卫生服务的合理利用。需求管理的目标是在改善人群健康状况的同时,减少昂贵的、临床上非必需的医疗保健服务的使用。需求管理可以通过电话、互联网等方式来指导管理对象正确地利用医疗保健服务来满足自己的健康需求,如寻找手术的替代疗法,帮助患者减少特定的危险因素并采纳健康的生活方式,鼓励自我保健等。

四种因素明显影响人们的医疗消费需求。

(1) 患病率:反映了人群中疾病的发生水平。

(2) 感知到的需要:个人对疾病重要性的看法,是否需要寻求医疗服务,是影响卫生服务利用的最重要的因素。主要包括:个人关于疾病危险和卫生服务益处的知识、个人感知到的推荐疗法的疗效、个人评估疾病问题的能力、个人感知到的疾病的严重性、个人独立处理疾病问题的能力以及个人对自己处理好疾病问题的信心。

(3) 患者偏好:强调患者在医疗服务决策中的重要作用。医生的职责是帮患者了解这种治疗的益处和风险。

(4) 健康因素以外的动机:如个人请病假的能力、残疾补贴、保险中的自付比例、疾病补助等都能影响人们寻求医疗服务的决定。

需求预测的方法与技术包括：① 以问卷为基础的健康评估；② 以医疗卫生花费为基础的评估。

常见的需求包括：24 小时电话就诊分流服务、转诊服务、基于互联网的卫生信息数据库、健康课堂、服务预约等。

（三）疾病管理

疾病管理是健康管理的又一主要策略。美国疾病管理协会将疾病管理定义为"一个协调医疗保健干预和与患者沟通的系统，它强调患者自我保健的重要性。疾病管理支撑医患关系和保健计划，强调运用循证医学和增强个人能力的策略来预防疾病的恶化，它以持续性地改善个体或群体健康为基准，来评估临床、人文和经济方面的效果。"疾病管理强调患者自我保健的重要性实质上是患者自我管理。患者必须监督自己疾病进展，在各个方面改善自己的行为，如坚持服药、饮食控制和症状监控等。患者必须每天和医护人员交流自己的疾病状态。慢性病患者接受如何管理自己疾病的教育后重复看病的频率降低。

疾病管理的内容包括人群识别、循证医学指导、医生与服务提供者协调运作、患者自我管理教育、过程与结果的预测和管理，以及定期的报告和反馈六个部分。

疾病管理的目标人群是患有特定疾病的个体，它不以单个病例和（或）其单次就诊事件为中心，而关注个体或群体连续性的健康状况与生活质量，且强调医疗卫生服务与干预措施的综合协调至关重要。

（四）灾难性病伤管理

灾难性病伤管理是疾病管理的一个特殊类型，顾名思义，它关注的是"灾难性"的疾病或伤害。这里的"灾难性"可以是指对健康的危害十分严重，也可以是指其造成的医疗卫生花费巨大，常见于肿瘤、肾衰、严重外伤等情形。灾难性病伤是十分严重的病伤，需要特别复杂的管理，经常需要多种服务和转移治疗地点。因发生率低、需要长期复杂的医疗卫生服务以及服务的可及性受家庭、经济、保险影响大，灾难性病伤管理较普通的疾病管理更为复杂和艰难，要求高度专业化，帮助协调医疗活动，管理多维化的治疗方案，从而减少医疗花费和改善健康结果，使灾难性病伤患者在临床、财政和心理上都能获得最优化结果。

普通慢性病在强度和效果方面都是可预知的，而灾难性病伤比较少见，其发生和结果都难以预计。通过协调医疗活动和管理多维化的治疗方案，灾难性病伤管理可以减少花费和改善结果。通过综合利用患者和家属教育，患者自我保健选择和多学科小组的管理，使医疗上需求复杂的患者能在临床、财政和心理上获得最优化结果。灾难性病伤管理依靠专业化的疾病管理服务解决相对少见的医疗问题和高价的问题。

优秀的灾难性病伤管理特征包括：转诊及时；综合考虑多方面因素，制订适宜的医疗服务计划；具备一支包含多种医学专科知识及综合业务能力的队伍，能够有效应对可能出现的多种医疗服务需求；最大程度地帮助患者进行自我管理；患者及其家属满意。

(五) 残疾管理

残疾管理的目的，是减少工作地点发生残疾事故的频率和费用代价，并从雇主的角度出发，根据伤残程度分别处理，尽量减少因残疾造成的劳动和生活能力下降。对于雇主来说，残疾的真正代价包括失去生产力的损失。生产力损失的计算是以全部替代职员的所有花费来估算的，必须用这些职工替代那些由于短期残疾而缺勤的员工。

残疾时间长短不同的原因包括医学及非医学因素。医学因素包括：疾病或损伤的严重程度，个人选择的治疗方案，康复过程，疾病或损伤的发现和治疗时期(早、中、晚)，接受有效治疗的容易程度，药物或者手术治疗，年龄(影响治愈和康复需要的时间，也影响恢复工作的可能性，年龄大的时间更长)，并发症的存在(依赖于疾病或损伤的性质)，药物效应(特别是副作用，如镇静)。非医学因素包括：社会心理问题，职业因素，工作压力，工人与同事、主管之间的关系，工作任务的不满意等。心理因素包括压抑和焦虑，过渡性工作的信息通道不流畅等。

残疾管理的具体目标包括以下八个方面：① 防止残疾恶化；② 注重功能性能力恢复，而不仅是患者疼痛的缓解；③ 设定实际康复和返工的期望值；④ 详细说明今后行动的限制事项和可行事项；⑤ 评估医学和社会心理学因素的影响；⑥ 与患者和雇主进行有效的沟通；⑦ 有需要时考虑复职情况；⑧ 要实行循环管理。

(六) 综合人群健康管理

综合人群健康管理模式通过协调以上五种健康管理策略，对人群中的个体提供更为全面的健康和福利管理。健康管理实践中基本上应该都考虑采取综合人群健康管理模式。

从宏观的健康管理策略来看，国家要把重点从注重疾病诊治过渡到对生命全过程的健康监测、疾病控制，重视预防。国家总体健康资源管理需要一个权威的统一协调组织管理机构。

三、健康管理的流程

健康管理的服务流程，一般包括以下八个步骤。

(一) 签署客户服务条约

在深入了解客户健康需求的基础上，依据自身服务能力，尽最大可能地满足客户服务要求，讲求实事求是地与客户签署服务合约，按照合约履行工作职责，做到诚信与承诺兑现服务。

(二) 采集健康信息

通过健康信息问卷调查与健康体检数据所采集的健康相关信息，予以汇总分析，是健康风险分析评估的可靠依据。问卷调查的内容，以人群的健康需求为基础，以早发现、早干预为原则确定，并可根据个体的性别、年龄、工作特点等或群体的相关特征进行调整。

（三）建立完整的健康档案

建立健康档案，是健康管理中所必需的。健康档案是用来记录客户生命体征以及自身所从事过的与健康相关的行为与事件。通过对个体或群体开展问卷调查、实施健康体检，来收集健康相关信息，在此基础上建立个人健康档案。

（四）开展健康风险评估

根据采集的健康相关信息（个人基本情况、家族史、既往史、生活方式、精神压力等问卷及体检获得的信息），评估个体或群体的健康危险因素、未来一段时间的患病或死亡风险，提供一系列评估报告，包括个人健康体检报告、个人总体健康评估报告、精神压力评估报告等，为制订健康干预计划和方案的量化指标。

健康风险评估流程如下：

1. 健康筛选

由健康管理师采集与个人或群体的健康及生活方式相关的信息，发现健康问题以及健康风险根据人生不同性别、不同年龄阶段健康危险因素、易患疾病和高死亡原因等的差异，设计在不同年龄段应做的健康检查项目，进行周期性的健康检查评估，可为个体积累连续的健康基础信息，以帮助个人进行有效的健康决策和健康维护。

2. 分析评估未来患病和（或）死亡危险

健康风险评估的核心，是依据循证医学、流行病、统计学等原理和技术，预测未来一定时期内具有一定特征的人群的病死率或患病率。由健康管理师和多科专家对管理人群的健康信息、健康体检报告等通过评估软件、会诊讨论依据科学数据指标分析判断其患病和（或）死亡危险度。

3. 量化评估

这是健康风险评估的一个重要特点，即评估结果是量化的、可对比的。常见的健康风险评估结果指标有：患病危险性、健康年龄、健康分值等，其基本思想都是将健康危险度的计算结果通过一定的方法转化为一个数值型的评分。

4. 风险管理

识别风险、评估风险、选择风险管理方法、实施与反馈。

5. 书写风险评估报告

由健康管理专家书写及给予风险评估报告。

（五）制订健康干预计划和方案

根据健康风险评估存在的健康风险来制订其控制目标和降低危险因素的干预计划和方案。

健康风险评估后，对个人提供健康咨询和其他健康管理服务。可以预约服务对象到健康管理服务中心进行咨询，也可通过电话沟通，服务内容主要包括解释个人健康信息、健康评估结果及其对健康的影响，制订个人健康管理计划，提供健康指导，制订随访跟踪计划等。

（六）实施健康干预

依据健康管理干预计划和方案,有步骤地以多种形式来帮助个人采取行动,纠正不良的生活方式和习惯,控制健康危险因素,实现个人健康管理计划的目标。

（七）健康动态跟踪

通过短信、电话、互联网、邮件、上门等跟踪个人执行健康管理计划的状况,并定期进行再次评估,给个人提供最新的改善结果,使健康得到有效的管理和维护。更重要的是随时掌握客户的身体变化和健康状况,以不断调整和修订健康干预计划和方案。

（八）健康管理效果评价

在管理过程中对客户的健康状况予以阶段性效果评价和年度效果评价,如单项干预、综合干预效果评价,干预前后生活方式改善评价,行为因素方式改善评价等。

除了上述常规的健康管理服务外,还可根据实际情况为个体或群体提供专项的健康管理服务。对患有慢性病的个体,可提供针对特定疾病或危险因素的服务,如：高血压管理、糖尿病管理、心血管疾病相关危险因素管理、精神压力缓解、戒烟、运动、营养及膳食咨询等；对没有慢性病的个体,可提供个人健康教育、生活方式改善咨询、疾病高危人群的教育及维护等服务。

四、健康管理的实施步骤

健康管理的实施步骤,通常包括以下方面：

（一）受理服务

包括对准备加入健康管理前的来访、电话询问、网上提问等服务,和已经成为健康管理机构正式客户的相关服务,对所应得到的服务或疑问等事物的受理。

（二）接待咨询

详细介绍健康管理服务的内容、给对方带来的益处、服务的范畴等,热情大方,服务目标清晰,语气、语态亲近和缓,但不卑躬屈膝,更不要含糊其辞、遮遮掩掩、大包大揽等。

（三）采集个人健康基础信息

采集个人健康基础信息是指通过各种方式获取相关信息与需求。信息收集是信息得以利用的第一步,也是关键的一步。信息收集工作的好坏,直接关系到整个信息管理工作的质量。

（四）建立健康档案

健康档案管理内容包含：健康档案首页、个人健康信息表、病史摘要、既往健康体检报告（个人、群体）、最新健康体检报告（个人、群体）、健康检测与监测指标记录表、健康管理动态跟踪记录表、膳食管理日记表、运动管理日记表、健康咨询与反馈记录表、专家会诊与干预服务记录表、健康管理服务预约记录表、预约诊疗服务执行记录表等。

（五）健康体检项目设计

健康体检项目设计：针对不同年龄、不同人群、不同工作性质给予个性化、针对性、时效性的设计。由健康管理专家或健康管理师完成。

（六）体检时间安排与预约

提前做好各项事宜的安排和预约工作。由健康管理师负责填写"预约服务通知单"，与体检中心协调安排服务，通知目标人群体检安排日期。

（七）确定和实现体检目标

健康体检：按照健康体检服务流程执行完成。体检完成后，应告知参与体检人群体检结果何时取回、专家分析评估所需时间、预约安排面询暂定时间等事宜，及时填写"健康管理动态跟踪记录表""医嘱治疗单"。体检报告取回后，要及时通知体检人群体检结果，并预约面询时间。服务结束后，健康管理专家填写"专家会诊与干预服务记录表""医嘱治疗单""健康管理动态跟踪记录表"。

（八）体检报告汇总分析

体检报告汇总分析：由体检部门的终检报告部、健康管理部的专业人员完成。体检报告汇总分析应从两个层面考虑：一是临床机体状态有无存在疾病的可能和诊断；二是健康状态有无健康风险因素和预测机体健康未来发展趋势。

（九）健康危险因素综合分析与评估

依据个人健康基础信息资料和体检报告的全面指标，进行科学、客观、综合的整体性分析和评估。

（十）制订《健康风险评估指导手册》

分析目前机体存在的健康危险因素，通过分析评估制订健康管理干预计划和健康指导实施方案，提出具体管理服务措施，使个体健康得到改善。提供信息改变什么、激发动力产生愿望、提供方法如何做、得到健康行为等改变。制订《健康风险评估指导手册》（健康管理干预指导方案）。

（十一）制订健康管理阶段性实施计划与方案

1. 初期管理目标：首要管理改善问题的标的，即优先解决的问题，应是在短期内可得到改善的且效果显著的健康问题,针对主要问题提出具体实施计划和解决方案。

2. 中期管理目标:对于重点问题改善的情况要进行效果评定,对于次要问题要综合调整,提出具体实施计划和解决方案。

3. 季度、年度管理目标与效果评价:根据上述管理目标实施与执行情况的考核,身体状况重新全面复查进行前后效果对比评价,对已改善的如何继续维护,对新发生的健康问题应进行及时补充、修订调整管理干预计划,最终实现最大程度的健康改变和健康促进。

(十二) 正式启动健康管理服务

目标人群的健康管理流程为:受理服务→接待咨询→健康档案管理→健康体检→健康评估→健康指导→健康评估后首诊→启动健康管理程序→系统地进行健康管理服务。

五、全方位健康管理服务体系

全方位健康管理服务体系由八大系统、三大体系、八部分组成、六项服务构成。

(一) 八大系统

全方位健康管理集成系统:

1. 健康电子档案管理系统,是健康管理的动力。
2. 健康体检管理系统,是健康管理的源泉。
3. 健康管理评估系统,是健康管理的核心。
4. 健康管理干预系统,是健康管理的体现。
5. 健康管理缴费系统,是健康管理的收支。
6. 健康管理协调系统,是健康管理的支持。
7. 客户服务管理系统,是健康管理的反馈。
8. 健康管理跟踪系统,是健康管理的效果。

(二) 三大体系

1. **维护体系——一级管理**

(1) 健康维护。

(2) 养生保健。

(3) 健康促进。

2. **调理体系——二级管理**

(1) 逆转亚临床。

(2) 控制异常指标。

(3) 心理减压。

(4) 中医养生。

3. 综合康复体系——三级管理

（1）常见病。

（2）慢性病。

（3）综合治疗。

（4）康复。

（三）八部分组成

1. 目前健康状况分析评价。

2. 健康风险评价与干预。

3. 慢性疾病危险性预测。

4. 健康指导实施计划。

5. 运动指导方案。

6. 饮食指导方案。

7. 健康教育与心理疏导。

8. 全方位的医疗保健。

（四）六项服务

1. 健康体检服务。

2. 健康档案动态管理服务。

3. 日常医疗保健服务。

4. 健康干预管理专家服务。

5. 医疗绿色通道服务。

6. 健康教育宣传服务等。

在西方国家，健康管理计划已经成为健康医疗体系中非常重要的一部分，并已被证实能有效降低个人的患病风险，同时降低医疗开支。美国的健康管理经验证明，通过有效的主动预防与干预，健康管理服务的参加者按照医嘱定期服药的概率提高了50%，其医生能开出更为有效的药物与治疗方法的概率提高了60%，从而使健康管理服务的参加者的综合风险降低了50%。而在我国，健康管理还是一个新概念，健康管理的服务对象较狭窄，主要集中在经济收入较高的人群，公众的认知度还不高，健康管理的一些理念尚未被公众所接受。但是，通过专业人员的努力，相信健康管理会逐渐深入人心，健康管理不仅是一个概念，也是一种方法，更是一套完善、周密的服务程序，其目的在于使患者以及健康人群更好地恢复健康、维护健康、促进健康，并节约经费开支，有效降低医疗支出。有权威人士预言："21世纪是健康管理的世纪！"通过健康管理，不仅可以降低医疗费用的开支、减少住院时间，还可以减少被管理者的健康危险因素，健康管理是一个慢性过程，但回报巨大。

参 考 文 献

[1] Scriven A.付伟主译.健康促进——实践指南[M].杭州：浙江大学出版社,2009.
[2] Simons-Morton B G, Greene W H, Gottlieb N H. Introduction to health education and health promotion[M].New York：Waveland Press, 1995.
[3] 常春.健康教育与健康促进[M].北京：北京大学医学出版社,2010.
[4] 余金明.健康行为与健康教育[M].上海：复旦大学出版社,2013.

第八章

针对特定人群的医学传播案例
——以骨质疏松症为例

骨质疏松症是脆性骨折的主要危险因素,是一个不容置疑的社会、健康和经济影响的重要公共卫生问题,其主要表现为引起疼痛、功能受限和对患者生活质量的改变。由于更高的预期寿命和逐步老化的人口,目前的骨质疏松症发病率非常高。在预防骨坏死中,主要目的是防止脆性骨折。因此,我们要重视:① 促进青年期骨形成,获得足够的骨量峰。② 成年期骨质流失,尤其是绝经后。③ 终生保持骨骼健康。④ 防止跌倒。有足够的证据表明,多因素测试(风险因素评估、健康的生活习惯、戒烟、适度饮酒、体育锻炼、在阳光下进行的户外活动以及多样化和均衡的饮食)在高危人群中是有效的。关于预防骨质疏松症的因素,目前的建议是:增加钙、磷、镁、铯和氟化物的摄入;提供足够的维生素 D(即使有强化食品也可以);食用富含 ω-3 脂肪酸的食物;减少盐和准备的再餐;充足但适度地摄取蛋白质,在没有不耐受的情况下,促进牛奶和奶制品的消费,特别是酸奶和添加了维生素的奶制品。

第一节 骨质疏松症的影响因素

原发性骨质疏松症是指以人体内骨量下降、骨组织显微结构破坏为特征,导致骨脆性增加而发生骨折的风险性明显增高的一种全身性骨病。它是中老年人常见的疾病之一,尤以妇女多见,随着我国社会人口老龄化,患有骨质疏松症的患者不断增加,而此病目前尚缺乏有效的治疗,由此引发的社会问题日益突出。因此,深入探讨原发性骨质疏松症的病因学因素,对于指导制订有效的预防方法尤为重要。目前研究认为内分泌激素、缺乏体育锻炼、饮食及生活习惯、维生素、矿物质元素及遗传因素等与骨质疏松的发生密切相关。Orathai 等认为骨质疏松症与体重指数、年龄、骨折史、骨质疏松家族史以及不食用含有豆类、干豆和谷物的食物有关。体重指数与骨质疏松症之间的负相关关系应谨慎考虑,因为体重指数越高,骨质疏松症的风险越低,而超重相关疾病的风险越高。王玉环等认为,性别、既往工作性质、月收入以及医疗保障是影响高风险骨质疏松性骨折老年人健康行为的主要因素;文化程度是影响低风险骨质疏松性骨折老年人健康行为的主要因素。睡眠障碍是指睡眠的解剖部位发生病变或生理功能紊乱,引起睡眠异常及睡眠过度等症状。睡眠障碍是老年人最常见的症状之一。因骨质疏松症引起的慢性疼痛是导致骨质疏松症老年人睡眠障碍的直接因素。王野等认为,为了提高骨质疏松症老年人的睡眠质量,应该积极改善老人的身心精神状态;鼓励老人选择并坚持每天做适合自己的运动项目,鼓励老人戒烟限酒,养成良好的睡眠习惯,进而提高老年人的睡眠质量。骨质疏松症的预防主要是控制病因。激素调节、营养状态、生活方式、物理因素、免疫功能、遗传基因对骨质疏松症的发生均有影响,其中遗传基因是不可控制的,激素调节即雌激素替代疗法在绝经时使用,而营养状态、生活方式和物理因素可以通过干预来实现。

第二节 生活习惯方面

一、服用药物依从性方面

骨质疏松症的防治需要良好的生活习惯加上合理的药物治疗,但在实际临床工作中患者的依从性并不高,尤其是长期阶段的依从性更差,没有进行持续的慢性病管理,进而可能出现脊柱压缩骨折、髋部骨折等严重并发症。国内外学者已经开始积极探索骨质疏松症慢病管理措施以能够增加患者的生活习惯、药物依从性。Winzenberg 等提出了"骨质疏松预防及自我管理课程",Tamaki 等提出建立以社区卫生中心为基础的骨质疏松及骨质疏松性骨折防治的循证医学指南,国内刘海荣、王亮等也提出建立骨质疏松症俱乐部进行健康教育,都取得了不错的效果。随着信息技术的迅猛发展,罗展鹏等提出基于数字化平台的持续化骨质疏松症健康管理,有效提高患者良好生活习惯、服药的长期依从性。

二、饮食和生活习惯方面

(一) 体育锻炼方面

缺乏体育运动可视为原发性骨质疏松症的直接病因,适当体育锻炼不仅能有效预防骨质疏松症的发生,还能改善骨质疏松症患者的骨代谢水平。坚持进行体育锻炼的人群,骨质疏松症发病率较低。分析原因可能为运动明显加快了全身骨骼的血液循环,肌肉的收缩与舒张直接刺激附着的骨骼,从而提高骨密度并增加骨量。如运动减少而骨骼没有适度的负重,不利于提高骨骼强度。体育锻炼可增加下肢骨的直径和峰值骨量,但持续骨量的增加还需要长期坚持体育锻炼才能有效。需要强调的是,骨质疏松症患者在进行体育锻炼时则遵循循序渐进的原则,对骨质疏松症患者来说运动安全则是最重要的,不要盲目地追求剧烈运动,否则很有可能导致骨折等严重后果。

(二) 饮食方面

饮食中脂肪蛋白质的摄入既能调节成骨细胞的分化,同时还会影响破骨细胞的生成。高脂饮食能促进破骨细胞的分化,增加破骨细胞的数量和活性。动物实验表明,高脂血症模型组的动物骨髓中发现沉积有脂氧化产物,并且脂质还沉积于哈弗氏管的血管周围间隙中,从而说明高脂血症具有促进骨吸收的潜能,进一步分析发现,破骨细胞活性与血脂水平呈同步相关性。因此,饮食中脂肪含量过高的人群患骨质疏松症的可能性增高。而组成骨基质原料的蛋白质可增加钙的储存和吸收,有利于延缓和预防骨质疏松症,但亦有研究认为摄入过高的蛋白质反而会阻碍体内钙的吸收。

(三) 不良生活习惯方面

目前在不良生活习惯中吸烟、饮酒及咖啡因与骨质疏松的关系研究较多。有烟酒嗜好者所测骨密度均值明显低于同龄无烟酒嗜好者,并且烟酒嗜好史越长,其骨密度均值下降越明显,两者呈负相关,同时嗜烟嗜酒对骨密度的影响较单一嗜烟或嗜酒更大。咖啡因的摄入可增加骨质疏松的危险性,在美国妇女中进行的两项大规模研究证明它们之间存在相关性。研究认为咖啡因的摄入可加速尿钙的排泄,而且其摄入量越多体内游离雌二醇水平越低,从而进一步加剧骨量丢失。但也有学者认为摄入咖啡因与健康妇女骨量丢失无关。

Orathai 等认为老年人骨质疏松症的发生情况与吸烟、喝绿茶有关,吸烟是老年人骨质疏松的危险因素,喝绿茶是老年人骨质疏松的保护因素。

NAG 等认为过量食用甜食和含咖啡因的饮料会对骨密度产生负面影响,即骨骼出现脱矿作用。在治疗骨质疏松症时,食物和饮料的摄入量是一个不可忽视的可调节因素。

黄何平认为钙是骨合成代谢的原料,是骨骼正常生长及形成峰值骨量的物质基础,充足的钙摄入可以防止骨质疏松症的发生。而饮酒和吸烟是导致骨质疏松症的危险因素。饮酒过量可导致骨质疏松症,使骨折危险性增加;香烟中的烟碱可直接或间接刺激破骨细胞活性,使血液、尿液中钙的浓度增加,使骨密度下降。日照时间的长短,可以促进活性维生素 D 的形成,从而可以提高钙的吸收,达到提高骨量的目的。

因此,可以通过开展关于骨质疏松症的健康教育,对老年人的生活习惯进行干预,通过有效干预以减缓骨质疏松症发生的进程,提高老年人生存质量。

第三节 行为干预方面

行为决定健康,关注高风险骨质疏松性骨折老年人群中的男性群体及低收入者,采用多途径的健康教育方式,针对不同风险、不同需要的老年人给予不同的支持及帮助,最大限度降低骨折发生,节约卫生费用,提高老年人生活质量。罗爽英认为对骨质疏松患者实行适当的护理干预,可以改善患者的临床症状,提高患者生活质量,是配合药物治疗骨质疏松的有效手段。郭玲妹认为通过行为干预帮助患者建立健康的生活方式。骨质疏松症实质上是一种现代文明的运动不足症,对此,可以帮助患者制订定时定量的运动计划并有效实施。运动的机械刺激可促进骨芽细胞的增值和分化,对骨的形成起到促进作用,持续的运动有利于维持骨量;户外运动有阳光照射,还可帮助体内维生素 D 的合成,减少骨质损失;运动还可以促进血液循环,增进骨组织营养物质的补充,有利于钙的储存和骨质生长,使骨质疏松症状得到改善,通过运动使患者的体力增强,正常社交能力增强,进一步改善了生活方式。黄秀风等认为良好的饮食习惯,合理的钙、维生素 D、平衡膳食的摄入和戒烟限酒可减少骨质疏松症的发生,通过干预,进一步加强了患者对健康饮食、药物治疗的依从性,骨质疏松症得到改善,生活质量得到提高。

一、综合干预的方式

综合干预的方式有:① 健康教育,例如开展集体健康教育讲座等;② 发放健康教育手册;③ 家庭访视指导;④ 电话督导。综合干预和单纯发放宣传资料都可以提高老年人对骨质疏松症相关知识的了解,但综合干预组的效果优于传统的仅发放宣传资料组。其主要原因有:① 研究者在综合干预时注重传播技巧的使用,采用多种形式的健康教育方式,如集体授课、群体讨论、发放宣传手册。讲座的形式主要用电子幻灯,图文并茂,通俗易懂。手册设计时,考虑老年人特点及文化水平,力求内容能够简单易懂,符合 60 岁以上老年人的心理特点,从而提高骨质疏松症相关知识传播的效果。② 干预组 80% 的老年人处于在婚状态。研究者在对研究对象传播骨质疏松症知识的同时还重视对家庭成员的教育,鼓励与家属一起学习相关内容,使整个家庭都意识到了预防骨质疏松症的重要性,更有利于在生活中采取健康有益的生活方式。③ 被纳入的研究对象,均是通过 FRAx 工具评估出的未来十年骨质疏松性骨折高风险人群,研究者针对每个研究对象存在的骨折风险因子,在面对面的家庭访视时提出个体化的干预意见。④ 通过电话督导,可以强化老年人对骨质疏松症相关知识的记忆。

文化程度、月收入、日常生活活动能力、焦虑是影响骨质疏松症老年人自我健康管理行为的重要文化因素,国家应重点关注文化程度低、日常生活不能自理、低收入、焦虑的老年人,采取相应措施,努力改善老年人自我健康管理行为,促进健康老龄化。其中可通过多元化健康教育模式干预和提升老年人自我健康管理行为。

二、多元化健康教育模式

健康教育的方式应是多种多样的,在对观察组实施多元化健康教育干预过程中,主要通过一对一健康宣教、组织老年人集中进行健康宣教、免费发放健康知识宣教手册、家庭访视等形式开展。其主要有:

(1) 知识教育:定期对观察组开展骨质疏松性骨折知识讲座,根据老年人的接受程度选择比较通俗易做的语言,介绍有关骨质疏松症的知识,说明骨质疏松症和骨折之间的关系,包括骨质疏松症发生骨折的原因、危险因素、治疗方法,如何建立健康的生活方式、预防骨质疏松症等,以及发放相关知识健康教育手册。

(2) 饮食指导:注意钙及各种元素营养摄入,钙是形成骨组织的主要成分,钙摄入不足都会增加老年人患骨质疏松症的危险性,因此,提倡老年人在日常生活中要注意高钙饮食,含钙丰富的食品主要有乳制品、鱼、虾米、虾皮、豆类、海藻类、骨头汤、粗杂粮、芝麻、瓜子、绿叶蔬菜及坚果等,老年人每日钙需要量为1 000~1 200毫克。同时注重接受足够的阳光照射并适当补充维生素D,有助于钙的吸收。但是,不要长期盲目地专门补充一种或少数几种微量元素,要注意各种元素之间的平衡,注意食谱多样化,从而达到预防骨质疏松。叮嘱老年人戒除导致骨质疏松症的不良生活方式和习惯,如吸烟、饮酒、饮茶及咖啡等,坚持合理地调节饮食并持之以恒。

(3) 运动指导:运动预防骨质疏松症,提高日常活动量有骨量增加和维持作用,运动可使肌肉发达,运动和肌肉对骨可产生直接机械作用,使骨骼粗壮,避免骨折,还可以改善老年人的步态和平衡能力,从而可减少因跌倒而致骨折的危险。积极运动及负重锻炼,如游泳、散步、慢跑、爬楼梯和跳舞有助于减少骨丢失和保持晚年的骨量。坚持45分钟/次,3~4次/日的负重锻炼可通过提高身体的灵敏性和协调性来增加骨密度和预防跌倒,适量而规律的运动是预防骨质疏松症的有效措施之一。在各类运动中,游泳对骨量增加的效果最多;运动效果与运动量有关,运动量大时骨量增加显著。

(4) 安全指导:对患有骨质疏松症的老年人,加强安全防护指导,提高动作的协调性,如上厕、起床、洗澡等要站稳后才移步,上下楼梯、公共汽车时要扶扶手,减少到人群聚集的地方,以防碰撞。平时在日常生活中要注意鞋的防滑,避免可能绊倒患者的障碍物,穿舒适而防滑的鞋,防止地板过滑引起跌倒,对行走不稳、下肢肌力较差的老年人备有拐杖辅助,外出时须有家人陪伴,平时注意保持良好的姿势,避免负重,必要时使用腰围,有利于预防椎体骨折的发生。

(5) 心理指导:根据老年人不同的心理反应、分析原因,给予及时疏导、排解心理问题。解除老年人在心理负担的基础上,对该疾病产生足够的重视,虽然骨质疏松症的疾病本身不会发生较大的变化,但是骨质疏松症的并发症都是比较严重的。让其正确对待疾病,保持良好的精神状态,心胸开阔,心情愉快,性格开朗,对治疗都有较好的帮助。

(6) 用药指导:药物可预防老年骨质疏松症。人到中年,尤其妇女绝经后,骨丢失量加速进行。此时期应每年进行一次骨密度检查,对快速骨量减少的人群,应及早采取防治对策。药物治疗主要是根据骨质疏松症患者体内代谢的异常,用药物进行调整。绝经后或老年性骨质疏松症患者存在着雌激素减少、骨钙的丢失和某些维生素的缺乏,因而可以服用雌激素、钙剂和维生素制剂,来补充体内的不足,但药物治疗须在医生指导下进行,以采取有效的治疗措施,提高骨量,减少老年骨质疏松性骨折的发生。

(7) 家庭访视指导:入户给予观察组对象一对一的指导,针对老年人的具体行为情况提出个体化的干预计划(包括钙摄入、饮食、运动方面的情况)进行督导,检查计划的进展情况。

单纯发放宣传资料和多元化健康教育干预都可以提高老年人骨质疏松症相关知识和健康行为,但采用多元化健康教育干预效果更好。发放宣传资料可作为综合干预的辅助手段,但不能作为唯一的手段。老年人的视力、记忆力逐渐减退,阅读较困难,资料教育不能取得很好的效果。只有通过多元化的健康教育干预可使老年人的生活方式、生活态度、性格、情绪发生正面和积极的变化,提高对合理膳食、增加体育锻炼的认识,改变其不良生活行为方式,能明显降低老年人骨折等意外情况的发生,保证了老年人的安全,提高了老年人的生活质量,也解除了其家属的后顾之忧。

Tian 等认为骨质疏松症患者的风险与绝经后妇女的年龄、绝经年龄、月经暂停、体重指数和受教育程度密切相关。在老年男性中,骨质疏松症与年龄、体重指数、当前吸烟、饮酒、身体活动和暴露在阳光下有关。经年龄、身高、体重、绝经时间等因素调整后,高骨钙素和 c 端交联型胶原水平与低骨密度相关。不良 25(OH)D、血清钙和磷与低骨密度风险的增加无关。

总之,骨质疏松症是一种与多因素相关的复杂性疾病,其发生和发展与环境、饮食、运动、年龄、内分泌和多种微量元素等有关,但多以单因素分析为主。老年人常用药物如他汀类降脂药、质子泵抑制剂、肝素、激素、碳酸钙和维生素 D_3 片,偏相关分析只有他汀类降脂药、碳酸钙和维生素 D_3 片与骨密度相关。刘学员等认为除了性别、体重与骨密度相关之外,饮酒、喝浓茶、牛奶、服用他汀类降脂药、碳酸钙和维生素 D_3 片、运动等对骨质疏松症有预防作用,均为独立的影响因素。因此,年龄、性别、钙剂使用情况、吸烟情况、喝绿茶、喝咖啡、每周锻炼频率是老年骨质疏松症的主要影响因素,年龄越大、女性、未服用钙剂、吸烟、未喝茶、不锻炼是老年骨质疏松症的危险因素。预防骨质疏松症应从儿童时期开始,并在成年后继续进行。尽管肌肉和骨骼的遗传决定因素可能在未来提供其他治疗选择,目前,咨询应该主要关注生活方式的改变,包括健康的饮食习惯和定期的锻炼。补充维生素 D,应考虑根据患者的需要加强饮食,注意雌激素状况也很重要。此外,应定期指导患者戒烟,避免适度饮酒。

第四节 总结与讨论

骨质疏松症是一种非常常见的疾病,尤其是老年人中多见,发病率很高,同时,骨质疏松症可以给人体带来很大的危害,比如脆性骨折等。生活中,我们常常可以听到,某个老年人一不小心骨折了,很快就过世了。因此,骨质疏松症是一个需要进行干预的常见病,特别是老年人。

预防一种疾病,首先要了解这种疾病的影响因素。本章首先剖析了骨质疏松症的影响因素,包括年龄、体重指数、饮食习惯、家族史等,然后从生活习惯方面来解释骨质疏松症的影响及保护因素,最后从行为方式方面,探讨哪些方式可以改善骨质疏松症的发生,并总结出需要应用多元化健康教育的模式。

多元化健康教育的模式,也是医学传播中可以运用的模式。对于具有骨质疏松症危险因素的人群或者已经患有骨质疏松症的患者,给予多元化的医学科普教育及指导,切实地进行疾病的三级预防,对于减少骨质疏松症的发生、减缓骨质疏松症的发展、降低骨质疏松症的危害,是具有相当的益处的。

第四部分
面对普通公众的医学传播

第 九 章
面对普通公众的医学传播理论

除了诊室里一对一的医学传播和针对特定目标人群的医学传播之外,范围更大的医学传播发生在医务人员与普通公众之间。本章从讨论普通公众的医学科学普及需求开始,通过分析普通公众的特征,进而着重探讨这一医学传播的模式。

第一节 普通公众的医学科普需求与现状

截至 2017 年末,我国的人口已经达到了 13.90 亿,从年龄结构看 0~15 岁(含不满 16 周岁)总人口为 2.47 亿人,占总人口比重的 17.8%;16~59 岁(含不满 60 周岁)总人口为 9.02 亿人,占总人口比重的 64.9%;60 周岁以上总人口为 2.41 亿人,占总人口比重的 17.3%,从我国人口的构成比来看,还是以中青年人为主。而据《中国互联网络发展状况统计报告》统计显示,截至 2018 年 6 月,中国网民规模为 8.02 亿,上半年新增网民 2 968 万人,较 2017 年末增加 3.8%,互联网普及率达 57.7%,其中手机网民规模达 7.88 亿,在上网人群的占比达 98.3%。中国网民以青少年、青年和中年群体为主。截至 2018 年 6 月,10~39 岁群体占总体网民的 70.8%。其中 20~29 岁年龄段的网民占比最高,达 27.9%;10~19 岁、30~39 岁群体占比分别为 18.2%、24.7%,与 2017 年末基本保持一致。30~49 岁中年网民群体占比由 2017 年末的 36.7% 扩大至 39.9%,互联网在中年人群中的渗透加强。由于我国人口的构成以中青年为主,而在中青年人群中,网民的构成比非常高,那么他们的科普需求就会有相当一部分通过网络来实现。

2015 年中国网民科普需求搜索行为报告中指出,过去四年来中国网民的科普需求增长 178%,其中无线端科普搜索指数占全部科普搜索指数的 67.16%。健康与医疗位居中国网民关注的科普主题之首。而健康与医疗主题下热搜词排名前十位的分别是咳嗽、感冒、维生素、艾滋病、糖尿病、疼痛、腹泻、养生、感染和乙肝[1]。而在2017年的中国网民科普需求搜索行为报告,排名第一的科普主题搜索内容仍然是健康与医疗,占比高达63.16%,与其他搜索内容形成了显著的差距,而健康与医疗的科普主题搜索指数的增长率为43.18%,也高居首位,其中居于前三的热搜词是胃炎、耳垂和肾炎。

从以上数据可以看出,由于健康与每个人都息息相关,因此公众对于健康与医疗的信息普遍较感兴趣,普通公众的医学科普需求是巨大的,而且相当一部分人群的医学科普知识是通过网络来获取的。当然,对于那些老年人来说,很多都不会使用智能手机及网络,由于他们缺乏对于高科技产品的使用技术和能力,可能还是更多地通过一些传统的手段,比如图书、报纸、电视、科普讲座等获取医学科普知识。

然而,从医学科学普及现状来说,离满足人民需求还有很大的距离。科技部2012年的统计数据表明,专职科普创作人员共计14 103人,仅占全国科普人员总数的0.72%。科普人力资源是科普活动的组织者和倡导者,是科学技术的传播者,是科普活动不可或缺的重要组成部分。人力资源的缺乏阻碍了医学科普的发展,虽然我国有庞大的医护队伍,但是其中直接参与医学科普的专职或兼职科普人员数量不大,限制了医学科普的宣传力度,而医学科普的创作人员更是少之又少,对于医学科普的传播及普及也十分不利。从科普图书的出版来看,2012年科普图书出版数量为7 521种,比2011年下降2.26个百分点,占各类图书种类的0.83%,科普图书在所有图书中的占比非常稀少,医学科普图书就更为少见了[2]。虽然,随着人们健康意识的加强,很多出版社开始愿意出版医学科普类图书,但是医学科普图书仍然存在一定的问题:

(1)按照医学专著图书的模式编写。编写医学科普图书却遵循医学科学的编辑方式,按照病因、病理、症状、防治等来叙述,成为医学理论书籍的简单重复,对于没有医学知识的普通民众来说,可能会出现完全读不懂的现象。

(2)缺乏可读性和可操作性。语言死板生涩,编排形式不活泼,图文并茂、内容翔实的书籍少,读者真正想了解的内容流于空泛。因而,此类图书内容相似,形式相近,缺乏个性化特色。

(3)医学科普图书存在着"害人不商量"的伪科学和"无害也无用"的非科学。医学科普图书市场存在图书内容陈旧、编写方式单一、原创作品少、发行量低等问题,读者对医学科普图书的信任也出现了危机。医学科普书籍传播的是医学科学知识,它不仅影响人们的认知,更影响人们的生活行为,因此保证传播内容的科学性是进行医学科普传播的基本准绳。

(4)医学科普书籍缺乏专业的医学科普创作人员。有专业知识的医务人员没有时间精力或者没有兴趣来写,于是一些非医学出身的作者在大写医学保健书籍,对读者的导向难免出现偏颇。把握科学性、传播科学精神,是对科普作者的要求,否则带来的后果是不堪想象的。

除了以上科普的一般情况外,医学科普也存在一定的特殊性。既往的医学科普活动和宣传形式比较单一,在网络和数字电视、手机普及以及新兴媒体发展的今天,极大地拓展了传播渠道,医学科普活动的推广运行方式也越来越多样。医学科普微博、医学科普微信、医学科普App等,这些不仅创新了医学科普的活动形式,也开拓了医学科普的活动空间,充分利用了如今的新媒体、自媒体等传播优势提升了医学科普的实效性,但是医学类的科普毕竟不同于其他科普内容,如果传播的医学内容不正确或者有缺陷,那么对于被传播者的身体健康可能不但无益,反而有损。目前的医学科普,还存在医学科普内容越来越多,但健康科普生产准入门槛低,产品质量参差不齐,一次性科普多、系统追踪少,科普作品缺乏连续指导性等问题。信息化时代,大众周围充斥着大量触手可及的医学科普信息,现在的医学科普的问题不是"有没有",而是"如何做得更深入人心"以及"如何保证准确性和可靠性"。尽管目前各种新媒体、自媒体平台上也涌现出诸如"协和章蓉娅""虾米妈咪"等粉丝众多的医学明星大V,然而相对海量的医学健康信息,医学科普工作者的身影仍然是非常有限的。随之而来的是医学伪信息与谣言的泛滥。以微信公众号为例,微信公众号也成为医学伪信息与谣言的重灾区,各式各样打着健康信息旗号的文章广为流传,给人民群众的健康和财产带来危害。自媒体平台健康养生信息的泛滥和健康知识的传播活动相去甚远,这样所谓的医学科普,实则是包装为健康信息的内容营销方式的兴起[3]。由此可以看出,在网络新媒体、自媒体高速发展的今天,医学科普的形式虽然越来越多样,传播的地域也越来越宽广,但是如何保证医学科普内容的准确性和可靠性,还是非常值得探索的。

我们试想一下,有一位网友患有糖尿病,希望能够得到有关糖尿病的医学知识,于是他通过网络、自媒体、新媒体等搜索可能的相关知识,但是这位网友并不是专业的医务人员,不具备糖尿病的相关医学知识,也就意味着他并没有能力去鉴别他搜索到的知识正确与否。他搜索的方法,更多的可能是按照阅读量的高低来检索,只要阅读量高,他就认为是正确的,至于他搜索到的知识究竟是不是正确,他自己并不了解,很有可能他通过阅读量高低搜索到的医学知识并不正确,而是那些伪科学或者广告信息,那么如果按照他搜索到的内容来实行,这位网友的糖尿病病情不但得不到控制,还有可能会出现并发症。

第二节 针对普通公众的医学传播模式

科学普及简称科普,从本质而言,是一种信息、知识、思想和观念的传播过程。这些信息和知识等传播内容追根溯源起源于以科学家为首的科学团体。然而因为种种原因,科普并未成为科学家的首要任务,甚至还出现科学家不重视科普,甚至对科普工作存在偏见的现象。因此,在过去的科普工作中需要大众媒体或者专业的科普工作者在科学团体和公众之间架设沟通的桥梁(图9-1)[4]。

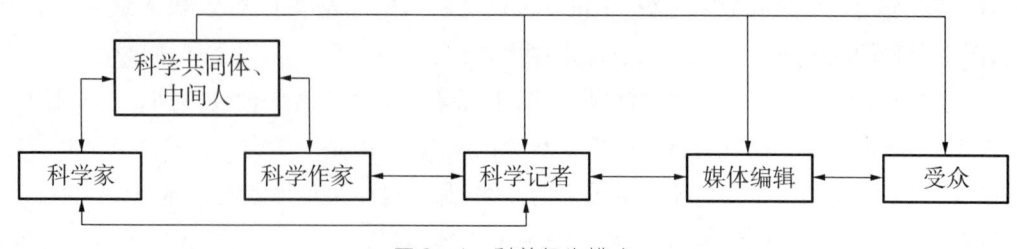

图 9-1 科普行为模式

科学是将各种知识通过细化分类（如数学、物理、化学等）研究，形成逐渐完整的知识体系。它是关于发现发明创造实践的学问，是人类探索研究感悟宇宙万物变化规律的知识体系的总称。科学是一个建立在可检验的解释和对客观事物的形式、组织等进行预测的有序的知识的系统。"科学"还指可合理解释，并可靠地应用新知识的主体本身。科学的专业从业者习惯上被称为科学家。

而普通公众由于知识的有限，大部分对于科学并不能充分地理解。在科学家与普通民众之间有着一条深深的沟壑，科学家以为公众缺乏知识、不求上进，而公众也以为科学家高高在上、不食人间烟火，这些都是误会。那么，如何让异常深奥的科学知识，通过一种简单易懂的方式方法传播给公众，这就是科学普及需要做的事情。以往的科学界，需要通过中介与公众建立沟通的桥梁。从图 9-1 中可以看出，科学家、科学作家、科学记者、媒体编辑，各司其职，最终把深奥的科学知识传播给民众。这里，我们来看图中提到的几个概念。科学共同体是由科学观念相同的科学家所组成的集合体——科学活动的主体。科学共同体的任务则是建立和发展科学家之间为获得可靠知识而必需的最佳关系，科学共同体的准则是：普遍性、公有性、大公无私和有根据的怀疑态度。科学作家，顾名思义是科学作品的创作者，科学家是科学作家，但是科学作家不一定是科学家。科学记者是在媒体中从事科学内容新闻采访和报道工作的人员。科学家，通过或者不通过科学共同体作为中间人，然后由科学作家、科学记者作为专业的科普工作者将科学的内容，最终通过媒体编辑的编写，传递给了受众。这之间的层层环节较多，传递过程中也容易出现内容的偏差。

然而，现如今，伴随着科普工作受重视程度的加深，以及科学家对公众话语权自主性把控的增加，越来越多的科学家加入到科普大军中去。因此，现在的科学家很大程度上能够越过大众媒体或专业科普工作者，实现直接面对公众的医学传播。从而，面向大众的医学传播模式发生了改变（图 9-2）。

从医学传播面向普通公众的传播模式来看，传播者是具备基本医学知识的一线医护技人员，这能最大程度地保证所传播的医学知识的准确性和可靠性，而被传播者是普通民众。两者之间的传播内容的设置，应当是公众所关心和需要了解的医学健康知识，可以根据医学健康的议题设置公共议题，也可以根据公共议题设置医学健康议题。当所设置的议题通过自媒体的创作由一线医护技人员传播给公众时，公众可以评论、提问、转发，而所有公众所做的这些评论也好、提问也罢，可以传递回一线的医护技人员，他们可以回答公众的提问，也能通过公众的评

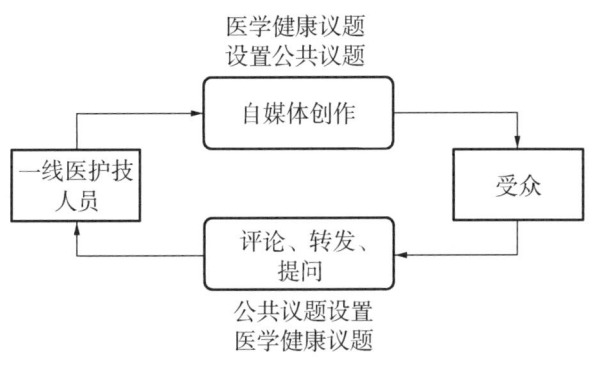

图9-2 面向普通公众的医学传播模式

论和转发了解公众的关注内容和关注点,帮助他们下一次更好地设置公众真正感兴趣也对他们有帮助的议题。

我们来看一些例子。比如,每年的情人节是情侣结婚和恩爱的高峰,之后的一个月也是人工流产的高峰,因此,针对这一现象,一些妇产科医院和妇产科内容为主的公众号,就会做一些有关避孕知识的医学传播,这一内容的设定是符合当时公众所关心的医学健康议题的,而在做传播的时候,看到传播内容的个人也可以在后台进行留言和评论,咨询一些有关避孕的问题,而公众号的运营者可以回答这些问题,也可以进行一些简单的观察和统计,看看公众对避孕知识的掌握程度和欠缺之处,以后还可以重点在哪方面进行普及。如此,就形成了良好的互动和循环,传播者可以借此把自己的科普内容做得更生动及切合实际,而被传播者足不出户,就能掌握到一些以往需要通过科普讲座或者报纸、电视才能获得的知识。同时由于很多人在避孕知识方面羞于咨询,导致不恰当的人工流产,而网络的传播,可以保证被传播者不抛头露面,能够保护个人的隐私,在私密的情况下就能获取相应的避孕知识。

再比如,每年暑假期间,是儿童意外伤害的高发时段,经常可以在新闻中看到有儿童溺水或者交通伤害的事件发生,那么根据这一时段的特点,自媒体或者新媒体就可以做有关预防儿童意外伤害发生的医学传播,而关注儿童意外伤害的普通民众就可以从这些科普中了解相关知识,如果有问题也可以在后台留言进一步的咨询,形成良好的互动及传播链。

第三节 针对普通公众的医学传播三个层次

在第一章中,我们曾介绍过医学传播分三个层次:病、看病和看待病,在这一节中,我们将详细地分析和解读如何从这三个层次来对普通公众做有效的医学传播。

一、病

病,也可以称为疾病、病症等。疾病是一个极其复杂的过程,许多情况下,从健康到疾病是一个由量变到质变的过程。当外界致病因素作用于细胞,达到一定强度或持续一定时间,也就是说,致病因素有了一定量的积累就会引起细胞的损伤,这个被损伤的细胞出现功能、代谢、形态结构紊乱,长此以往,就可能导致疾病的发生。

疾病的分类有很多种,可以分为传染性疾病和非传染性疾病,也可以按照人体的各个系统进行分类。

从传染性疾病来看。传染性疾病,简称传染病,顾名思义可以传染,是由各种病原体引起的能在人与人、动物与动物或人与动物之间相互传播的一类疾病,也就是说传染病可以是人传人,也可以是动物传给人。在历史上,曾有很多的大型传染病流行事件,比如欧洲中世纪曾爆发了名为黑死病的瘟疫。1347年,黑死病在西西里群岛爆发,在3年的时间内横扫欧洲,并在20年间导致2 500万人(约欧洲一半人口)死亡。黑死病其实就是鼠疫,是由老鼠传播给人类,然后人与人之间又会传染的一种烈性传染病,当时的人们由于缺乏对于鼠疫的医学知识,也没有人告诉他们在黑死病面前,应当怎样预防,因此,疾病的传播非常之快,死亡率也相当之高。

那么,在如今科技高速发展的年代,在面对传染病的来袭时,在医学传播领域,我们可以做些什么呢?我们来看一些实例。众所周知,乙型肝炎是由乙型肝炎病毒引起的一种传染性疾病,我国是一个乙型肝炎大国,约有1.3亿人是乙型肝炎病毒携带者。很多不明缘由的人,可能会谈乙肝色变,不敢和得过乙肝的人吃饭、握手,甚至一起工作,一些得了乙肝的人更认为是到了世界末日,惶惶不可终日。其实,乙肝并没有想象中那么可怕,这时候就需要我们医学专业人士来跟公众做恰当的医学传播。乙肝的传播途径主要是母婴传播、血液传播以及密切接触体液传播。那么和乙肝患者或者乙肝病毒携带者一起吃饭、握手、上班,会传染到乙肝吗?答案是否定的。然而,如果一位孕妇是乙肝病毒携带者,那么她所生产的婴儿患有乙肝的概率是很高的。因此,作为一个专业的医务人员,就需要告诉人们,不必担心和乙肝病毒携带者一起工作、吃饭,也不必歧视乙肝病毒携带者,乙肝病毒携带者或者乙肝患者在稳定期,绝大部分的工作都是能和正常人一般进行的,完全不必过度忧虑。当然,如果一位携带有乙肝病毒的妇女怀孕后,是需要到正规的医院去进行乙肝病毒阻断治疗的,这样出生的婴儿携带乙肝病毒的风险就大大地降低了。这些年,我们国家新生儿中乙肝病毒携带者大大减少,正是与在育龄妇女中大力宣传和推广这一知识有关。

再来看一些急性传染病的例子。比如,流行性感冒是一种非常常见的疾病,简称为流感。很多人不把流感当回事,认为流感与感冒是一样的,殊不知,在历史上,1918~1919年期间的西班牙流感,曾经造成全世界约10亿人感染,2 500万~4 000万人死亡(当时世界人口约17亿人),其全球平均致死率为2.5%~5%。当然,在现今的医疗条件下,流感已经远没有100年前那么恐怖了。因此,在流感的流行季节,正确的医学传播应该是引导大家重视流感,尤其一些免疫力低下的人群,诸如老年人、婴幼儿、肿瘤患者等,如果有类似症状应当及时到相关医院就诊,同时也避免在人群中引起一些不必要的恐慌。

除了传染性疾病以外,生活中更多见的是非传染性疾病,很多人们熟悉的高血压、冠心病、肿瘤等疾病都属于这一范畴。慢性非传染性疾病,简称慢性病,即对一类起病隐匿,病程长且病情迁延不愈,缺乏确切的传染性生物病因证据,病因复杂且尚未被完全确认的疾病的总称。我国重点防治慢性病包括:心脑血管疾病、癌症、慢性呼吸系统疾病和糖尿病等。

慢性病病情一般在机体状况好、外界因素可控、有效治疗时缓慢进展,而当有促使病情进展的因素作用于机体或机体健康状况较差时,病情会迅速进展,其进展速度类似于急性疾病,称作慢性病的急性发作。

随着社会老龄化,以及不健康的生活方式、环境污染、食品安全问题等因素影响,我国慢性病及慢性病急性发作的防治形势十分严峻。2016年,我国因慢性病及其急性发作的死亡人数占总死亡人数的86.6%,导致的疾病负担占总疾病负担70%。据推算,2018年中国仅脑卒中现患人数为1 300万,冠心病1 100万,高血压2.7亿,而今后10年我国慢性病及其急性发作患者数仍将快速增长,已经成为严重威胁我国人民健康和社会发展的重大公共卫生问题。因此,对于慢性病及其急性发作的综合防控已上升为我国的国家战略。

尽管防治形势严峻,但绝大多数慢性病及其急性发作是可早期干预及预防的。因此,在慢性病领域,医学传播的应用空间及意义是十分巨大的。

我们来看一些实例。

比如,高血压是我国目前一种十分常见的慢性病,发病率在成年人中大概已经达到了25%左右,也就是4个成年人中就有一个高血压患者。那么对于如此庞大的已经患有高血压或者高血压的潜在人群来说,医学传播可以做些什么呢?从疾病的三级预防概念来说,在每一级的预防上,医学传播都可以做很多工作。

先看高血压的一级预防。一级预防是指病因预防,也就是在还没有发生疾病的时候,进行一些危险因素的干预,避免疾病的发生。从高血压的一级预防理念来看,高血压的危险因素包括高盐饮食、食物中脂肪和热量增加、体力活动减少、超重或肥胖、饮酒吸烟、精神紧张等,那么在做医学传播时,就应当告诉人们饮食应该限盐、少油、低脂,平时需要适当运动、戒烟限酒、控制体重、保持心理平衡。然而,如此泛泛而谈的科普常常不能起到很好的效果。比如,仅仅告知人们需要适当运动,人们就会问适当运动指什么?每个人对于适当运动的理解是不同,有人认为我每天步行几百米就是适当运动了,也有人认为我每天需要跑步2千米才是适当运动。因此,正确的做法是需要告诉人们什么样的运动比较适合,每天需要进行多长时间的运动,达到怎样的运动量才算是适当运动。

再看高血压的二级预防。二级预防是临床前期预防,也就是意味在疾病的早期需要做到早发现、早诊断、早治疗,使得疾病在早期就被发现和治疗,避免或减少并发症、后遗症和残疾的发生,或缩短致残的时间。对于高血压的二级预防来说,那些有高血压危险因素的人群应该多久测一次血压,发现血压升高之后应该如何判断是否高血压,诊断高血压之后应该如何进行靶器官的评估,多久进行一次,什么时候需要开始进行药物治疗,如何进行生活和行为方式的调整,如何判断药物治疗是否有效,这些内容都是可以在专业医务人员的帮助下,科普和传播给高血压患者的。

最后说一下高血压的三级预防。疾病的三级预防主要是对症治疗,预防并发症和伤残,对已丧失劳动力或残废者通过康复医疗,促进其身心方面早日康复,使其恢复劳动力,病而不残或残而不废,保存其创造经济价值和社会劳动价值的能力。而高血压的三级预防,主要是对已并发心脑血管疾病的高血压患者的并发症预防,对重度的高血压患者进行抢救,同时康复治疗,提高生活质量。那么,作为专业的医务人员,针对已经出现高血压并发症的患者,可以指导他们如何进行康复治疗,帮助他们的家人和其一起树立对于疾病的正确认识,在生理上和心理上给予各种支持,引导他们积极康复,及早回归到原有的生活轨道中来。

二、看病

看病,是医学传播的第二层次。很多患者不知道如何去看病,举个简单的例子,我们常常会看到一个患者因为身体不舒服挂了很多个科室的专家号,因为他不知道应该看哪个科,所以就把能看的科都看了。在很多著名的三甲医院,也可以见到一些患者因为想挂某个专家的号,又不知如何才能挂到,只能高价去找号贩子。

从广义的角度说,"看病"是指所有与就医有关的内容,包括就医的流程、就医的制度、与就医相关的法律法规与政策以及就医指导等。

我们来看一个异地就诊的例子。

一位患者,因为身患某种疾病在当地医院无法得到最好的治疗,决定来到大城市治疗,这就是异地就诊。那么,首先,患者需要了解的是他应该到哪个医院就诊,哪家医院的这个专科排名最前呢?通过搜索引擎搜索靠谱吗?大家都知道通过搜索引擎搜索并不靠谱,著名的魏则西事件就是通过搜索引擎寻找医院,导致他病情恶化并最终死亡。那么,应该如何寻找医院和专科?医学传播专业人士,就应当科学地告诉大家全国著名医院的排名和著名专科的排名,让大家心里有个底,知道自己得了某一疾病后该去哪里看病。比如,复旦大学医院管理研究所,每年都会发布国内著名医院的排名及专科排名,是一个非常专业和靠谱的排行榜,那么作为专业的医务人员,在做医院介绍或专科选择的科普及传播时,就应当推荐或引用这类正规机构所做的排行,而不能推荐搜索引擎。

在了解到该去哪个医院就诊后,这位患者来到了这家医院,但是他不知道如何才能在这家医院挂到号,专家门诊的号源都满了,于是他只能去挂急诊。殊不知,急诊是接待急危重患者的。这位患者的疾病虽然疑难复杂,但并不危重,第一可能需要排很长时间的队,第二也有很多检查和治疗是急诊不能给予的,因此患者的就医流程就出现了问题。这时,患者迫切需要了解的是有关哪些疾病应该看急诊,哪些疾病应该看门诊,如何进行网上或者电话预约专家门诊的科普。通过有针对性的科普之后,患者了解到了应该去某科的专家门诊处就诊,同时在微信平台上预约到了该专家的门诊号。

到了预约的专家门诊后,这位患者得到了专家的细心诊治,专家认为患者需要做进一步的检查和治疗,最好是住院治疗。这时候,问题来了,患者是异地就诊,在当地他是有医保的,然而到了这里后医保如何应用,如何支付他的医疗费用,如何进行报销,他就不知道了。他现在最需要了解的医学科普就是有关异地医保如何结算的内容了。通过异地医保如何结算的科普,他了解到了有关医保的政策,对于自己所需承担的大致的医疗费用心里有了底之后,治疗起来也就更有信心了。

在看病这一层次,还有很多需要科普及传播的。比如,如何拨打 120 急救电话,也是有方法的。以上海为例,目前上海的 120 急救电话分两种,对于非紧急患者,诸如需要出院转到康复医院、养老院、护理院或者回家的,只需拨打 962120 接受预约就可以了;而紧急患者求助,则拨打 120。通过对于不同的 120 急救电话的科普,可以帮助人们尽量少占用紧急 120 的资源,使得最需要应用急救资源的患者优先得到救助。在真实生活中,还会碰到一些患者或者家属在拨打 120 的时候说错了地址和联系方式,使得急救人员不能立刻到达现场,浪费了黄金救援时间,因此,如何正确地拨打 120,如何使得急救人员能够第一时间得到最清晰指示,也是需要专业医务人员进行传播及普及的。

三、看待病

看待病是医学传播的第三个层次,也是最难达到或最容易被忽视的层次。看待病,更多地涉及了医学人文。

如今已经是大数据和人工智能的时代,医学作为一门科学发展到现在仍然有很多疾病无法治愈。如同著名的美国医生特鲁多的名言中所说"有时去治愈,常常去帮助,总是去安慰",对于很多疾病而言,医生所能做的只能是帮助和安慰。

而很多人,还不能完全认识疾病,总认为,只要到了医院找到医生,任何的疾病都是能被治愈的。医学传播在看待病这一层次的存在价值,首先就是帮助人们正确和理性地看待疾病,认识到医学的局限性,了解生老病死的自然规律,在面对疾病时选择最恰当的治疗方式。

比如说,有些已经到了疾病终末期的患者,身上插满了各种维持生命的导管,有营养支持的胃管,有排尿的尿管,有帮助呼吸的气管插管,等等,可以说是非常痛苦的。患者及其家属在心理上无法接受其即将离开的现实,或者说对于死亡相当恐惧与不安。医学传播在这里更多地应该是宣讲一些针对终末期患者和家属充满人文关怀的科学知识,帮助他们理性地面对疾病,做好患者离开的准备。

对于生存期小于 6 个月的患者,目前医学上有一种理念,称为临终关怀。它的本质是给予患者全方面的关怀,辅以适当的医院或家庭的医疗及护理,最大限度地帮助患者减轻躯体和精神上的痛苦,提高生命质量,平静地走完生命的最后阶段。然而,在目前,还有很多人不了解或者无法接受这一理念。医学传播可以将这个理念进行很好的传播和普及,帮助大众了解哪些人适合做临终关怀,如何做,让每一个人都能生得顺利,死得安详。

在现实生活中,还有一种看待疾病的方式,称为"恐病症",它意味着把一些事实上很普通的疾病当成了洪水猛兽。最常见的就是抑郁症。现实生活中,每个人可能都会有一段时间心情低落,此称为抑郁状态,如果有显著而持久的心境低落则可能就是抑郁症。世界卫生组织已经将抑郁症列为世界第四大疾病,可见抑郁症的发病率很高。很多不了解抑郁症的人,会将抑郁症患者看成是精神病患者,也有些人把抑郁症患者当成没事找事、无病呻吟的人。其实抑郁症是一种常见的心理疾病,也可将其看作为一种慢性病,是需要大家正确认识的一种疾病。很多人不理解,为什么看上去阳光明媚的人会是一个抑郁症患者,为什么一个经常微笑的人会选择自杀。普通人对抑郁症的误解,是很多患者不愿意把病情说出来的原因。因为怕被别人指责无病呻吟,因为周围的人都没有只有自己有,他们会因此觉得羞愧和耻辱,甚至还会觉得生病是自己的错。所以很多抑郁症患者选择不去治疗,在中国,有超过七成的抑郁症患者没能及时治疗,假装看不见它,病情因此越来越严重。对于抑郁症患者,可能最好的就是陪伴,陪伴他一起渡过情绪的难关。因此,在医学传播领域,帮助人们正确地认识诸如抑郁症这些疾病,能够及时地识别和帮助身边的抑郁症患者,懂得如何陪伴和照顾他们,是需要持续传播和普及的。

参 考 文 献

[1] 钟琦,胡俊平,武丹,等.数说科普需求侧——网民科普行为数据分析[M].北京:科学出版社,2016.

[2] 中华人民共和国科学技术部政策法规与体制改革司.中国科普统计[M].北京:科学技术文献出版社,2013.

[3] 李东晓.微屏时代谁在传播健康——对微信平台健康养生信息兴起的传播学分析[J].现代传播(中国传媒大学学报),2016,(4):21-26.

[4] 郑念,王丽慧.中国科普人才发展报告[M].北京:社会科学文献出版社,2015.

第 十 章

医务人员的科普原则与技能

第一节 医务人员的科普原则

一、通俗易懂原则

医学科普的首要原则,就是通俗易懂,意思是广大人民群众都能懂得。为什么一定要通俗易懂?我们来分析一下。医学是一门科学,也是比较深奥难懂的。一般来说,一个医学生一定要经过数年至十数年的培养,才能掌握一定的医学专业知识。如果要教会普通民众专业的医学知识,不仅需要花费大量的时间和精力,还需要针对有较高水平知识基础的普通民众才行,但是普通民众并没有条件成为医生,也没有必要花费很多的时间去掌握专业的医学知识,他们只需要了解基本的医学常识就可以了。所以,对于这些普通民众来说,如果你做的医学科普是专业级别的,也就是说如果应用专业的术语和医学词汇来解释医学现象,那么这些科普对于普通民众可能就像天书一般,看不懂也读不懂,他们也就没有兴趣去阅读或了解了,这些专业级的医学科普也就只有医学生或者医生才能听懂和读懂。而医学科普全称为科学普及,就是要应用浅显、公众易于理解的方式向普通大众介绍医学知识。因此,一定要遵从普通人群的基本知识水平,尽量用通俗易懂的方式来解释医学现象和医学问题。

从医学科普的几种形式来分析。医学科普文章是写给普通百姓看的,必须用老百姓喜爱的方式和看得懂的大众化语言来叙述和介绍,才能让百姓理解和接受。如果通篇文章都是教科书式的干巴巴的介绍,或者专业名词、医学术语、英文符号的堆砌,读者一看就"头痛"或"厌烦",又怎么会喜欢这样的医学科普文章呢?所以,增强医学科普文章的可读性,关键的一条就是努力使专业性很强的医学知识变得通俗易懂，让枯燥呆板的介绍变得生动有趣。我们来看一个简单的例子。脑梗死是一个非常常见的疾病，同样是关于脑梗死的科普，一篇文章写：脑梗死是指因脑部血液供应障碍，缺血、缺氧所导致的局限性脑组织的缺血性坏死或软化。这样的语句太过深奥，对于医学专业人士来说，很容易理解，而对于非医学专业出身的普通民众来说，他们读不懂，也就没有兴趣再继续读这篇文章的后续内容了。再来看另一篇文章：脑梗死是中风的一种，是脑部的血管堵塞造成的。相对于前一篇文章而言，这篇文章的语句对于脑梗死的解释就比较浅显易懂，普通人能够看懂，也就愿意继续往下看了。

不仅是对医学科普文章，其他形式的医学科普也是如此。比如前一章提到的阿尔茨海默病如今非常常见，但是这样的专业术语，普通民众都不了解这是一个什么疾病，也就不会去关心了，其实阿尔茨海默病还有一个别称叫老年痴呆，如果用这个相对比较通俗易懂的词语来称呼这个疾病，那么即使是学识水平一般的普通人也能大概明白这是一个什么疾病，然后再运用创新的方式，如科普相声来进行这个疾病的解释，就会收到很好的推广和传播效果。

对于现在流行的新媒体、自媒体的推广来说，通俗易懂也是很重要的原则，虽然通过网络传播的受众其中包括一部分具有医学知识的人群，但是大部分仍然是处于基本认知水平的普通民众，所以仍然是要考虑大众的需求。做科普就像厨师炒菜，医学知识就像是大量的食材，需要医生把它加工、整合，就像切菜、炒菜，再配以合适的口味，尽量做到适合大众的品味，如果把一堆原材料直接上桌，是没有人愿意吃的，原材料就像一篇专业性的医学学术论文，非专业人士没有谁能看懂。当然，也不能为了追求口味乱加料，说有一些食物吃了就会得癌，不注意什么做法就会致命，危言耸听，这也是要杜绝的。如果我们在新媒体、自媒体中，直接把一篇医学论文照搬上去，普通民众是不会去看的，医学专业人士也不会在这些媒体中去看医学论文，因为医学论文有专业的搜索引擎和搜索网址，那么这篇文章的受众就会非常稀少。比如，我们在新媒体中，发表一篇医学科普文章《论缺血性脑卒中的规范化诊断、治疗流程及进展》，如此专业的标题，大部分普通民众一看，就不会深入下去了。而如果换成这样一篇医学科普文章《如何判断是不是中风了》，这样通俗易懂又简洁明了的标题，就会吸引普通人继续阅读下去，那么也就能够起到医学知识普及及传播的目的了。

二、"蹭热点"原则

我们现代这个时代，是一个注意力稀缺的时代，我们能看到的信息很多，但能注意到的很少，能被我们当成话题来讨论的信息更少。信息是过剩的，注意力资源是有限的。所以，我们总是优先关注那些热点新闻，总是被热门话题吸引眼球，带走注意力。"蹭热点"是吸引注意力的一种常用手法。热点话题关注度高，很多人会看，会参与讨论。在短期内，大家的注意力会被一两个热点话题吸引住，忽略其他本来也很重要、很有趣的信息。换言之，其他信息被我们自动过滤掉。如果热点当中恰好出现某个产品的信息，该产品就会成为口碑谈论者的关注焦点。人们看了热闹之后，说不定会认真考虑要不要买那个品牌的产品。在医疗行业，也是如此，如果在热点中恰巧出现了与医疗健康有关的信息，那么该信息就会成为人们谈论的焦点。人们看了热闹之后,说不定会认真考虑要不要采用那个医疗健康有关的信息中所提到的建议。

一般来说,热点可以分为两种:一种是可以预见的热点,比如各种节假日等;另一种是不可以预见的热点,如各种突发事件。

说起突发事件,我们来看些例子。众所周知,地震是一个灾害性的事件,一旦有大地震发生,造成的危害极大。地震又称地动、地振动,是地壳快速释放能量过程中造成的振动,期间会产生地震波的一种自然现象。地球上板块与板块之间相互挤压碰撞,造成板块边沿及板块内部产生错动和破裂,是引起地震的主要原因。地震常常造成严重人员伤亡,能引起火灾、水灾、有毒气体泄漏、细菌及放射性物质扩散,还可能造成海啸、滑坡、崩塌、地裂缝等次生灾害。

据统计,地球上每年约发生 500 多万次地震,即每天要发生上万次的地震。其中绝大多数太小或太远,以至于人们感觉不到;真正能对人类造成严重危害的地震大约有二十几次;能造成特别严重灾害的地震大约有一两次。当前的科技水平尚无法预测地震的到来,未来相当长的一段时间内,地震也是无法预测的。所谓成功预测地震的例子,基本都是巧合。对于地震,我们更应该做的是提高建筑抗震等级、做好防御,而不是预测地震。

日本是一个地震高发的国家,日本列岛位于太平洋板块、菲律宾海板块、欧亚板块和北美大陆板块的交界地带。按照地质板块学说,太平洋板块比较薄,密度比较大,而位置相对低一些。当太平洋板块向西呈水平移动时,它就会俯冲到相邻的亚欧板块之下。于是,当亚欧板块与太平洋板块发生碰撞、挤压时,两大板块交界处的岩层便出现变形、断裂等运动,从而产生火山爆发、地震等。日本作为一个多火山的国家,地震可谓家常便饭,人们几乎每天都生活在有感地震之中。那么,当日本发生地震后的情况是什么样子呢?2018 年 6 月 19 日早上 7∶58,日本大阪地区发生了 6 级地震,发生地震过去 30 个小时后,据统计造成 4 人死亡,376 人受伤,对交通、建筑、公用设施均造成了不同程度的影响。地震发生是在早上,正值通勤高峰,不少人被困在了半路上,电车、新干线大面积停运,列车员和警察按十步一人的距离,站在沿线指导乘客有序疏散,车站也在附近打开铁丝隔离网,帮助疏散的乘客尽快离开铁路线,疏散的乘客沿铁路步行至附近的车站没有插队,没有拥挤,像什么都没发生一样。铁路公司通过告示牌和网络,发布最新的列车运营信息,帮助尽快疏散车站滞留人群。大阪府率先开放了 391 处避难设施,安排"无家可归"的人安全避难。地震导致了许多店铺货架散落无法开门,在为数不多能正常营业的便利店、餐馆,以 1~2 折的低价为避难者提供水和食物,饮用水、食物的货架虽然几乎被清空,但大家也只是购取基本所需,没有哄抢。除部分铁路、水煤气线路设施待检修外,震后 24 小时内,大阪市区交通已部分正常,部分新干线、飞机等外部交通手段已恢复,人员伤亡也是在可控范围之内,没有发生大的次生灾害。

我们知道,地震就目前的科技手段而言,还不能做到准确预测,一旦有大的地震发生,造成的人员和经济损害是不可估量的。从日本应对地震的成功经验中,我们可以看出,关于地震,其实有很多科普可以做,有很多是可以作为常态来做,而不单单是一个孤立的突发事件。对于有关地震的医学科普来说,我们可以做的是在地震来临时,如何自救或他救,在地震引起灾害后,如何保护自己和他人;我们还可以做的是在地震来临时,如何遵守一定的秩序,避免踩踏事件的发生,如果遇到踩踏事件发生,如何进行现场急救等。这些科普和宣传,对于一个地震高发的国家和地区,是需要作为常规进行的,这样可以避免在地震来临的时候造成恐慌。

当然,在地震作为突发事件发生的时候,仍然需要加强一些对于民众的医学科普教育,比如古话说"大灾后必有大疫",说的就是在大型灾难后可能会出现传染病的疫情,那么在震后应当对于如何预防传染病、出现什么症状提示可能是得了传染病等诸如此类的医学知识进行科普,必能起到很好的效果。而在地震作为突发事件发生后,作为一个突发的热点,与其相关的各种内容包括医学知识短期内都会受到大量的关注,此时的科普也能够起到较平时更为广泛和有效的传播。比如,地震后进行有关心肺复苏、重伤员的搬运,就可能较平日的搜索量和关注度更高。

我们很庆幸地看到,关于各种灾难来临时,普通人如何自救的医学科普已经受到医学界的重视,并开始进行了有关尝试,由人民卫生出版社出版的《图说灾难逃生自救丛书》,是国内第一部用漫画形式表现灾难避险逃生自救的科普丛书,通俗易懂,形象生动,获得了人民群众的好评和欢迎,还获得了 2018 年国家科技进步二等奖。

再说可以预见的热点,这多见于一些常规的节假日。比如,春节是我们国人最为重要的节日,每年的春节都是家人团聚的日子,也是聚餐的时候,年夜饭是一年当中最重要的一顿饭。人们十分注重除夕的年夜饭,除了合家团圆、聚天伦之乐外,也祈求一家大小平安,在外工作的人都赶回来过新年。团年饭是过春节的重头戏,不但丰富多彩,而且很讲究寓意。在春节的长假期间,有很多人会大吃大喝,因此,每年的春节前后,肠胃不适的患者、糖尿病血糖失控的患者、胰腺炎的患者增多。那么针对这一现象,在每年春节前后进行如何进行合理饮食的科普,针对糖尿病患者做如何控制血糖的科普,就是典型的蹭春节的热点,也会收到意想不到的效果。

三、"诉诸幽默"原则

幽默这个词,是由英文 humor 音译而来的,形容有趣或可笑而意味深长,最初将此词移入中国的,是国学大师林语堂。这是一个音、意两译的词,其表达恰到好处。幽默是一种能激发起人类心理某种情感的智慧,某种在对逻辑性进行适当调控后对现实进行某种形式的加工或者破坏。幽默或搞笑已经可以提升到哲学研究的范畴,可以毫不夸张地说,幽默就是一门哲学。幽默常会给人带来欢乐,其特点主要表现为机智、自嘲、调侃、风趣等。确实,幽默有助于消除敌意,缓解摩擦,防止矛盾升级,还有人认为幽默还能激励士气,提高生产效率。美国科罗拉多州的一家公司通过调查证实,参加过幽默训练的中层主管,在 9 个月内生产量提高了 15%,而病假次数则减少了一半。

幽默的九点好处:幽默可以减轻压力,幽默有助于交流,幽默可以战胜恐惧,幽默使人舒适,幽默让人放松,幽默减轻疼痛,幽默提升免疫系统,幽默可以培育乐观,幽默传播幸福。平时生活中的幽默,可以增加言语的乐趣和亲切感,而在医学科普和传播中运用幽默的方式进行,也比生搬硬套、讲大道理要更容易获得人心,取得公众的认可。

我们来看一些例子。《最炫民族风》是凤凰传奇演唱的一首流行歌曲,因其朗朗上口的旋律,而被大众所熟知。《最炫民族风》连续蝉联百度音乐歌曲 TOP 500 冠军 27 周,更当选为百度音乐 2012 年十大金曲冠军,2012 年第十一届 CCTV-MTV 音乐盛典年度最受欢迎金曲。其轻松欢快的编曲,旋律很动感,歌词很贴近生活,有广泛的群众基础,当年走遍大街小巷,到处都可以听到这首歌曲的旋律。2017 年 5 月,协和医院胸外科邴医生以《最炫民族风》的旋律创作的音乐短片(music video,MV)《最炫急救风》,在短短的半天内就播放了 140 余万次,收到了 1 万多的点赞,搞笑的画风、流畅的说词,教着急救必备的心肺复苏操作,有人自述观后感:"学了知识、疯了耳朵、瞎了眼睛!"对于普通民众来说,学习心肺复苏的技能是必须的,但是学习心肺复苏的技能也是非常枯燥的,枯燥的学习往往使人感到乏味,学习效果和学习的动力就会有所下降,达不到学习的目标。然而,通过《最炫急救风》这样比较幽默有趣的科普 MV,民众可以非常轻松地学习到如何进行心肺复苏,在愉快欢乐的氛围中,不知不觉就增加了心肺复苏的知识,也可能增加民众对心肺复苏知识的兴趣,从而进一步了解它、掌握它。

再比如说,有一本德国的儿童医学科普读物《细菌小不点儿人体历险记》引入中国,讲的是一个细菌小怪物踏上人体冒险之旅,冒险的起点是人类的口腔,继续到鼻子、喉咙、食管和胃,直到最终食物在肠道被消化吸收。这是一本家长和孩子能够一起阅读的科普读物,配有形象的图画,不仅轻松有趣,而且深入浅出,让小朋友们发现拉肚子并不令人生厌,呕吐是对身体有益的,肠道里黏稠的液体也是亲切可爱的。这样幽默有趣的科普读物,就会十分受到小朋友们包括家长们的欢迎。对于成人,也是如此,越是幽默有趣的医学故事,越能深入人心。

上述的三个在医学科普中常见的原则,是每一个做医学科普的专业医务人员需要掌握的基本原则,当然做医学科普还有很多其他的技巧和手段,也是通过学习和了解可以提升的。

第二节 如何撰写医学科普文章

医学科普文章是最常见的一种医学传播方式,可以发表在报纸、杂志等传统媒介上,也可以在目前广为流行的微博、微信公众号等新媒体媒介中出现。对于医学科普文章,首先要求所写的内容一定要保证准确无误,这就意味着作者,也就是医务人员必须查阅相关文献及资料,不能信口开河。其次要求所写的内容与当下公众关注的热点息息相关,比如去冬今春的流感季节中,就有很多流感类别的科普文章(见附录五中文章一)。对于科普文章,还有非常重要的一点就是讲究时效性。2017 年夏天,在陕西省榆林市发生一起孕妇跳楼的悲剧事件。结合这起悲剧事件,就可以做很多科普,尤其是关于孕产妇权益的科普(见附录五中文章二),在那段最受公众关注的时间段内做,收到的效果会最好,如果过了公众的关注期,再做相关科普,效果就会有所下降。

医学科普的文章,除了相关疾病的科普,也可以做一些医学相关的法律法规的科普,比如关于器官捐献的科普。普通民众对于医学知识的缺乏,不仅是在疾病这一层次上,在医学相关的法律法规上,其实也是缺乏的,也需要进行相关的传播和普及。

当下的社会,医患关系比较紧张,那么医学传播和科普也可以做有关如何改善医患关系的努力,对于营造和谐的医患关系也有一定的帮助(见附录五中文章三)。

国内在对患者的人文关怀上做得也很不够,对于患者的人文关怀也是一个很好的医学科普文章切入点。又例如告诉患者什么是患者满意度的文章(见附录五中文章四),则是向患者解释了专业机构对于医院的患者满意度是如何得出评分的,有助于患者平素对这方面调查的解惑。

医学发展到今天,越来越重视疾病的预防,古人说过"上医治未病",因此,很多医学科普文章,也不单单讲述疾病本身,更多地重视疾病的预防(见附录五中文章五、文章六和文章七)。

总之,医学科普文章的范围可以很广泛,但是一定要契合患者的需要,同时简明扼要,讲究时效,才能获得较好的传播效果。随着时代的发展和医学模式的转变,新时期的医学科普除了继承传统医学科普的特征外,还应探索医学科普面临的新形势、新内容和新问题以及由此而来的新特点,对医学科普创作者也相应有了更高要求(详见附录三)。

第三节　如何与传统媒体打交道

媒体(media)一词来源于拉丁语"medius",音译为媒介,意为两者之间。媒体是指传播信息的媒介。它是指人借助用来传递信息与获取信息的工具、渠道、载体、中介物或技术手段;也可以把媒体看作为实现信息从信息源传递到受信者的一切技术手段。媒体有两层含义:一是承载信息的物体;二是指储存、呈现、处理、传递信息的实体。

传统媒体是相对于近几年兴起的网络媒体而言的,传统的大众传播方式,即通过某种机械装置定期向社会公众发布信息或提供教育娱乐平台的媒体,主要包括报刊、户外、通信、广播、电视等传统意义上的媒体。

虽然,现在各种网络媒体盛行,传统媒体依然有一定的地位,有部分人群(比如老年人),偏远的网络不发达地区的居民,平时的信息来源仍然以报纸、电视等传统媒体为主。

那么,作为医学传播人员,应该如何与传统媒体打交道呢?

一、报纸

报纸,是纸质印刷的,一般发行量较大,频率也较快,很多报纸都是每天出版的,也有固定的人群阅读。不同的报纸,风格不同,目标人群也可能不同,很多报纸都有专门的医药卫生板块,有的也有科普板块,医学传播主要在这两个板块中进行。报纸一般都有记者,也会有专栏编辑。普通作者可以关注报纸医药卫生或者科普专栏所经常涉及的话题,然后选择自己擅长的医学领域书写医学传播的内容进行投稿,当然投稿时切记要短小精悍、简单易懂、可读性强,这样的稿件命中率才会比较高。因为目前是碎片化阅读的时代,没有人会花时间去看长篇大论。而对于那些比较著名的医学名家或者科普大咖,记者可能会上门采访,然后编写一段新闻稿。这时候,稿件的作者是记者,而不是医学名家或者科普大咖自身,那么就要注意在与记者沟通的过程中,一定要保证记者对于医学知识的理解是正确的,所书写出来的医学内容是没有偏差的,否则就有可能引起歧义或者误解,也违背了医学传播本身传播正确的医学知识的理念。

二、杂志

杂志也是一种传统媒体,杂志的印刷较报纸精美,一般也有特定的目标人群,但是出版周期相对较长,有的需要一周,也有需要一个月的。并非所有的杂志都适合做医学传播,相对那些时尚类杂志来说,健康养生类的杂志更适合做医学传播。杂志与报纸相同,也有记者和编辑,在杂志上所书写的医学科普或者传播文章要图文结合、生动有趣。杂志上的专栏通常篇幅较报纸长,可以更好地凸显所要宣传的主题,因此也需要更仔细地确保所传播内容的准确与可靠性。对于一些著名的医学专家,杂志会约稿或者专访,两者的区别在于前者的内容是医学专家自己撰写的,后者是记者撰写的,那么如前所述,如果是记者所写,一定要与记者确认内容,千万不要出现歧义或者误解。

三、电视

电视作为一种传统媒体,与报纸、杂志最大的不同就在于它是立体的,具有视觉和听觉冲击。虽然,很多年轻人已经开始广泛使用新媒体、自媒体,电视仍然是非常受人欢迎的一种传统媒体。现在电视里涉及健康、养生及医疗类的节目很多,也是备受观众欢迎的一类节目。各大电视台可能都有几个招牌的健康养生类节目,对于这类节目来说,首先,它的受众面会很广,只要家中有电视的人都可以收看,覆盖面大,没有什么门槛;其次,电视介绍中的健康或者养生方法,观众可以比较直观地了解,也更容易接受。但是,我们需要明确的是这类节目不是广告,不应当为某些公司或者某些产品站台。在电视里进行医学科普或传播的时候,我们也应当遵循一些原则。考虑到观众的文化程度不同,讲述的内容应该尽量简单易懂,也就是普通人就能理解,不要运用一些太过专业和繁琐的术语;其次,科普的形式可以生动有趣,比如情景剧、小品或者讲故事之类的形式都可以,不要局限于讲课的形式,也不要把这类节目做成学术汇报,那样的话,观众就没有兴趣了。在做电视科普的时候,需要与制片人及主持人打交道,由于每个节目会有一定的主题,制片及主持也会有一定的要求,可以在保证内容准确的基础上进行配合,切记在电视上不能信口开河,不能随意夸大某种治疗方案的效果或者贬低其他治疗方案的效果,所传播的内容一定要有其科学性,然后才是普及性。

四、广播

广播是通过声音来进行内容传播的,现代广播中有很多访谈类或者养生健康类的节目。与电视、报纸、杂志都不同的是,广播中只能听、不能看。相较于电视,广播的受众面已经在逐步地减少,现代生活中还用收音机的人已经很少见了,恐怕也只有偏远地区或者老年人中还有这种习惯。不过广播还是有一些其他的好处,比如可以随时随地收听,就好比开车的时候不可以看电视,但可以听广播,休息的时候也可以听。虽然收音机几乎找不到了,还是有各种软件可以听广播,最简单的就是在手机中进行收听,而且对于一些有视力障碍的人,或者视觉疲劳的时候,广播也不失为一种很好的传播工具。在广播中做节目的时候,因为是听觉艺术,因此一定要选择那些口音标准、音色相对较好的人来进行科普或传播,试想,如果一名医务人员满口不标准的普通话,时不时还要加一些地方口音,不但不好听,还可能会造成听众理解意义上的偏差,这对医学传播是非常不利的。电台的节目一般也会有主持人,在做节目时一定要事先进行一些沟通,在保证所传播内容的准确性与可靠性的基础上,做一些生动的尝试,可以讲一些故事,举一些例子,增加听众的印象。

第四节 如何控制疫情舆情

疫情是指疫病的发生和蔓延情况,也就是传染性疾病的发生和蔓延情况。举个例子,2003年全国范围内流行的严重急性呼吸综合征(SARS,又称非典型肺炎)就是一个典型的传染病,而它的发生和蔓延情况就是疫情,当年的 SARS 疫情可以说是相当严重的。

舆情是舆论情况的简称,是指在一定的社会空间内,围绕中介性社会事件的发生、发展和变化,作为主体的民众对作为客体的社会管理者、企业、个人及其他各类组织及其政治、社会、道德等方面的取向产生和持有的社会态度。它是较多群众关于社会中各种现象、问题所表达的信念、态度、意见和情绪等表现的总和。作为一个信息化高度发展的社会,人们可以通过网络了解更多的信息,也可以通过网络畅所欲言。因此,现代社会中,网络舆情的力量不可忽视。网络舆情是社会舆情在互联网空间的映射,是社会舆情的直接反映。传统的社会舆情存在于民间,存在于大众的思想观念和日常的街头巷尾的议论之中,前者难以捕捉,后者稍纵即逝,舆情的获取只能通过社会明察暗访、民意调查等方式进行,获取效率低下,样本少而且容易流于偏颇,耗费巨大。而随着互联网的发展,大众往往以信息化的方式发表各自看法,网络舆情可以采用网络自动抓取等技术手段方便获取,效率高而且信息保真(没有人为加工),覆盖面全。网络舆情的力量是强大的,一件很小的事情,只要有人推波助澜,就可能在短时间内信息流爆发。因此,网络舆情需要正确的引导,它所隐藏的力量不容忽视。

相关卫生行政部门,比如疾病预防控制中心,会定期发布一些疫情监测的报告,告诉人们近期一些传染病监测的情况。在疫情发生时,尤其是一些重大疫情发生的时候,人们可能会产生恐慌,究其原因,主要还是不了解具体的事态,不知道应该怎么应对而内心充满恐惧和无措。还有一些不怀好意,或者无事生非,或者希望吸引他人注意的人,喜欢在网络传播谣言,比如某地因为某某病死了多少人,由于网络传播的速度之快难以想象,就很容易造成人们的恐慌以及舆情的发生。

在疫情发生时,应当由有关卫生行政部门向公众发布最新的疫情监测情况,在重大疫情时,最好能每日公布,让人们清清楚楚地了解具体事态,不要听取那些不可靠的小道消息。其次,官方也可以告诉大家在应对这类传染病时,需要注意些什么,需要怎样预防,出现哪些症状需要考虑可能是患病了,患病了应该去哪里就诊等。这样,人们就能知道如何去面对这些疾病,心里比较有底,也就不会造成大面积的恐慌。信息的公开,能最大程度地减少疫情舆情的发生。

当然,针对那些不怀好意,恶意传播虚假消息的人士,应该在网络上予以封号,必要时甚至运用法律手段进行惩治,加大对这些传谣人员的惩罚力度,让那些人不敢再随便传谣。另外,加强网络的监管,发现有舆情出现的苗头,及时报告并进行梳理,并由官方公布可靠的消息,就能有效避免谣言的扩散。

第五节 如何选择传播内容

在进行医学传播时,首先遇到的问题就是选题,哪些内容是可以传播的,而哪些内容又不适合传播呢?

与科研论文的选题不同,科研论文的选题讲究创新性,也就是说需要与以往的论文有不同之处,有独创之处。而医学传播的选题则更为谨慎,主要的标准是科学性、准确性和实用性。

科学性是指选题要以科学思想为指导,以事实为依据。举个简单的例子,在做高血压的医学传播时,某专业人士选取了"高盐饮食可引起高血压"的题目,这个题目就是具有科学性的,因为高盐饮食与高血压相关,是已经经过大规模的临床试验证实的,是具有循证医学依据的,并不是信口胡诌、毫无根据的,是一个很好的选题。而如果,他选取"高血压患者再也不能吃盐"这样的题目,就是夸大其词、信口开河,违背了科学性的原则,是非常不合适的。

准确性也叫准确度,是指某一事件的准确程度。在医学传播上,我们特别讲究准确性是因为医学传播是针对那些没有医学知识的普通人士的,如果我们所推广和倡导的内容是错误的,或者是还没有广泛获得证实的内容,或者是目前状态下还存在争议的内容,很可能误导大众,这样不仅对健康无益,可能还有害处。比如转基因食品对人体究竟是有益还是有害,科学界内一直争论不休，对于这样有争议的内容，医学传播就不适合进行广泛地传播与推广。再比如，2018年《自然》(Nature)杂志评出的十大科学人物中有一位叫贺建奎的学者，他能上榜是因为他主导了世界上首例基因编辑婴儿诞生。然而在他发表他的成果后，这一举措饱受争议，人们认为他无视重要的道德伦理因素，将婴儿暴露于未知风险中以获得不确定的学术利益，因此受到了广泛的批评。那么在贺建奎这个科学成果发布初期，还没有引起广泛争议的时候，就将此作为医学传播的内容而广泛传播是十分不负责任的。事实上，在一些新近的研究成果还没有得到广泛证实和认可的时候，最好不要把其作为医学传播的选题，因为这些成果在一段时间后可能会有不同的结果，有的被证实，有的则被推翻，如果在还没有得到广泛证实的时候就推广和传播，就违背了医学传播中准确性的原则，可能误导大众，甚至伤害人民群众的健康。

实用性是指医学传播的内容应该符合人民群众的实际需要，而不是那些太过深奥或者太过少见的病例或内容。因为医学传播的目标人群是具有一般知识的普通人群，不是医学专业人士，因此，如果进行非常深奥或者少见内容的传播，普通人群既不感兴趣，也听不懂、看不懂，那就失去了医学传播的意义。比如说，某位专业医务人员打算进行一个医学科普的讲座，他的选题是"血清microRNA-4286表达与胃癌的关系"，这个题目一看就是科研论文或者科研课题的选题，非常适合在学术会议上进行交流或者在学术期刊上进行发表，但并不适合做医学传播的选题。而如果换成"哪些人群需要定期筛查胃癌的风险"可能就会是一个比较适合公众的选题了。

作为专业医务人员在刚开始进行医学传播的时候，常常会选择一些内容并不适合进行传播的选题，把医学传播做成了学术讲座或者学术报告，导致所传播和推广的主题不受欢迎，或者形式虽然生动有趣，内容却并不准确可靠，误导了普通大众。从医学传播学的选题标准来看，哪些选题适合传播，哪些选题不适合传播，这些都是我们在最初开始进行医学传播的时候就需要了解和明确的。

第五部分

实践探索

第十一章

以"达医晓护"医学传播智库为例的医学传播实践

"达医晓护"医学传播智库,寓意"通达医学常识,知晓家庭护理",是在中国科学技术协会指导下,由中国科普作家协会、上海市科普作家协会医疗健康专委会的临床一线专家为主体,集人才培养、作品原创、自媒体运营、实体基地打造、科普主题实践和科普学术研究为一体的纯公益医学科普品牌,也是上海市科委、上海市科协科普信息化建设的重点项目。

"达医晓护"的五大特点:① 权威性。主编团队由全国临床一线的上百位医学专家和多位医学科普传媒专业资深人士组成,临床医学专家中有三位国家科技进步奖获得者。② 学术性。所有作品以西医医学理论为基础,还包含中医科普养生保健,提倡"未病先防、既病防变"理念,达到中西医结合,体现了学术性,接地气,贴近百姓需求。③ 公益性。由现职医护人员利用业余时间进行编辑及后台运营,无商业行为。④ 原创性。科普作品均为由各个主编团队全新创作,保证科普内容真实。避免了网络上相互抄袭导致的错误百出。⑤ 形式多样性与传播广泛性。科普作品汇集了漫画、相声、歌曲、人体彩绘、微电影、诗歌和小品等多种创新表现形式;同时,借助网络新媒体传播快、范围广、信息量大、互动性强的特性,保证了项目影响的广泛性。

第一节 "达医晓护"医学传播智库建设情况

一、团队情况

"达医晓护"团结了全国20余个省区(包括新疆和西藏)的200多位医学和传播学专家,

其中绝大部分是临床一线的医学专家,其中有 3 位国家科技进步奖获得者。团队创始人及负责人王韬,是同济大学附属东方医院急诊医学部常务副主任、应急管理办公室主任、灾难医学教研室主任,上海交通大学媒体与传播学院健康与医学传播研究中心主任,中国科普作家协会医学科普创作专委会主任委员,是上海科普教育创新奖最高奖"科普杰出人物奖"、中国科技传播奖先进个人和中国科协"十大科学传播人物"称号获得者,先后获得上海市科技进步奖一等奖,中华医学科技奖科普奖,中国科普作家协会优秀科普作品金奖和科技部全国优秀科普作品。总编董健是复旦大学附属中山医院骨科主任,国家科技进步奖获得者。团队贯彻《"健康中国 2030"规划纲要》精神,坚持由医务人员自己利用业余时间运营旗下的各个传播平台,形成了一支权威、科学、客观、公益的医学科普队伍。"达医晓护"在内容上是医务人员自编、自导、自演的原创作品,形式有医学科普文字、漫画、音乐或视频,89 位专家轮值主编,运营和维护都是医务人员利用业余时间完成的。

表 11.1 "达医晓护"医学科普团队成员名单(部分)

职务	姓名	简介
顾 问	钱旭红	"973"首席科学家,中国工程院院士,上海市科普作家协会理事长
顾 问	江世亮	文汇报高级编辑,上海市科普作家协会常务副理事长兼秘书长,中国科普作协常务理事
顾 问	王立祥	中国武警总医院急救医学中心主任,中华医学会科学普及分会前任主任委员,中国研究型医院学会心肺复苏学专业委员会主任委员
顾 问	郭树彬	北京朝阳医院急诊科主任,中华医学会科学普及分会主任委员,中国医师协会医学科普分会会长
名誉总编	方秉华	中国科普作家协会优秀科普作品金奖获得者,上海医学伦理学会副会长,上海申康医院发展中心党委副书记
名誉总编	唐 芹	中华医学会科学技术普及部研究员
总 编	王 韬	同济大学附属东方医院急诊医学部常务副主任,中国科普作家协会医学科普专委会主任委员
总 编	董 健	国家科技进步奖获得者,上海市领军人才,复旦大学附属中山医院骨科主任
执行总编	孙 烽	同济大学附属东方医院门急诊办公室副主任
总编办公室主任	牟 怡	上海交通大学媒体与设计学院特别研究员
总编助理	蒋 平	上海市精神卫生中心生化药理研究室助理研究员,达医晓护-黄手环家园(阿尔茨海默病科普)的项目负责人
总编助理	马璐璐	上海市普陀区中心医院宣传科
总编助理	韩 蕊	复旦大学附属华东医院急诊内科主治医师

二、创作情况

"达医晓护"医学传播智库目前拥有 89 个线上专栏杂志(详见附录四),同时还提供在线护理科普咨询。各栏目的主编或项目的负责人,绝大部分来自临床一线,科普的内容也涵盖了各方各面。除了内外妇儿等临床专业医学知识,还包括诸如公共卫生、疾病预防、院前院内急救、实用就医贴士、康复及护理、用药安全、检查检验报告结果解读、社区卫生服务、全科医学、医院管理、医保制度、相关卫生政策解读和医学科普节目的媒体传播等前沿内容,还涉及中西医结合、医学人文、医学伦理学、医学传播学、行为医学、高原疾病等研究热点或边缘学科。品牌的作品创作以聚焦健康或行业的热点,加以挖掘并深度分析,为公众提供及时有效的医学科普知识为特色。

团队原创内容包括科普文章、漫画、歌曲、人体彩绘、相声、小品、视频、微电影等。创立至今累计原创作品近600部,其中临床专业或专科疾病防治、康复与护理是老百姓关注最多的,也是公众号重点建设的内容,这部分科普专栏有30余个。如内科方面,开设了追求"内"在杂志、"心"欣向荣杂志、踏"血"无痕杂志、生"肾"不息杂志、"肾"入人心杂志、胰腺与脓毒杂志等;外科系统的则有"椎"求健康杂志、谈"骨"论"筋"杂志、泌尿与生殖杂志、"肠子"久安杂志、大开眼界杂志、麻醉与科普杂志等;妇儿方面,诸如虾米妈咪杂志、女人如花杂志、Hello 早到的天使杂志、萌宝养成杂志等。其他学科科普杂志还有,"营"在健康杂志、白"肤"美健康杂志、灰飞烟灭杂志、针灸与健康杂志、疼痛无忧杂志、骨健康在线杂志、有感而发杂志、心理那些事儿杂志,以及就医指导、医保政策、医患沟通相关的栏目等。在线护理医学传播咨询项目,即公众号在工作日的固定时段内,由护士提供在线护理康复科普的解答,并对专业性问题给出就诊建议。

团队注重新媒体创新,由医护人员自编、自导、自演,用"追踪辐射式"的科普,延伸医学服务的时间与空间。公众号科普作品的形式丰富多样:除了传统的文字表现形式,还研究创新并创作了科普漫画、朗诵、科普相声、科普歌曲、科普人体彩绘、科普微电影、科普诗歌和科普小品等表现形式。

三、科普落地情况

团队已经形成了15个科普落地项目,从线上传播拓展到线下实物传播,实现了专家与大众的面对面科普。如建成了上海市妇女儿童指导中心(巾帼园)科普基地,家庭照顾者科普已经惠及数千人;在徐家汇的汇泰商务大楼,"达医晓护"开创性地成立了第一个科普示范楼宇,持续开展"科普吧,汇泰"健康科普季活动,活动传递的健康专题内容,惠及了1 000多商户;还成立了广东医科大学"达医晓护"科普服务总队。目前,团队已经累计开展科普讲座与健康咨询超过300场,受众超过5万人。

表11.2 "达医晓护"科普落地项目

编号	项 目 名 称	负责人
1	"黄手环"阿尔茨海默病社区科普项目	蒋 平
2	骨健康管理评价体系建设项目	施慧鹏

(续表)

编　号	项　目　名　称	负责人
3	"心手相连"心肺复苏技能培训项目	周敏杰
4	"科普吧,汇泰",健康科普楼宇项目	马璐璐
5	"金牌阿姨"家庭规范化护理项目	戴　群
6	"智慧蓝领"计划	施佳华
7	校园健康科普基地学校	朱建辉
8	星医讲师团	戴恒玮
9	"达医晓护"学生社团	王　茜
10	大学网络文化工作室	赵珂漾、陶　懿
11	公众号和官网运维	杨　智
12	医学传播学选修课	徐仲卿
13	"医"笑解忧项目	赵惊珂、蒋　平
14	男护士合唱团	房晨斐、张蔚青
15	医患关系研究工作室	王　韬

四、人才培养情况

团队在上海交通大学建设了"达医晓护"网络文化工作室和学生社团,在大学生,特别是医学生中发现和培养科普人才,并尝试"医学传播学"在高等医学院校的创立。"达医晓护"成为2018年上海高校智库内涵建设项目,为大学科普教育和人才培养提出了新的标杆。

五、科普学术研究

团队已获得多项省部级、校局级与医学科普或医学传播研究相关的课题,在核心期刊发表多篇科普研究论文,如上海市科学技术委员会的《社区老人与病患的家庭护理》《生活方式病——骨健康:脊柱及关节健身操微视频的开发与推广》等。与多家机构联合,在湛江市倡议发布了我国第一部《健康科普传播框架公约》。2017年8月31日,"达医晓护"联合中国科普作家协会第七届医学科普专委会、中华医学会科普分会、中国医师协会医学科普分会、人民网、健康时报、中国网健康频道、健康界等主流学术团体与媒体共同成立了国内首个"中国医学传播智库",在上海交通大学医学院开展了医学传播学选修课,并在上海交通大学医学院附属同仁医院挂牌成立了"医学传播学教学示范点",召开了全国范围内的"医学传播学教学研讨会",期待形成新的医学传播学术理论。此外,团队还开展了众多科普学术研讨会或科普论坛活动,如"达医晓护——营在健康""达医晓护——肾入人心"等主题的学术交流。

第二节 传播情况与社会评价

目前,团队已形成了89个在线科普专栏,累计原创作品近600部,年阅读量已经超过1亿,受惠民众数以千万计,不仅对大众起到了良好的科普引导作用,还为日益紧张的医患关系带来了正能量。团队着力打造"达医晓护"全媒体医学科普品牌,除了共同运营"大医小护"公众号,实现了内容每日更新,全年无休,还在人民网、中国网、新华网、新华每日电讯、新民晚报、科普云、腾讯大申网建设了专属菜单或栏目,同时入驻网易上海、今日头条、腾讯新闻、天天快报、一点资讯、新浪微博、搜狐主页及健康界等网络平台,品牌累计阅读量超过2亿,作品先后被数百家媒体转载,并多次登上各门户网站首页。2017年4月11日,"达医晓护"在北京与人民网签署了战略合作框架协议。团队同步还建设了"达医晓护"科普门户网站,并设有独立的家庭护理板块。

"大医小护"公众号和"达医晓护"医学传播智库先后被中国科协命名为"科普中国"品牌,获得"腾讯优秀民生账号"称号,腾讯科普"最佳运营自媒体奖",上海市医学会青年科普能力大赛一等奖,并上榜"中华医学科普十大新闻事件"。此外,品牌及其原创作品还获得了上海市医学伦理科普优秀成果,江苏省公益广告大赛入围奖,"山东科协星"杯科普公益广告大赛优秀奖,"健康中国,美丽上海"科普公益广告大赛银奖,上海医务系统"星光计划"三等奖,上海市科技成果,2017上海国际科普微电影大赛"最佳导演奖"等荣誉。

团队工作获得了中央电视台、人民网、《解放日报-上海观察》、《文汇报》、《新民晚报》、《健康时报》、《上海科技报》、上海电视台、上海广播电台等主流媒体的数十次宣传报道。在中华医学会、上海市科委、上海市科协和中国科普作家协会的共同指导下,团队召开了"达医晓护研讨会"。2017年9月17日全国科普日,团队代表中华医学会"健康伴我行"项目在北京主场布展,接受了党和国家领导人的视察。

第三节 "达医晓护"的发展历史

"达医晓护"的发展历经三个阶段。

一、第一阶段

2016年3月28日,"大医小护"医学科普微信公众号创立,公众号创立之初,团队只有三五人,成员在日常繁忙的临床工作之余进行医学科普工作与公众号运维。随着志同道合的医护同仁的加入,队伍逐渐壮大,公众号的内容也逐渐完成了从转载到原创的转变,而且创作主体无一例外都是临床一线的医务人员或者具有医学教育背景的专业人士。在2016年11月28日,公众号诞生的整8个月之际,中国科协科普部正式发文,将"大医小护"公众号纳入科普中国传播方阵,授权"大医小护"公众号使用"科普中国"品牌标识。

二、第二阶段

当今社会已经进入了"万物皆媒"的时代,科普团队也感受着时代脉搏的律动。在微信公众号自媒体运营逐渐稳定成熟的基础上,团队自建了"达医晓护"官方网站,并相继在人民网、中国网、新华每日电讯、新华社手机客户端、腾讯大申网、上海市科委科普云建立了独立的菜单栏或专栏,还入驻了国家卫健委"健康中国"、网易、腾讯新闻、天天快报、今日头条、一点资讯、健康界、搜狐健康等品牌或平台。在此基础上,团队顺利地完成了从公众号到"达医晓护"全媒体医学科普品牌的蜕变。

三、第三阶段

从创立公众号,到升级为"达医晓护"全媒体医学科普品牌的过程中,团队经历了诸多重大事件,每一项几乎都具有里程碑式的意义。从中国科协"科普中国"品牌的授权,到拥有全国20余个省市自治区(包括新疆和西藏)的200多位医学和传播学专家、89个线上子刊和15个落地项目,再到获批"上海高校智库内涵建设项目",以科普学术化为导向的"达医晓护"再次发生了华丽的蜕变,集作品原创、自媒体运营、项目落地、人才培养和学术研究为一体的"达医晓护"医学传播智库诞生了。

回望成长之路,"达医晓护"经历了从公众号到全媒体,从转载到原创,从少数创作者到科学团队,从线上传播到线下实物传播,从单纯的文字到视频、漫画、歌曲等多种形式,从地方到全国,从科普实践到理论提升的一系列转变,这就是一条"科普学术化"的成长道路。

截至2018年底,"达医晓护"团队已经获得包括国家社科基金重大项目在内的32个各级各类研究课题,终于,"科普学术化"的甘霖,浇灌出沉甸甸的硕果:2018年12月,"达医晓护"医学传播智库正式成立(图11-1)。全新的智库再次被中国科协授予"科普中国"品牌。

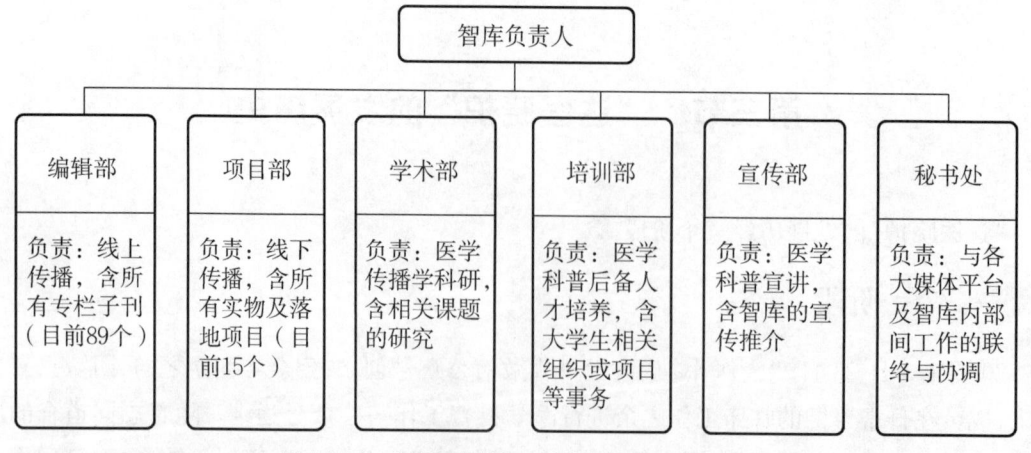

图11-1 "达医晓护"医学传播智库组织架构

第四节 经 验 总 结

从"达医晓护"发展历史来看,2016年3月28日,"大医小护"医学科普微信公众号创立,创办至今,仅仅3年多的时间,从最初团队只有三五人,只有几个子刊,到现在有80多个子刊,365天每天不间断地传播医学知识和内容,规模发展得相当之快,也受到了公众的欢迎,累计阅读量超亿。

从"达医晓护"创办至今,团队成员无一例外都是临床一线的医务人员或者具有医学教育背景的专业人士。医学传播与普及必须由具备医学知识背景的专业人员来进行,这是"达医晓护"坚持的原则,这个原则能够最大限度地保证所传播的医学知识的准确性和可靠性。

有人说,医务人员平日已经非常忙碌,他们还有时间或者还有精力进行医学传播吗?唐代医学家孙思邈在《大医精诚》中写道:"见彼苦恼,若自有之,深心悽怆,勿避险巇、昼夜、寒暑、饥渴、疲劳,一心赴救,无作功夫形迹之心。如此,可为苍生大医。"如果一名医生"见彼苦恼,若自有之",那么便愿意用工作之外的时间投身于医学科普事业,不避"昼夜、寒暑、饥渴、疲劳",希望通过医学科普的形式让更多的人"不得病,少得病",因为对于医务人员而言,"治病救人"不仅是职业,而且是使命,更是生活的一部分。

我们从中可以看出,一方面,有很多医务人员都认为在医疗方面,关口应当提前,也就是更多地应该在预防疾病的发生和发展上下功夫,也因此很多医务人员有兴趣,也愿意利用业余时间进行医学知识的传播和普及;另一方面,很多医务人员已经认识到目前医学科普中的一些乱象,即伪科学、伪医学的传播,迫切地希望利用自身的专业优势,进行正确的医学知识传播;再一方面,很多医务人员都秉承了"大医精诚"的精神,希望能够将自己毕生所学不仅用于治病救人,还用于提高普通民众对医学常识的了解。这些是"达医晓护"能够快速吸引众多医学专业人士参与的重要原因。

"达医晓护"从创办公众号之初,就运用了新媒体、自媒体的优势,针对中国网民数量众多的现象,在网络上开始医学知识的传播。最初的形式,多以公众号里各种医学科普的文章为主,内容也相对单一。慢慢地形式开始多样起来,除了常见的医学科普文章以外,有医学漫画,以简单、美观、生动有趣的医学插图和漫画的形式,普及医学知识,比如"园蓓医画"杂志、医笔医画杂志;有医学相声,将医学健康知识编入相声,充分发挥相声"说学逗唱"的艺术手段,在笑声中向观众科普健康知识——寓教于"笑",比如"医笑解忧"杂志;有医学的视频,比如"80天变身'五虎将'"杂志,由一位医生和四位男护士组成的"护理五虎将"团队,向公众推荐自编、自导、自演的家庭急救护理操作视频,推广传播简单、易学、实用的居家护理康复指南;有医学诗歌,以诗为载体,与人们分享生命中一切的美好,比如"医路诗心"杂志;有医学音乐,将科普与音乐相结合,让科普更加生动有趣,将理论与实践相结合,在音乐创作的同时进行理论化探索,比如"科普音乐"杂志;有医学微电影,比如"科教电影"杂志,与上影集团科教电影制片厂合作,由资深科教电影导演、制片人带来的最新最好医学科普电影或纪录片的精华片段;有医学的朗诵,比如"养声杂志",利用声音改善人们的情绪,激发人们的感情,振奋人们的精神;同时消除心理、社会因素所造成的紧张、焦虑、忧郁、恐怖等不良心理状态,提高听者的应激抗压能力,实现"听出健康"。各种不同形式的出现,极大地丰富了"达医晓护"的内涵,也因各种形式的生动有趣,大大地拓宽了"达医晓护"进行医学传播的受众范围,其在公众中的影响力也因此逐步加大。

再从内容上来看,"达医晓护"的各个专栏,也是真正地践行了谈"病"、谈"看病"、谈"看待病"三个层次上的医学传播。从子刊内容上来看:"椎"求健康杂志、谈"骨"论"筋"杂志等大部分子刊是以谈"病"为主,包括各种疾病的三级预防、养生、康复、护理及一些儿童保健教育知识等;医保笔记杂志、就医助手杂志、这些杂志是以谈"看病"为主,更多的是以指导公众各种就医的流程,以及与医疗有关的相关法律知识等;仁怀仁术杂志、幸福银行杂志、医患心桥杂志等是以谈"看待病"为主,更多的是教育人们有正确的疾病认识观和医学认识观,能够了解到医学的局限性和医学人文关怀的重要性。当然,各个子刊并不局限在自己学科的单一层次上,每个子刊都会从各种不同的角度来进行"病""看病""看待病"三个层次上的医学传播和普及,只不过每个子刊的侧重点并不相同。

从渠道上来看,"达医晓护"不仅在网络上通过新媒体、自媒体的运营,每日不间断地传播医学知识,它也开展了很多线下项目。比如,汇泰大楼的科普楼宇项目,就是在白领的工作场馆里开展,在他们的工作之余,可以了解到医学相关知识,起到了很好的传播效果。上海市妇女儿童活动指导中心(巾帼园)里"金牌阿姨"家政培训项目,也是"达医晓护"的线下项目,培训了一批掌握常规医疗护理知识的家政阿姨,受到了用人家庭的热烈欢迎。

"达医晓护"在发展过程中,取得了许多成就,获得了广泛赞誉。比如在国家卫生健康委员会、国家科技部、中国科学技术协会共同举办的"新时代健康科普作品征集大赛"中,"达医晓护"荣获最佳组织奖;2018年10月25日,"达医晓护"受邀在国家卫生健康委员会召开的新闻发布会上介绍"健康促进和健康教育工作典型经验"。

从"达医晓护"的发展中,我们可以看出公众对于规范化的医学科普的需求相当之高,在由专业医务人员确保所传播与普及的医学知识的可靠性和准确性的基础上,运用各种媒介、各种不同的形式,包括创新性的新颖形式,将所要传播的内容通俗化,并加以一定程度的加工,尽量符合公众的接受水平,是可以做到广为传播,并起到很好的传播效果的。在进行医学传播与普及的同时,也可以带动科普学术化以及医学传播学科的发展。

第 十 二 章

不同情境下的医学传播实践

情境,是指在一定时间内各种情况相对或结合的境况,也指情景、环境等,包括戏剧情境、规定情境、教学情境、社会情境、学习情境等。在社会心理学中,情境指影响事物发生或对机体行为产生影响的环境条件。不同的情境下,医学传播的方式、内容和侧重点可以有所不同。本章将结合案例讲述不同情境下的医学传播实践。

第一节 诊室传播案例

医学传播有很多可用的途径,其中,诊室中的传播是医学传播中一个最为经典的途径。在患者因为健康问题寻求医生帮助的时候,医生可以在给患者进行诊治的过程中,结合患者的病情以及实际需求同时进行一定程度的医学传播,能够起到良好的传播和普及效果。诊室传播最常见的场所是在门诊,尤其是在专家门诊。门诊的患者病情相对较轻,医生可以利用接诊的时间,进行一些与患者相关的有针对性的医学与健康知识传播,而急诊的患者病情多数危重,需要在短时期内予以恰当的处置,帮助患者脱离危险,因此在急诊室的医学传播需要审时度势,一切以挽救患者的生命为先。

这里分享一些案例。

比如,一位患者因为发热来到医院就诊。这位患者已经发热3天了,伴有鼻塞、流涕等卡他症状,以及咽痛、全身肌肉酸痛,患者感到很不舒服,挂了专家号,要求输液及应用抗生素治疗。来到诊室后,医生首先详细询问患者的病史,并做体格检查,大致判断患者是普通的上呼吸道感染,也就是俗称的感冒。医生认为普通的感冒是无须应用输液治疗和抗生素治疗的,但是患者并不理解,认为自己发烧很难受,需要应用。所以,针对这位患者,有两个很好的医学传播切入点,第一就是普通感冒无须输液治疗,第二就是普通感冒无须应用抗生素。其实,输液对于人体是具有一定的危害的,输液很容易出现不良反应;输液会使人体中的不溶性微粒增多,可能堵塞血管;输液会使人体的免疫力下降,还有可能产生抗药性;输液可能导致人体自身的菌群失调,身体更容易感染疾病。除非必要,一般并不推荐患者没啥大病就输液。抗生素也是如此,抗生素主要是治疗细菌感染的,而普通的感冒多数是病毒感染,而且都具有自限性,也就是说不用什么药物,过几天可能也就好了。当然,有的感冒患者可能合并细菌感染,那么就需要应用抗生素,但是大多数感冒患者并不需要,一味盲目地应用抗生素,可能造成细菌耐药等不良后果,传说中的"超级细菌"就是因为滥用抗生素而造成的。不过,输液和抗生素治疗在普通民众的心里是一个很有效的治疗手段,很多人不明所以,却会主动要求应用,在他们的观念里,感冒输液、吃抗生素可以加快病情好转的速度,由于这个观念在很多国民中根深蒂固,因此,医生在进行传播的时候,也应注意使用适合的方法,如果一味生硬地拒绝给予患者输液和应用抗生素,反而起不到很好的效果。医生应该和患者营造良好的沟通氛围以及建立患者对自己的信任感,然后在对患者进行指导的时候进行关于输液及抗生素治疗的教育和传播。在进行传播的时候,也需要注意应用一些患者比较容易理解的语言,或者举一些例子进行说明,因为患者都是没有医学知识的普通民众,如果运用太多的医学术语,患者是难以理解的,传播效果也会较差。

当然,由于医生都比较忙碌,接诊的时间一般不会很长,诊室里只能做一些简单、易懂的传播,如果在诊室周围再布置一些进行健康教育的背景资料,让患者在候诊的时候可以观看,再结合医生的口头教育,这样起到的效果可能会更好。

比如,我们在门诊候诊区放置有关抗生素危害的宣传文章(见附录五中文章八),结合患者的实际情况,医生再给予口头的宣传及教育,即可起到事半功倍的传播效果。

第二节 社区及公众场合传播案例

社区是若干社会群体或社会组织聚集在某一个领域里所形成的一个生活上相互关联的大集体,是社会有机体最基本的内容,是宏观社会的缩影。社区是具有某种互动关系和共同文化维系力的,在一定领域内相互关联的人群形成的共同体及其活动区域。普遍认为一个社区应该包括一定数量的人口、一定范围的地域、一定规模的设施、一定特征的文化、一定类型的组织,这也是社区的构成要素。社区就是这样一个"聚居在一定地域范围内的人们所组成的社会生活共同体"。

社区的特点:有一定的地理区域,有一定数量的人口,居民之间有共同的意识和利益,有着较密切的社会交往。

社区医学传播,顾名思义,就是在社区中进行有关医学知识的传播与普及。在进行社区医学传播时,根据上述社区的含义和特点,应当选择与社区居民有关,社区居民普遍关心的内容进行传播。

社区及公众场合是开放性的场合,适合做一些比较大型、互动程度较高的教育及传播活动,相比诊室传播多数是一对一的传播,社区传播参与的人数会多很多。

这一类的传播分为两种,一种是针对固定人群,有固定主题的,比如医务人员去中小学校进行近视防治的传播和普及;一种是没有固定人群的,比如医务人员在医院大厅进行高血压防治的教育,参与人数并不固定,当天来院的任何患者或者家属,如果愿意都可以参与。

对于固定人群的,医务人员在做相关的医学传播时,首先要确定这些人群的主要健康问题或者健康诉求是什么,针对他们的实际需求制订相关的传播内容,然后再确定进行传播的时间、地点以及传播的方式。比如,某家企业,因为年轻员工,尤其是育龄期女性员工比较多,她们对母婴保健类的知识需求比较多,那么医务人员在进行传播的时候,就可以考虑进行一些如何母乳喂养或者小儿疫苗接种的医学知识传播。如果选取内容不合适,可能就收不到较好的效果了。

以"黄手环"阿尔茨海默病防治的社区医学传播为例。

阿尔茨海默病(Alzheimer's disease,AD)是一种起病隐匿的进行性发展的神经系统退行性疾病。临床上以记忆障碍、失语、失用、失认、视空间技能损害、执行功能障碍以及人格和行为改变等全面性痴呆表现为特征,病因迄今未明。65岁以前发病者称早老性痴呆;65岁以后发病者称老年性痴呆。

得了阿尔茨海默病后,患者生活质量严重下降,一般最初征兆从失忆开始,如经常忘事,且有些事刻意去记还会忘,事后还想不起来,严重影响了工作和生活。再进一步发展,患者的日常生活能力下降,他们不认识配偶、子女,穿衣、吃饭、大小便均不能自理,有的还有幻听幻觉,给自己和周围的人带来无尽的痛苦和烦恼。阿尔茨海默病患者平均生存仅6年。得了阿尔茨海默病,最痛苦的不是患者本身,而是照料他们的家属。在众多照料阿尔茨海默病患者的家属中,八成以上的人有不同程度的情绪障碍,有的人甚至患上了抑郁和焦虑症。关键是那种无法沟通和看不到希望的感觉,还不仅仅是累的问题,让很多家属深感绝望。有人粗略的算过一笔账,假使以阿尔茨海默病一般的存活期来计算,一个阿尔茨海默病患者10年的花费不少于40万,足以在全国二线城市买一套地段不错的商品房,这里还不算起居、饮食等日常的花费,得了阿尔茨海默病后,对于患者家庭的经济负担也非常沉重。

至2020年,将有至少15万个上海户籍家庭面临家有阿尔茨海默病患者,以及由此带来的繁重的看护养老重担。因此,在全社会普及阿尔茨海默病相关知识,应对高龄化社会所带来的挑战,是上海现在必须面对且亟待解决的医疗、社会问题。针对社区居民及老年人群的阿尔茨海默病知识科普活动显得十分重要。

针对当前上海老龄化社会带来的阿尔茨海默病患者激增,而居民了解的阿尔茨海默病知识相对匮乏等矛盾,"黄手环"项目依托上海市浦东新区塘桥社区,在居民中进行形式多样的阿尔茨海默病科普活动。"授人以鱼不如授人以渔"——希望通过本次社区科普活动:① 向居民普及阿尔茨海默病知识,及阿尔茨海默病患者群体所面临的困境,如社会支持资源稀缺,如何专业的护理阿尔茨海默病患者及患者合法权益的如何保护等,给患者及照料者提供相关的医疗、护理、生活等方面的指导与支持,改善阿尔茨海默病患者生活质量,让阿尔茨海默病患者享受快乐的晚年时光;② 呼吁社会各界了解阿尔茨海默病,关心阿尔茨海默病患者及家属,共同构建"关注黄手环,关爱老年人"的社区文化,形成全社会关爱老年人心智健康、老年人关心自己健康行为和生命质量的社会风尚,为构建和谐社会贡献力量。

在进行"黄手环"项目之前,项目组先调研了准备开展项目的塘桥社区。发现塘桥街道老龄化程度较高,常住人口中60岁以上老人的比例超过22%,阿尔茨海默病已成为塘桥社区严重威胁居民身体健康的重要健康问题,不但给家庭带来沉重的经济和精神负担,也会给社会带来巨大压力。"黄手环"项目实施既符合塘桥居民的实际需求,也符合塘桥街道新一轮发展中建设"康养社区"的规划。

针对以上调研,项目组和街道居家健康服务社合作,由市精神卫生中心等三甲医院的多位阿尔茨海默病防治专家为塘桥居民带来一系列阿尔茨海默病防治的科普盛宴,就是为了提高塘桥居民阿尔茨海默病的预防意识,增强防治知识,也为阿尔茨海默病患者家庭提供有意义的帮助,从而促进塘桥社区整体阿尔茨海默病防治水平的提高。

2016年8月24日,"关注黄手环,关爱老年人——阿尔茨海默病防治塘桥社区行"科普活动启动仪式暨科普展览开幕式在浦东新区塘桥街道社区文化活动中心一楼小舞台举行,这也标志着2016大医小护黄手环家园暨"关注黄手环,关爱老年人——阿尔茨海默病防治塘桥社区行"系列科普活动正式拉开帷幕。

项目组的科普活动丰富多彩、形式多样,分别从预防、诊断、治疗、家庭护理及心理咨询多层面,对塘桥社区居民进行专业、权威的阿尔茨海默病防治科普教育。从2016年8月至12月,共举行了6场科普展览,观众超500人次,举办了4场专场阿尔茨海默病防治科普讲座,内容涵盖阿尔茨海默病早期识别及早期干预、阿尔茨海默病患者的家庭护理、阿尔茨海默病患者的心理护理、阿尔茨海默病患者亲属的自我心理保健等内容,覆盖社区居民超过300人次。在2016年9月21日国际阿尔茨海默病日,组织200余位塘桥居民观看了反映阿尔茨海默病患者家庭生活的纪录片——《我只认识你》。2016年圣诞节前,举办了"科普嘉年华",同时为塘桥社区居民提供多种健康咨询和服务:有多家医院的认知症、心理健康、中医养生保健、全科、神经内科等科室的健康咨询,还有老年居民最为关心的血压及血糖检测、骨密度检测等健康检查服务项目,以及老年政策的咨询服务。通过为塘桥社区居民提供家门口的阿尔茨海默病防治健康服务,满足大家的阿尔茨海默病防治的健康需求,提高健康意识、自我保健和预防阿尔茨海默病的能力。除此之外,项目组还组织了7个科普互动趣味游戏,参与群众超过300人次,发放宣传册一本、科普书一本,发放居民户数超200户。

在持续半年时间里,项目组的科普活动被7家媒体报道,合计10次,最大程度向社会各界传播了阿尔茨海默病的防治知识和患者群体的现状。其中包括：

（1）电视：星尚频道、浦东电视台。

（2）平面：新民晚报、浦东时报。

（3）网络：上海社会组织。

（4）公众号：大医小护、黄手环家园。

"黄手环家园"作为本次科普活动全程在线平台，依托移动互联网时代最快捷的传递方式——微信公众号，全程协助本系列科普活动逐步推进，增强社区居民的参与。此外，项目同时在国内最大的全媒体医学科普平台"达医晓护"上宣传。经多家媒体报道之后，项目为在全社会形成"关注黄手环，关爱老年人"的敬老文化、关爱老年人心智健康、老年人关心自己健康行为和生命质量的社会新风尚作出了贡献。

项目组还在国内首创全新科普形式——科普相声及为社区居民演出。2016年12月，项目组举办的"科普嘉年华"，等到演员站上舞台，台下的居民更是惊讶地张大了嘴巴，居然是两位漂亮女孩说相声。科普相声头一次听说，两位女孩搭档说相声，就更是第一次见。她们为本次嘉年华带来的科普相声是《老糊涂》，内容围绕一位老大爷患上阿尔茨海默病后，状况多多所引发的一些故事。节目包袱不断，居民笑声连连。在欢乐的气氛里，向大家科普了两个关键知识：① 阿尔茨海默病的患者的认知功能是逐渐下降的；② 照顾患者，需要家属足够的耐心。

给塘桥居民带来无限笑声和欢乐的是上海交通大学医学院相声协会的"医"笑解忧团队，由多名临床一线的医学生共同创作和表演。"医"笑解忧团队专注于医学科普相声——"医生说相声"。他们致力于将专业的医学常识转化成相声语言艺术，让听众在欢声笑语中了解医疗常识。后续，我们会同"医"笑解忧团队联手，共同探索社区科普教育活动更多创新模式，为居民带来实实在在的科普福利。

项目组还上传了多项内容至科普云，包括：

1. 科普影视1部："关注黄手环，关爱老年人——阿尔茨海默病防治塘桥社区行"科普宣传片。

2. 科普活动6项：

（1）"关注黄手环，关爱老年人——阿尔茨海默病防治塘桥社区行"科普活动启动仪式。

（2）早期预防阿尔茨海默病，快快乐乐庆中秋，即"关注黄手环，关爱老年人——阿尔茨海默病防治塘桥社区行"科普活动第二场。

（3）家庭护理很重要，关爱身心乐重阳，即"关注黄手环，关爱老年人——阿尔茨海默病防治塘桥社区行"科普讲座第三场。

（4）天天都要好心情，老人家人乐陶陶，即"关注黄手环，关爱老年人——阿尔茨海默病防治塘桥社区行"科普讲座第四场。

（5）《我只认识你》——9.21大型认知症公益纪录片展播暨"大医小护之黄手环家园"科普活动第五场。

（6）认知身心健康，安享快乐晚年——记2016年塘桥社区科普嘉年华。

3. 科普文章2篇

在项目微信公众号"黄手环家园"发布两篇相关的医学科普文章,"医学科普线下活动的一点感悟(1)"和"医学科普线下活动的一点感悟(2)"。

通过"黄手环"项目在塘桥社区的实施和传播,当地社区居民有关阿尔茨海默病的医学知识明显增加。

对于没有固定人群的医学传播,选题时应考虑适于所在区域大部分普通民众的内容,而不应选择那些地域特点明显,或者人群特征明显的传播内容。比如,在一家妇幼保健专科医院做脑梗死的专题讲座,一定会听众寥寥,因为妇幼保健医院的人流主要是妇女以及儿童,并没有脑梗死的高危人群,而且妇女儿童所关注的主要问题也不包括脑梗死,所以即使做了这样的活动,参与人数也不会很多,效果自然不会很好。然而,如果在一家大型综合型医院,或者居民年龄较大的社区中,进行脑梗死的专题讲座,由于人流中老年人多、有脑梗死疾病知识需求的人也较多,就会吸引很多相关人员参与,传播的效果就会好很多。同样的,如果在那家妇幼保健专科医院进行孕期知识、育儿知识的专题讲座,参与人数就会直线上升。

对于参与人数比较多的传播,一定要强调互动,如果单单是照本宣科,常常是台上的人劳心劳力,台下的人昏昏欲睡。如果能够在讲课的时候,加入一些比较生动、有趣的因素,比如以小品或者相声的形式来讲课,同时提高观众的参与度,开展有奖知识竞答,对于答对题目的观众奖励一定的小礼品,或者让观众结合自身的情况,向讲课者提问,这样能够让观众真正地参与到讲课中来,起到的传播效果比单方面的输送要有效很多。

第三节　工作场所的医学传播

我们大部分人都是有自己的工作的,所在的工作单位或者办公室等,就是工作场所。工作场所,主要指职工日常工作所在的场所。比如环卫工人的工作场所可以是公路,白领的工作场所是写字楼的办公室,超市营业员的工作场所就是超市等。

还有一些解释是这样说的,工作场所是指学习的场所,个性、能力发挥的场所,获得生活费用的场所,人际关系的场所,生活的重要场所,一个竞争的场所。

工作场所的医学传播,顾名思义,就是在工作场所进行医学知识的传播。在工作场所进行医学传播时,给在那里的工作人员带来了很大的便利,同时,也需要根据当地工作人员的分布、喜好、偏向,选择合适的内容进行传播,以起到良好的传播效果。

我们以上海市徐汇区徐家汇路汇泰大楼的楼宇传播为例。

汇泰大楼(原电力大厦)是一幢供出租的涉外写字楼,隶属于上海电力实业有限公司,位于黄浦区打浦桥的徐家汇路上,处于繁华的商贸开发区,紧靠南北高架,连接内环线,交通十分便利。汇泰大楼分主楼和辅楼,楼高分别为23层和9层,建筑面积26 189平方米,租户近30家,每天办公人员1 000余人。

2017年2月17日,由"达医晓护"与上海电力实业有限公司联合打造的"线上品牌落地楼宇阵地,办公白领'坐'享科普文化"项目,依托汇泰大楼深入合作,签订科普合作共建协议,汇泰大楼同时被上海市科普作家协会医疗健康专委会和"达医晓护"全媒体医学科普品牌共同授予第001号"科普示范楼宇",开启了科普进楼宇的新模式。在授牌后的当天,还进行了以"冬春之交如何防治感冒"为主题的健康科普活动,汇泰大楼的业主和租户共计30余人参与互动。这是新型楼宇健康文化的大胆尝试,也是对《"健康中国2030"规划纲要》的具体实践。

2017年7月18日中午,上海市儿童医院儿童保健科的陈医生利用业余时间,在汇泰大楼里设了咨询台,面对的也都是在写字楼里办公的白领们,主题则是针对暑期的"家长课堂"。短短1个小时的时间就接待了三四十位患者,相当于陈医生平时在儿童医院半天的门诊量。

吃完午饭,到公司门口就能享受到专家咨询,这样的好事令白领们尤为赞赏。有些闺蜜三五成群,带着类似的问题"组团"来找陈医生;也有在同一座大楼上班的夫妻俩,不约而同跑来吐槽自家双胞胎的吃喝拉撒。"如果去医院挂个专家门诊,根本没有这么充足的时间和医生面对面交流。"一名咨询者这样表示。这一个小时的体验,陈医生感觉到和作为儿童保健科主治医师面对患者时不太一样,"大家都更放松,也更坦率,就像朋友之间的聊天。"

这是汇泰大楼科普活动的第一次尝试。2017年汇泰大楼共计开启了为期两个月的"科普吧,汇泰!"科普文化季,邀请了上海市科委、科协、科普专家、媒体等共同见证,共计开展八场科普楼宇文化活动,从肩颈保养、中医艾灸、健康生活理念到心理舒缓,完全贴合公司白领的需求打造科普宣讲内容,让白领们足不出户,"坐"享健康资讯。

在进行楼宇医学科普和传播的同时,项目组还向汇泰大楼千余名白领发放在线调查问卷,获取他们对于科普资讯方面的需求。通过两个月的数据收集、统计分析后发现,近七成大楼白领对儿童健康、颈椎保养、中医理疗、心理健康方面有着较大的兴趣。针对白领们的切实需求,2018年,精心打造的第二期科普楼宇健康季点燃了汇泰大楼的夏秋两季,7场更贴合人群需求、更精准的健康科普盛宴得到楼宇白领的热烈欢迎和高度认可。在扎实开展健康科普的同时,项目组还积极主动喂料媒体,扩大医学科普的社会效应和社会影响,被新闻晚报、文汇报等主流媒体报道,成功打造项目品牌。

与传统的科普讲座相比,工作场所科普可以让工作场所的人员,不必千里迢迢,利用业余时间就可以参加一些自己感兴趣的科普活动,获取需要的医学科普知识。当然,工作场所的医学科普和传播内容,一定要结合工作人员的实际需求,才能收到较好的传播效果。比如,如果当地的工作人员以未婚的青年男女为主,那么进行育儿知识的传播可能就起不到相应的效果。

对于工作场所的科普,一定要做到以下特点,才能更多地吸引人们、提高传播受众率及效果。

1. "点"——内容为王,决定能不能赢得受众

(1)知识点体现精准度,实现"点餐"式授课,保证"所给即所需"。

(2)服务点体现关爱度,实现服务信息楼宇覆盖,健康知识随手可及。

(3)互利点体现合作诚意,确保项目生存空间,助力品牌推广。

(4)落脚点践行国家策略,致力实现全方位、全周期、全民共享健康。

(5)关注点聚焦功能社区,使"边缘人群""坐"享健康。

2."情"——近距离接触,表现形式玩转套路,深情以赴

(1)一堂科普讲课如果停留在形式上的我说你听,那只能是个自娱自乐的自嗨产品。

(2)引发共情,受众全情参与,讲者深情以赴,让科普有血有肉,变得更鲜活。

(3)情感永远是不可缺少的核心,是能够打通不同层次受众的共同语言。

(4)科普讲师必须充分流露情感——我对你健康的关注。

3."趣"——表现形式决定能不能留住受众

(1)拒绝"沉闷"烙印,动起来,更精彩。

(2)让质朴的灵魂穿上充满新媒体元素的花衣。

(3)关注时下流行走向,让医学科普喜闻乐见。

(4)打造品牌"人设"——好听,好记,有用,有趣。

第十三章

创新型的医学传播探索

所谓创新,是指以现有的思维模式提出有别于常规或常人思路的见解为导向,利用现有的知识和物质,在特定的环境中,本着理想化需要或为满足社会需求,而改进或创造新的事物、方法、元素、路径、环境,并能获得一定有益效果的行为。从本质上说,创新是创新思维蓝图的外化、物化、形式化。

在当今高科技和现代技术手段快速发展的时代,医学传播也需要有创新的形式出现,加快医学传播的推广,加强医学传播的效果。

科普健康教育是通过向居民普及健康生活方式,教育居民树立健康意识,养成良好行为生活方式。全媒体时代呼唤符合时代特征、喜闻乐见的科普健康教育新形式。

第一节 新媒体和自媒体医学传播

新媒体(new media)是指当下万物皆媒的环境,简单来说,新媒体是一种环境。

新媒体是新的技术支撑体系下出现的媒体形态,如数字杂志、数字报纸、数字广播、手机短信、移动电视、桌面视窗、数字电视、数字电影、触摸媒体等。相对于报刊、户外、广播、电视四大传统意义上的媒体,新媒体被形象地称为"第五媒体"。

新媒体亦是一个宽泛的概念,利用数字技术和网络技术,通过互联网、宽带局域网、无线通信网、卫星等渠道,以及电脑、手机、数字电视机等终端,向用户提供信息和娱乐服务的传播形态。严格地说,新媒体应该称为数字化新媒体。

现在,有很多新媒体的形式,比如微信、微博、贴吧、抖音等,都是新媒体的一种。有学者分析,一种传播媒体普及 5 000 万人,收音机用了 38 年,电视用了 13 年,互联网用了 4 年,而微博只用了 14 个月,可见如微博一样的新媒体普及之速度。而在目前这个科技高速发展的时代,利用新媒体进行医学传播,毋庸置疑,也会收到意想不到的效果。

很多医疗机构已经注意到新媒体的重要性,包括中华医学会、中国医师协会和各大医院均相继开设了微信、微博公众号等,进行医学知识的传播和普及。新媒体最大的优势在于时效性及地域的普及性。比如,每年冬春交替的时候,国内各个地区流感爆发,于是,各大新媒体就开始了有关流感知识的宣传与普及,一方面很好地契合了民众的需求,最大程度发挥了时效性,另一方面,只要有手机、有网络的地方,民众就能够收到新媒体的传播内容,在地域方面具有全覆盖的趋势,这是应用诊室传播或者其他途径传播所不能达到的效果。

自媒体(we media)又称"公民媒体"或"个人媒体",是指私人化、平民化、普泛化、自主化的传播者,以现代化、电子化的手段,向不特定的大多数或者特定的单个人传递规范性及非规范性信息的新媒体的总称。自媒体平台包括:博客、微博、微信、百度官方贴吧、论坛/BBS 等网络社区。

美国新闻学会媒体中心于 2003 年 7 月发布了由谢因·波曼(Shein Bowman)与克里斯·威理斯(Chris Wills)两位联合提出的"we media"(自媒体)研究报告,里面对"we media"下了一个十分严谨的定义:"它是普通大众经由数字科技强化、与全球知识体系相连之后,一种开始理解普通大众如何提供与分享他们自身的事实、新闻的途径。"简言之,即公民用以发布自己亲眼所见、亲耳所闻事件的载体,如博客、微博、微信、论坛等网络社区。

很多医学界的"大牛"或者普通医务人员,都开设了自己的公众号,进行医学知识的传播,这就是自媒体进行医学传播的一种形式。比如,前任上海市第一妇婴保健院院长段涛,就有他的个人微信公众号,名字就叫"段涛大夫",经常会传播和科普一些有关妇幼保健的医学知识,"避孕那些事之'口服避孕药'哪家好?""怀孕生孩子那些事之为什么孕妇控制血糖非常重要?"等等都是"段涛大夫"这个公众号的传播内容,每篇文章的阅读人数都在数万以上。

上一章介绍的"达医晓护"全媒体医学科普品牌就是集人才培养、作品原创、自媒体运营、实体基地打造、科普主题实践和科普学术研究为一体的纯公益医学科普品牌。其自媒体运营包含微信公众号"大医小护"。"达医晓护"由医护人员自己利用业余时间运营旗下的各个传播平台,形成了一支权威、科学、客观、公益的医学科普队伍,每天不间断地进行线上的医学传播,做到了医学内容的全覆盖,也做到了传播形式和时间的全覆盖。

第二节 医学科普相声

医学科普相声的创立及其在社区及全媒体推广是一次创新型医学传播形式的实践探索。

经长期积累,"达医晓护·医笑解忧"团队在国内首次推出全新科普健康教育新形式——医学科普相声。将医学健康知识编入相声,充分发挥相声"说学逗唱"的艺术手段,在笑声中向观众科普健康知识,达到"寓教于笑"的效果。

相声是扎根于民间、源于生活又深受群众欢迎的曲艺表演艺术形式,在形成过程中广泛吸取口技、说书等艺术之长,寓庄于谐,以讽刺笑料表现真善美,以引人发笑为艺术特点,以"说、学、逗、唱"为主要艺术手段,表演形式有单口、对口、群口三种。单口相声由一个演员表演,讲述笑话;对口相声由两个演员一捧一逗,通常又有"一头沉"和"子母哏"两类;群口相声又叫"群活",由三个以上演员表演。传统曲目以讽刺旧社会各种丑恶现象和通过诙谐的叙述反映各种生活现象为主,中华人民共和国成立后除继续发扬讽刺传统外,也有歌颂新人新事的作品。

相声演员既不像评书及其他曲艺演员那样主要以叙述者的身份进行表演,也不像戏剧演员那样以剧中角色的身份进行表演,而是以对话者的身份进行表演。相声演员所使用的语言不是叙述性的语言,而是对话性(即问答式)的语言。在子母哏类型的相声中,这一点比较明显。其实,在一头沉类型的相声中,逗哏和捧哏的演员同样是在进行对话。逗哏演员的话语在内容上虽然确实有叙述的成分,但在形式上仍然表现为与捧哏演员之间的对话;在这里,叙述的内容只能作为答话说出来,而不能脱离具体的对话环境去讲故事。众所周知,相声是一门最擅长与观众进行交流的艺术,相声演出所产生的剧场效果,往往是其他舞台艺术无法企及的。在叙事艺术中,创作者穿透孤立的事件,抓住其"内在的本质",赋予其因果连接的次序,从而构成故事虚构的情节和历史,并将这些内容灌输给观众。在这里,信息的流动基本上是单向的,观众基本上处于被动接受的地位。

在既往的相声表演中,有各大的流派。对口或群口相声演出时配合"逗哏"叙述故事情节的演员,现通常称作"乙"。从逗哏来分,有马(三立)派相声、侯(宝林)派相声、常(宝堃)派相声、苏(文茂)派相声、马(季)派相声。从捧哏来说,有李(文华)派相声、唐(杰忠)派相声、赵(世忠)派相声等。各大流派的相声,在表演内容和形式上略有不同,但既往还没有以医生为主创团队的相声表演,也很少有以医学科普为主要内容的相声表演。

医生编相声,医生演相声——"达医晓护·医笑解忧"团队,专门从事医学科普相声创作和表演,首先由专业的医务人员进行医学科普相声的创作,最大限度保证了相声中科普内容的科学性和专业性;其次,选取相声,这种喜闻乐见的艺术形式作为载体,最大限度保证了科普形式的艺术性和趣味性。"达医晓护·医笑解忧"课题组独家拥有创作作品的文字版权与演出权。

"达医晓护·医笑解忧"课题组的目标是:在国内首次创立全新的科普健康教育的形式——医学科普相声,创作和演出一系列面向上海社区居民的医学科普相声;将原创医学科普相声进行全媒体(线上、线下)推广,扩大医学科普相声的传播面,探索医学科普相声的创立及全媒体推广模式,在笑声中科普健康知识。

"达医晓护·医笑解忧"课题组在国内首创全新科普健康教育形式:医学科普相声,为上海社区居民创作/演出8个原创医学科普相声节目(线下);并在全媒体医学科普品牌"达医晓护"进行推广(线上)。全力探索医学科普相声的创立及全媒体推广模式。

课题组推出的系列医学科普相声内容为两类:① 帮助健康居民纠正不良生活习惯和不健康行为方式等危险因素,提高自我保健意识和能力,减少疾病发生,即"治未病"。② 大多数老年人及慢性病患者主要依赖家庭护理。通过医学科普相声的健康教育,使照顾者提升科学照护能力,进而指导患者自觉遵医、正确用药、选择合理的饮食和合适的锻炼方式,以促进疾病早日康复,即"治已病"。

除了在社区演出外,科普相声的全媒体推广在"达医晓护"全媒体医学科普平台完成。"达医晓护"全媒体医学科普品牌,是集人才培养、作品原创、自媒体运营、实体基地打造、科普主题实践和科普学术研究为一体的纯公益医学科普品牌。目前,线上科普作品的年阅读量已经超过一亿。除了共同运营"大医小护"公众号外,还在人民网、科普云、腾讯大申网、新华每日电讯、新华社手机客户端、《新民晚报》、今日头条、一点资讯、腾讯新闻App、天天快报、网易上海等传播平台拥有专栏,总阅读量超过3000万。在全媒体医学科普品牌"达医晓护"平台上,对原创的医学科普相声进行线上(直播、微视频上线、观众互动等)、线下(社区现场演出)的联合推广,让社区居民及线上受众观了解医学科普相声,扩大医学科普相声的传播和影响,在笑声中科普健康知识。探索了医学科普相声全媒体时代的推广模式,收到了良好的效果。

2016~2017年,项目组共创作和演出科普相声5场,包括:2016年12月22日《老糊涂》,2017年5月31日《共享单车》,2017年5月31日《戒烟爱好者》,2017年9月21日《我不知道》,2017年9月21日《失忆》。

5个原创医学科普相声的推出,反响热烈,吸引了外国朋友们希望加入中国科普活动。2017年9月21日,首次尝试外籍科普志愿者参与医学科普相声演出,2018年,又成立"科普喜洋洋"团队。

"科普喜洋洋"团队是由外国科普志愿者为中国公众演绎医学科普相声(脱口秀),传播健康知识的志愿者队伍。目标是探索有特色、成体系、可持续、影响大、居民喜爱的科普形式与主题科普活动,及其线上、线下推广模式,在笑声中向公众科普健康知识。

表13.1 "科普喜洋洋"团队

次序	时间	题目	科普志愿者	国籍	线下演出	线上传播	类型
1	20170921	失忆	马克西姆	俄罗斯	塘桥社区文化活动中心超200人次		医学科普相声
2	20180125	简单介绍	朱子龙	美国	塘桥社区文化活动中心超200人次	CHTV频道观看超10万人次	科普脱口秀

(续表)

次序	时间	题目	科普志愿者	国籍	线下演出	线上传播	类型
3	20180411 20180724	骨夫人	红龙	土耳其	平南二居邻里中心 古龙汇邻里中心 各超200多人次		系列医学科普相声
4	20180828	骨专家	米娜	缅甸	古龙汇邻里中心 超200人次		
5	20180920	骨毛病	毛伟	巴基斯坦	古龙汇邻里中心 超200人次		
6	20181129	骨事风险	何汉 米娜	哈萨克斯坦 缅甸	古龙汇邻里中心 超200人次	播放量超过51万次	
7	20181213	骨妇人	毛伟	巴基斯坦	古龙汇邻里中心 超200人次		
8	20190118	年轻骨不轻	毛伟	巴基斯坦	古龙汇邻里中心 超200人次		
合计	8个原创节目		来自6个国家的6位外国科普志愿者		9次社区演出,社区观众超过1 800人次	覆盖61万人次	

医学科普相声,创立了全新的科普形式,首创外国志愿者的加入。探索全媒体时代科普传播新模式,新媒体(秒拍、微博等),电视(CHTV),社区活动(19场,社区观众超过3 000人次);搭建外国友人在华科普交流的平台,探索国际科普交流"中国模式",来自6个国家的6位外国科普志愿者融入社区科普活动,收到了不同凡响的传播效果。

如今政府大力倡导建立终身学习型社会,广大民众就成了科普工作服务的对象,医学科普活动更要坚持近民、为民、惠民,紧贴民众需求开展科普教育活动。但是无论面对哪类对象的活动,都应当跳出老路子,哪怕是旧瓶装新酒也要创新医学传播方式方法,增强吸引力。

社区在进步,民众的要求也在提高,如果再用以前的陈旧思路来进行医学科普工作,恐怕不能带来很好的传播效果,一定要有创新点,紧紧抓住群众的需求和关注点,做更深入人心的科普创作和传播,才能起到更好的传播效果。而科普相声和"科普喜洋洋"无疑是一个很好的也受到普遍欢迎的尝试。

附录

附 录 一

创新模式下的健康传播方法与策略的探索和实践

摘　要　自2014年起上海市长宁区探索开发并形成创新型健康宣教品牌项目"健康好声音",突破传统健康传播模式,以提高居民健康素养为核心,探索更加多元化的可持续发展的健康传播模式。通过竞赛的模式激励公众创作出更具生命力、更贴近百姓生活的健康科普作品,挖掘优势健康教育资源,同时将具有亲和力的作品宣传给周围人群,提高辖区整体健康素养,从而形成提炼、改编、创新、回馈的健康传播良性循环。为长宁区的健康传播注入新的活力,让更多百姓受益,促进长宁居民的健康意识和水平不断提高。

关键词　健康传播;创新;健康好声音

随着社会经济的快速发展、物质生活水平的提高,健康愈来愈成为人们最普遍关注的话题[1]。党的十九大报告中明确提出"健康中国战略",人民健康是民族昌盛和国家富强的重要标志。同时,"健康教育先行"的理念也取得了越来越多的共识。健康传播应当如何去寻求新策略新方法,从而提升人群整体健康水平,正是我们思考和探究的问题。健康知识和信息是人们形成积极、正确的健康信念和态度的基础,而正确的健康信念和态度则是行为改变的动力[2]。公共卫生专业机构对健康传播的投入和关注不断加大,也在不断研究、开拓健康传播和健康宣教的创新模式与方法。

由于人们对健康传播形式的要求不断提高,传统的讲座、咨询无法吸引足够的关注度,而海报、折页等资料更因为形式单一而传播效果不尽如人意。健康传播需要将医学研究成果转化为大众易于接受的健康知识,应着力于将医学知识转化为生活常识,使公众能够在具有亲和力的表达形式中,了解医学知识的关键常识和核心要素,有效掌握健康行为。不同年龄、不同人群、不同受众对健康有着不同的认识,需要搭建一个平台让这些思考,取之于民众,用之于民

作者:江燕,赵文穗,戴恒玮,张佳蕾。

众。要建立起人群主动参与到健康传播中来的观念,主动的自我健康管理模式的建立将更为有效。基于这些理念,长宁区疾病预防控制中心打造创新型健康宣教品牌"健康好声音",旨在鼓励更多居民主动参与到健康科普作品的创作之中,挖掘优势健康教育资源,通过广大民众对健康知识的提炼、改编、创新、回馈,创造全新的健康传播模式。

1. 项目创新实践的四大亮点

1.1 创新循环的宣教模式

传统的健康教育手法对居民而言属于被动推送的健康教育,往往严谨有余而趣味不足,作用有限且费用昂贵,性价比不高。而本项目采用居民主动产出的健康宣教方法,以比赛形式激励居民在创作科普作品的过程中提高"知、信、行"能力,同时更将居民创作的作品宣传给周围人,提高辖区整体健康素养,从而形成提炼、改编、创新、回馈的良性循环,打造健康促进的新颖模式。

1.2 丰富多彩的主题形式

科普的"好声音"具有各种居民喜闻乐见的文艺形式,例如:相声、小品、朗诵、歌曲、独角戏、脱口秀等,作为科普知识的载体既有趣又时髦,深受居民的喜爱。同时,根据不同人群需求也能调整不一样的"好声音"形式,例如 2014 年针对青少年举办的"中学生健康好声音专场";2014、2015 年针对老年群体的"预防跌倒和糖尿病"主题专场;2016 年针对青年医务人员的"健康科普演说家"专场;2017 年针对家庭医生的"健康方案设计师"专场等,做到因地制宜、因材施教。

1.3 优质高产的科普产品

"健康好声音"项目除了具有良好的现场体验之外,还具备科普作品、人才、创意"三高"产出的特点。通过本项目的比赛往往能涌现一大批高人气的获奖作品,经由科学知识校验把关后即能摄制为一部精彩的科普视频。同时,通过比赛也能挖掘出许多具备科普能力的居民,或是编撰,或是表演,从而组建一个"居民健康促进科普人才库",在有活动需求时在他们中招募编剧和演员,从而增强辖区健康促进氛围的互动性。

1.4 与时俱进的推广渠道

本项目借新媒体和传统媒体相结合的推广渠道进行传播,收获良好的宣传效果。在微信平台,"健康好声音"以衍生科普短视频系列"酱紫的蛙"为主打,登录"今日头条""青春上海""上海长宁"等知名公众号,颇受好评;而传统媒体领域,"健康好声音"将录制的优秀作品推送到辖区各医疗机构,作为门诊健康教育的电化健教资料进行推广,让居民在医院候诊的时候能接受到生动活泼的健康科普服务。

2. 项目成果的实施

为确保项目的实施力度,长宁区疾病预防控制中心以区卫健委为指导核心,纵向协同区爱卫办、区卫健委团工委,横向联络区团委、各街道等各卫生和行政资源,协调落实了一系列管理与推广措施,确保本项目的可持续发展和推进。

在组织网络上,确立了以区卫健委为指导,区疾控中心主办,社区卫生服务中心和街道负责落实、多方参与的项目组织网络。同时,"健康好声音"也作为区卫健委品牌项目"长宁健康嘉年华"的子项目之一,获得区卫生系统的优势资源。各部门职责分工明确,条块结合,有机联动,形成各方优势互补的推进合力。

在技术支持上,区疾控中心健康教育科把关作品的形式和风格,并根据涉及的科普知识协同中心专家委员会和其他业务科室骨干,共同组成技术指导小组,为本项目的科普作品进行专业知识审核,并提供科学、有效、可操作的指导意见。

在资源保障上,区疾控中心为每年的参赛选手们提供专业的业务培训,邀请行业内专家和达人做深度的科普能力培训,同时也为选手们提供相关教材以提高其创作能力和健康素养。

3. 项目的应用及普及情况

长宁"健康好声音"经过了4年的发展,举办了7场不同主题的比赛后,收获颇丰、成果喜人,挖掘了大量优秀的健康达人和科普作品。2017年12月,对优秀作品进行整理,汇总编印了《长宁"健康好声音"大赛优秀作品及健康教育实用理论汇编册》第一版印制了500本。

截至2018年5月,"健康好声音"项目获奖作品60余篇,入围大赛作品90余篇,收集各类作品共计200余篇,已经覆盖了全区100%的街道(镇)和100%医疗机构,在居民健康素养提升、生活质量提高等方面发挥了重要作用。现场活动累计有千余居民参与活动,由于参赛作品互动性强、通俗易懂、趣味横生,所以获得了很高的满意度。在活动后对200名居民开展调查中发现,99.5%表示非常满意,64.9%居民表示自己也有兴趣开发作品参与大赛。

本项目衍生系列作品"酱紫的蛙"先后在"青春上海""今日头条""卫生医家""上海长宁""青春长宁""长宁疾控"6个微信平台展示播放,总播放次数为19 675次。

长宁"健康好声音"也致力于打造一支具备"能说、能写、能思考"全方位科普技能的家庭医生服务团队,让家庭医生们在科普比赛的筹备和创作过程中,提升科普能力、丰富科普手段、开拓科普思路,从而更加扎实有效地推进全区居民的健康教育工作,丰富居民健康科普的内容及形式从而提高健康素养,营造长宁区良好的健康教育氛围。

项目通过4年来的推广和拓展,"健康好声音"的受益人群不只是参赛选手,通过居民们的"口口相传"和"现身说法",健康和医学常识被传播给自己的家人、亲人和邻居。经过几年的发展,"健康好声音"作为长宁区优秀的科普品牌,在居民中表现出了良好的社会适应性和生命力,已成为社区健康科普教育的常规渠道、平台和有生力量,科普受众辐射到了辖区的大多数居民。

4. 社会效益及贡献

"健康好声音"项目以"健康好声音,我们听你的"为口号,以"科普自产自销"为模式,创新性地构建起提炼、改编、创新、回馈的长效工作机制。项目具有可持续的社会、经济综合效益,体现在以下几个方面。

4.1 对家庭医生的意义

家庭医生制度改革是时下的重点工作,而健康教育和健康促进也是改革的重要组成部分。本项目为家庭医生提供了良好的健康素养和科普能力的提升平台。借助"健康好声音",家庭医生们通过演讲、文艺表演、健康文案设计等多个维度,使自身得到锻炼和成长,同时他们在比赛中展示的优秀技能和案例也会被本项目制作成专业教具"健康工具包",反馈至辖区所有家庭医生工作室。通过工具包,一来可以使家庭医生之间互相学习、取长补短、汲取他人的优势和长处;二来更能让家庭医生对居民和健康自我管理小组开展健康教育课程时,丰富他们的课件和教具,提升课程的质量。

4.2 对普通居民的意义

项目有利于增强居民的健康促进意识和自觉性。以往来看,居民总感觉健康科普和教育是相关专业人士的工作,自己只有被动地接受,因此容易降低对健康科普的关注度和积极性。反之,通过自主创编科普作品并参加比赛就不同了,在创作过程中居民必须学习领会相应的健康知识,并将其融入科普作品,这一过程本身对健康素养的提升效果就远超被动教育。由此让我们听到了不同年龄、不同人群、不同语言的健康传播的声音。居民在创作之后也会自发地参与传播自己的作品,从而将其中蕴含的知识和理念也一并进行宣传,对周围人群也能带来正能量的健康促进。

4.3 对健康自我管理小组的意义

"健康自我管理小组"是由上海市爱国卫生运动办公室自2007年开始组建的居民慢性病自我管理模式的群众自治组织。疾控中心作为技术支持单位,需要对小组成员的专业知识和技能进行指导,而"健康好声音"开启了一个良好的支持方式。通过给予小组科普命题,让小组成员在活动过程中共同探讨科普命题,提炼出健康心得和技能,再群策群力融入文艺形式产生科普作品,最后一同登台参加比赛。通过参赛的过程使自我管理小组成员全程参与健康促进活动的每一个环节,增强小组的内源健康促进活力。

长宁"健康好声音"突破传统健康传播模式,以提高居民健康素养为核心,探索更加多元化的可持续发展的健康传播模式。健康教育与健康促进是最具成本效益的公共卫生手段,对提高全民族健康水平具有重要战略意义[3]。"长宁健康好声音"大赛的宗旨,就是希望居民们能结合日常生活,通过不同的"声音"表达形式,包括演唱、朗诵、快板、合唱、情景剧等,将我们这些年传授的健康知识,比如健康生活、合理饮食、老年人防跌倒、疾病防治、养身保健、正确运动防伤害等,进行提炼、改编、创新与回馈,创造出更具生命力、更贴近百姓生活的宣教新形式,在不断的探索中开发形成有效的健康教育新形式、新内容,从而使人们的健康知识知晓率和健康行为形成率不断提高。通过这一新兴的方式,让百姓也参与到健康教育的全部过程之中,充分发挥民众的智慧,为他们搭建平台,为长宁区的健康传播注入新的活力,让更广大百姓受益,促进长宁居民的健康意识和水平不断提高。

参 考 文 献

[1] 王龙文,赵无蒲,杨青松.中国健康科普的瓶颈[J].中华健康管理学杂志,2009(3):190-192.

[2] 张自力.健康传播学:身与心的交融[M].北京:北京大学出版社,2009.

[3] 秦怀金.抓住机遇 创新思路 努力开创健康教育与健康促进工作新局面——在全国健康教育与健康促进工作座谈会上的讲话[J].中国健康教育,2011,27(3):163-166.

附 录 二

校园传染病科普宣传的思考与实践
——以《健康防护林》传染病科普平台探索实践为例

摘 要 校园人员密集,一直是传染病聚集和暴发的重要场所。虽然传染病科普一直在开展,但需求与供给间仍存在诸多不平衡不充分的矛盾。《健康防护林》作为传染病专业机构牵头举办的校园传染病科普宣传平台,为逐步解决校园传染病防治各相关群体的实际需求提供了一套整体解决方案,通过专业技术、信息技术、传播技术的结合,旨在于向托幼机构、学校教职工、学生及其家长提供校园传染病防治一体的一站式辅助工具,以线上线下相结合的方式进行科普宣传。

关键词 校园;传染病;科普;平台

《"健康中国2030"规划纲要》将"普及健康生活"作为重点内容,旨在提高人民健康水平,其中"加大学校健康教育力度""把健康教育作为所有教育阶段素质教育的重要内容"等内容,明确了校园健康教育的重要性,并对此提出了更高的要求[1]。

托幼机构、各类学校等一直是传染病传播和流行的重要场所,手足口病、流感样病例、水痘、诸如病毒感染性腹泻和急性出血性结膜炎等传染病是引起学校聚集性疫情的主要病种[2,3],据相关文献报道,我国70%以上的突发公共卫生事件发生在学校,80%以上的学校突发公共卫生事件为传染病流行事件[4]。而发生此类疫情和事件的原因包括:一是校园中师生密度高,本身有利于传染病的传播和流行;二是对于校园传染病防控的知识、技能等仍存在诸多误区,即使形式上重视,防控措施实施也常常不到位;三是相应的疫苗接种水平不够高,未能形成有效的免疫屏障作用[2]。

健康科普是以科普的方式将健康领域的科学技术知识、科学方法、科学思想和科学精神传

作者:庄建林、王洁、蔡恩茂、方延、徐仲卿、赵文穗

播给公众的,旨在培养公众健康素养,学会自我管理健康的长期性活动[5]。健康科普是校园传染病防控的重要手段[6]。在传染病防治中,疾病预防控制中心(简称"疾控中心")侧重于疾病的预防与控制,医疗机构侧重于疾病的诊疗与护理,为了达到医教结合、医防融合的目的,由区域疾控中心牵头打造了区域校园传染病科普的一站式解决方案,现简介如下。

1. 校园传染病科普概况

1.1 校园传染病科普方式及优势

现有校园传染病科普方式主要有三种:口头宣传、书面宣传和使用多媒体和网络等先进技术进行的宣传教育活动[7]。

在校园开展传染病科普宣传有几个优势:

(1) 领导重视:由于传染病涉及校园稳定,行政领导普遍重视,卫生保健老师等能够作为专业机构的基层网络进行校园的覆盖和组织实施。

(2) 易于组织:以班级为基础,由班主任进行管理,教学时间安排较为一致,有利于统一开展科普宣传活动和开展以班级为单位的科普活动。

(3) 扩散效应:对于学生的有效科普可以辐射至家庭,从而达到家校联合的目的。

1.2 公众对校园传染病科普宣传的需求

本文研究人员通过对教育局管理人员、幼儿园、学校卫生老师及部分学生家长的个人定性访谈和需求调研,汇总当前校园传染病科普宣传的要求,其中对科普内容方面的需求包括:① 内容上通俗易懂,针对具体问题,解答实际困惑;② 能够针对不同年龄段给出个性化的科普内容;③ 能够形成系列科普材料,有规划,有规模;④ 能够兼顾到教师、职工、家长等不同角色,给出适合的科普内容。

形式方面上的需求包括:① 科普材料能够有设计感、精品感;② 以电子化资料为主,便于传播;③ 能够在传染病疫情发生后当天即给出可供传播的科普材料。

2. 校园传染病科普宣传的不平衡不充分问题

校园传染病防控是刚需。作者在小学生及家长中的调查显示,93.59%的小学生认为有必要了解传染病知识,95.30%的家长认为有必要在学生中进行传染病知识的教育[7],但是从需求分析和受众实际感受度来看,传染病科普仍存在诸多不平衡和不充分的矛盾。图1列出在针对校园卫生保健老师($n=10$)的需求调研时反馈的主要问题类型。

对这些矛盾进行梳理,列举如下:

(1) 事件的突发性与科普资料准备的充分性的矛盾:校园传染病,尤其是聚集性传染病的发生通常具有突发性,在进行应急科普宣传的时候,通常没有很充分的准备。此外,在疫情处置的过程中,通常是由卫生保健老师临时在搜索引擎中进行搜索,简单修改制作而成。

(2) 儿童青少年认知水平阶段性差异与科普资料的单一性的矛盾:校园学生人群从 3 岁

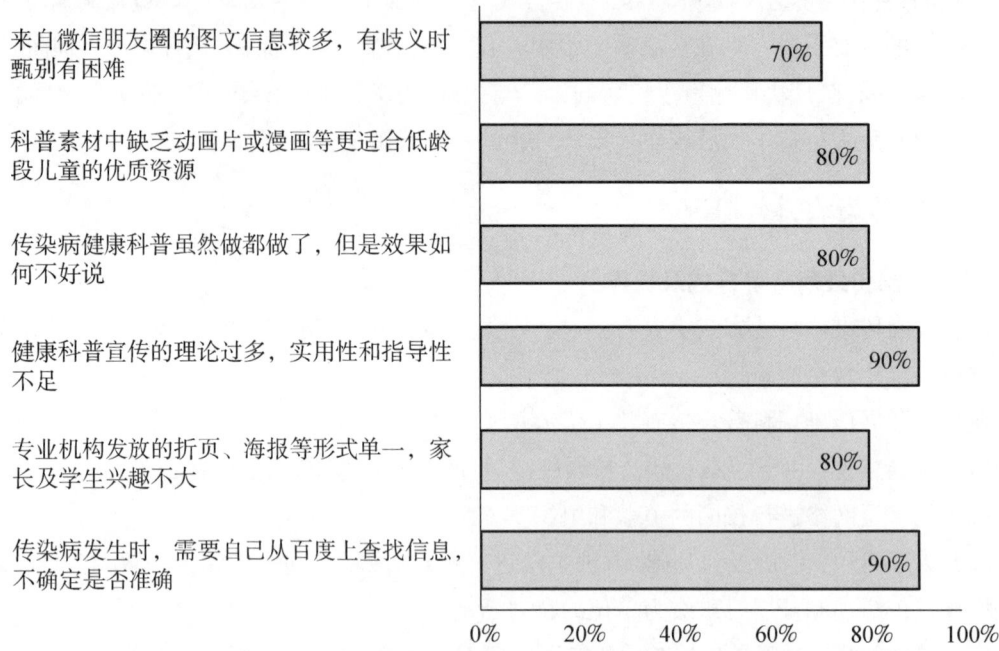

图 1　针对校园卫生保健老师的需求调研中反馈的主要问题类型

至 20 多岁的年龄跨度很大,认知差距也极大,而传染病科普资料通常比较单一,很难做到分龄化科普。适合于低龄儿童的优质的动画、漫画资源十分稀少。

（3）防控群体的多元化和科普对象的不明晰的矛盾：在校园传染病的防控中,涉及包括教职工、学生、家长等多个群体,然而科普的对象并不明确,通常仅有一种科普材料。

（4）信息来源多样性与信息的权威性的矛盾：随着自媒体时代的来临,公众获得各种传染病防控相关知识的来源呈现多样性的特征[8],与此同时即带来信息权威性的问题。科普内容的科学准确是科普的根本,然而,在传染病防控领域,各种个体体验、民间偏方、伪科学等层出不穷。普通公众辨别能力弱,因此会存在各种潜在的健康风险。

（5）科普知识宣传与健康行为形成的矛盾：部分知识宣传及普及率虽然很高,但是最终转化形成健康行为的比例并不高。例如,流感知识的科普每年都做,然而坚持每年接种流感疫苗的比例却极低[9]。这都反映出科普的知识仍未达到深入人心,改变行为的阶段。

3. 校园传染病科普宣传探索的实例探究——以《健康防护林》平台为例

3.1　平台建设设想及架构

"健康防护林"平台的建设是基于逐步解决上述需求的一个整体解决方案,旨在于向托幼机构、学校教职工、学生及其家长提供校园传染病防治一体的一站式辅助工具。"健康防护林"平台整体设想为：通过与家校平台的对接,实现校园相关群体的广覆盖,实现日常科普及应急科普的融合,并通过多种素材的开源访问及下载,为幼儿园及学校老师、学生进行二次创作及个性化科普提供科普素材。最终目的即提高传染病相关健康行为养成率,提高校园传染病疫情规范处置率,降低校园传染病对学生及相关人员的健康损害,降低校园传染病对学校教学秩序及家庭日常生活的负担。

平台架构线上—线下平台和电子—实物资源两大体系(图2)。

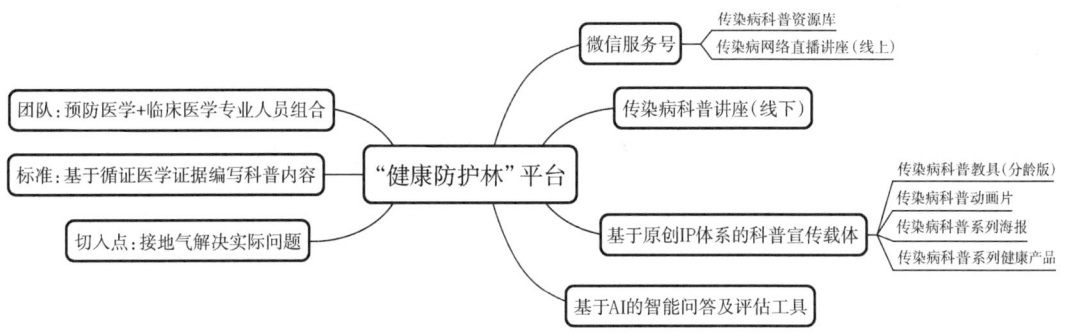

图2 "健康防护林"平台架构

线上以"健康防护林"微信服务号为主平台,建设科普资源库、在线直播平台、在线互动平台等;线下则以传统的科普讲座、培训答疑等为主。电子资源包括各种图文、图片、视频、音频、卡通形象等;实物资源包括科普教具、衍生的健康产品等。为了实现体系化的目标,科普教具、衍生的健康产品的 IP(知识产权)体系的打造切入点选择为拟人化、个性化的病原体,通过人类与病原体的斗智斗勇传递日常健康行为及防控方法。

3.2 团队组成及内容设定

"健康防护林"平台以疾病预防控制中心公共卫生医生为主,以儿科、营养科、急诊科等临床医生为辅,技术团队以微信开发团队、AI(人工智能)开发团队为主,是一支多学科融合的团队。

内容设定包括三个方面。一是讲什么:内容的遴选以托幼机构、学校关心的问题为切入点,通过突发公共卫生事件、传染病、因病缺勤缺课、门急诊就诊情况等监测数据,结合个人访谈等,确定内容开发的菜单及优先顺序。二是怎么讲:所有的科普内容均以医学教科书、国内外的疾病防治指南、公开发表学术文献等作为参考依据,严格执行循证医学的原则。三是给谁讲:通过分对象、分龄化,对同一主题制作有区分度和侧重点的科普内容。

3.3 实际应用场景

"健康防护林"平台建设始于 2017 年 11 月,由上海市长宁区公共卫生保障项目立项支持建设,并进一步获得上海市科委 2018 年度"科技创新行动计划"、上海市长宁区教育局的支持。目前已完成微信服务号开发、科普资源库建设、网络直播平台建设等功能及内容的开发,正有序推进科普教具、科普动画片、AI辅助系统的研发和制作中。

在正式投入运行半年来,"健康防护林"平台已经成为区域教育局相关管理人员、卫生保健老师人人关注的有效工具,实际应用场景包括:

(1) 校园内发生传染病个案→卫生保健老师在平台中搜索到相应的科普素材→转发至患儿家长、班级班主任及班级家长群。

(2) 传染病流行高峰时期→卫生保健老师在平台中搜索到相应的科普素材→班级班主任群→班级家长群。

(3) 班级内发生群体性事件(如水痘聚集性疫情)→卫生保健老师在平台中搜索到相应的科普素材→班级班主任→班级家长群→大部分人落实防控措施(如晨检、主动监测、主动报告、应急接种疫苗等)→不愿意配合的家长(进一步发送更丰富的科普素材)→全面落实防控措施(如应急接种疫苗等)。

(4) 传染病流行高峰时期→线下对所有园长、校长培训→培训资料上传至平台→各校开展二级培训。

(5) 传染病流行高峰时期→线上开展科普直播→卫生老师、家长等自愿进行收听。

4. 结语

未来已来,将至已至。互联网、移动通讯以及快速发展的人工智能正在给健康科普带来全新的景观,展现出未来健康科普的无限魅力。

校园传染病的防控是一个涉及全社会的工作,针对这个主题开展的科普工作则是一个体系化、精细化、专业化的系统工程。在探索过程中,我们也面临几个难点问题,一是科普效果的评估工作,二是优秀科普人才的匮乏,三是资源库持续动态管理及运行的问题。

《"健康中国2030"规划纲要》提出积极促进健康与互联网的融合,发展基于互联网的健康服务[1]。互联网下的科普信息有海量性、及时性、精准性和共享性等特点,结合文字、音频、虚拟技术等技术,相较于传统媒体更具有传播力[10]。人工智能技术的引入,将极大地增强科普素材的互动性和精细化信息的获得速度。

参 考 文 献

[1] 中国共产党中央委员会,中华人民共和国国务院."健康中国2030"规划纲要[Z].2016-10-25.

[2] 刘淑勤,湛柳华,周德谦,等.广州市越秀区2011—2015年学校聚集性疫情流行特征分析[J].中国热带医学,2017,17(4):375-377,381.

[3] 李标,李雪梅,谢锦尧,等.深圳盐田区2010—2012年学校托幼机构传染病聚集性疫情分析[J].中国热带医学,2014,14(4):420-422.

[4] 沈春安,沈衡.学校突发公共卫生健康教育策略探讨[J].健康教育与健康促进,2008,3(3):65-66.

[5] 黄建始.健康管理不能没有健康科普[J].中华健康管理学杂志,2009,3(2):125-127.

[6] 王博,汤中军,韩克嘉,等.非医学类高等职业院校学生健康科普教育的思考[J].价值工程,2013,32(32):258-263.

[7] 庄建林,李颖,汤泓,等.部分小学生及家长传染病知识态度行为调查[J].上海预防医学.2009,21(11):538-539.

[8] 胡跃强,朱远征.高中学生呼吸道传染病防治知识来源途径及宣教效果调查分析[J].中国农村卫生事业管理,2017,37(10):1228-1229.

[9] 刘玫妍.流感疫苗缘何中国遇冷[N].健康时报,2018-01-23(002).

[10] 吴一波,邢云惠,刘喆,等.我国20年健康科普研究的文献分析[J].科普研究,2017,12(3):39-45.

附 录 三

新时期医学科普创作的特点及对创作者的要求

摘 要 随着时代的发展和医学模式的转变,新时期的医学科普表现出三个明显的新特征,即科普创作的生命是科学性;医学科普创作应体现人文关怀;医学科普要有创新性。对于医学科普创作者也相应有了更高要求。

关键词 医学科普;科学精神;人文关怀;创新性

传统医学科普注重知识化、通俗化和形象,将艰深难懂的医学知识和技术普及给社会大众。随着时代的发展和医学模式的转变,新时期的医学科普除了要继承传统医学科普的特征外,还应探索医学科普面临的新形势、新内容和新问题,以及由此而来的医学科普新的特点,并对医学科普创作者有了更高要求。

1. 新时期医学科普创作的特点

1.1 科普创作的生命是科学性

在任何情况下,科学性都是科普创作的核心和生命。对于有学术争议的内容,应采用主流认识和公认的知识,不必以科普的形式介入学术之争。

目前医学科普创作中,突出的问题之一是内容是否科学、正确、实用。

例如,以"科普"面貌出现的反科学、伪科学作品,鱼龙混杂、良莠难辨。前些年,某些报刊曾经大肆介绍"换头术",混淆了科幻与谎言的界线,使读者真的以为目前医学可以做到大脑移植,这些新闻成为当年全国"十大假新闻"之一,受到科学家的指责和鄙视。同时,医学科普作品还必须杜绝提供"垃圾信息"。所谓"垃圾信息",是指以"科普"面貌出现,为伪劣商品充当"软广告"的有偿科普"作品";在医学科普创作中,还包括为所谓"特色医疗"吹捧的"作

作者:夏乐敏。

品"。这些属于科普工作者职业道德的范畴,但不能不郑重提及。如果容忍这样的"科普"作品充斥报刊,首先伤害的固然是广大群众,同时也败坏着医学科普的声誉。某些保健产品的欺骗宣传,直接导致广大群众怀疑整个行业的诚信程度,就是前车之鉴。

在目前医学科普作品中,相当一些内容属于"老化知识"。例如,在"禽流感"流行初期,相当多的报刊宣传用"食醋熏蒸可以达到'空气消毒'的目的",这就是科普知识"老化"的典型。

近年来,一些医学科普作品热衷于传播一些无聊的所谓"医学趣闻",从国内外一些小报上摘取"鳞爪"消息,或者将道听途说的一些"猎奇"知识,加以"科普"的桂冠,以为这就是"科普"。这些状况也应引起注意。

因此,在医学科普创作上,应注意以下几个方面:不替伪劣商品作欺骗宣传;不写庸俗、无聊、以宣传腐朽生活方式为主要内容的作品;不借"纪实"为名"炒新闻";不打政策"擦边球";不东拼西凑、胡编乱撰。

1.2 医学科普创作应体现人文关怀

医学科普创作应该体现医学的人文关怀,让读者一接触医学科普读物就能够感受到一股人文关怀的情感关照扑面而来。

医学从本质上讲应该是人学,因为它关注的是在病痛中挣扎、最需要关怀和帮助的人。中国古代将医学称为"仁术",医生被誉为"仁爱之士"。西方医学之父希波克拉底认为"医术是一切技术中最美和最高尚的",并指出"医生应当具有优秀哲学家的一切品质:利他主义,热心、谦虚、冷静的判断……"

如果说人类文明的根本上是从"人"与"文"的双向互动中得到解释的,那么这种双向互动中始终存在着一个不可忽略的事实:历史性的人文取向。然而,在物质生活日益现代化的今天,人文精神的失落是不争的事实。

医学作为"人学"和"仁术"本应体现一种最为深刻的人文关怀。令人遗憾的是,当前医疗界人文精神的缺失却是一个不争的事实。在部分医院,医疗这一最有人情味的服务已经变成了最无人性的服务。一是过分技术化,把患者看作疾病的载体,医疗技术施予的对象,由此而产生了一系列后果。在医院所见的是冰冷的建筑、贫乏的色彩、神秘的气氛,不断更新的诊疗技术导致医生花费更多的时间在实验室,而不是在病床前与患者交流等。二是过分商业化,把患者当消费的主体,尽可能多赚钱。可以说科学的发达和商业的贪婪,使现代医学逐渐失去了生命感。因此,在医学人文精神被现代科学技术的洪流冲刷下失去往日光辉的今天,如何培养适应时代的医学人文精神,是一个值得探讨的问题。上述现象很自然地也延续到医学科普创作领域,大量的医学科普作品仅从标题来看就是冷冰冰的,缺乏爱心和关怀。例如《真假血管瘤》《嗜酒者该提防哪些疾病》《肝功能不良的原因》等,这些标题在语法和内容上也许没有任何错误,但给人冷漠、刻板、僵硬、千篇一律的印象。更主要的是,这样的标题表现了一种高高在上的导师、权威的模样,读者很自然地就成了无知的群众,成了没有知觉和感情的对象。还有的文章涉及的是一些比较敏感的社会问题,如吸毒、性病、变性等,这类文章在标题上往往就表现出歧视、嘲讽,甚至是恐吓的意味,如《还了男儿身还要男儿"心"》《"良民"也要防性病吗》《吸毒者的"灭顶"三部曲》等。且不谈从社会学和伦理学的角度应该如何解释和处理这些社会问题,从医学的角度来看,变性人、吸毒者、性病患者等也是人,同样需要医生以博爱和人性化的态度来救治他们,科普文章也同样应该体现医学对这类特殊人群的人文关怀。

人文关怀不同于以追求知识为目的的知识关怀,它以人为本,体现的是对人、人类社会的生存和发展、命运和前途的关心,提倡的是一种关注人生和世界存在的精神。

现代医学模式在实践中的转化有赖于医学对人们心理和社会因素的关怀,而传统生物医学模式下形成的技术至上观念妨碍了关怀的实现,进而也给现代医学模式的转化造成了困难。因此,在医学科普创作中倡导人文关怀是必要的,从知识、技术至上走向人文关怀将成为现代医学模式在实践中转化的必要条件。医学科普创作应该为这一模式的转变作出自己的贡献。

令人感到欣慰的是,目前已经有很多有识之士意识到了这个问题,他们在创作中已经逐步体现出这种让人感动的人文精神,充满了对生命的人道关爱。如《离婚了,别同时离间了亲情》《姑娘,请对骨盆多关照》《给抑郁老人更多的关爱》等标题既点名了文章的主旨,又具有真诚的关怀。假如将上述标题分别改为《离婚后孩子的心理问题》《少女应该注意自己的骨盆》《如何对待抑郁老人》,原标题中的那种对读者的尊重、理解、同情等人性化的因素就消失殆尽了。

人文关怀作为医学的终极取向,同时必然构成医学科普创作的终极取向。医学科普创作活动的规律决定其作者必须高举科学精神和人文精神两面旗帜。

1.3 医学科普要有创新性

医学科学能否创新,不仅是科普创作是否有生命力的体现,也是作品能否在市场经济条件下生存发展的关键。科普创作必须与时俱进,创新必须符合面向现代化、面向世界、面向未来的要求。

传统的医学科普创作,侧重于医学知识的传播,已经不适应大众的需求。创新的医学科普作品,选题的目标应放在科研成果的转化上。这样做,可以从大量科研成果中选取适合的内容,使科普内容能及时传递最新科研成果的信息。

创新的医学科普作品,还需要解决医学与人文结合,医学与文学结合,以及医学与艺术结合等问题,这些都是从理论到实践上需要解决的课题,也需要在创作实践中不断摸索经验。

《解读生命丛书》是一部近年来经典的医学科普作品,为生命科学(包括医学)科普创作提供了成功的范例。其中一册《珍惜生命权利》,分别就"你是否愿意与艾滋患者握手""医生与患者之间出现了信任危机""我有没有权利选择死亡""谁说我死了""临终关怀——维护最后的尊严""21世纪,'克隆人'吸引了新闻的眼球""用基因修改'上帝'的杰作"等话题进行科普宣传。作品从新闻事件作为切入点,介绍相关的焦点人物、典型事件及社会背景,将人文关怀与科学技术的进步融为一体,采用文学的语言,绘声绘色地讨论这些读者关心的内容。所以,才受到读者的青睐。

科普创作要注意选题。除了从学科基础知识中找知识点外，还可以从热点新闻话题、学科知识的人文背景中挖掘知识点。科学并不枯燥，每一项科学成果背后的人文背景，都体现出科学精神，也是科普作品中最吸引读者的知识点之一。其中，更容易利用的，就是有关人物或事件。当然，更多的科学研究中并没有那么多好看的故事，但可以此引出话题。

近期来，公众关心的热点话题有："禽流感"会不会大规模暴发，食品安全，预防冬春季传染病，流感与流感疫苗，脑死亡，安乐死……以及科技发展的前沿知识（如基因治疗、转基因食品等），新闻背后的深层次内容（如"基因与我们的生活有什么关系""转基因食品能改变我们的健康吗"）。

选题脱离读者需要，内容枯燥乏味，写作手法陈旧，是困扰医学科普创作的老话题。优秀的科普作品应是融家庭味、生活味、现代味、人情味、文学味等"五味"于一体。在科普创作的手法和内容上，一些科普作者已经从观念上发生转变，其中如"科学好玩""快乐科普"等主张，受到了科普界的重视。如何使科普作品写得好看，能够吸引读者，一些科普作者开始进行尝试，并逐步引进了科普作品进入"包装时代""策划时代""读图时代""读题时代"的观念。

总之，科普创作只有不断创新，才能吸引广大人民群众，才具有强大的生命力。

2. 新时期医学科普创作对创作者的要求

随着社会经济的快速发展，科学技术的不断进步，百姓生活质量和受教育水平的提高，人们对出版物上刊登的医学科普文章水平的要求也越来越高；与此同时，由于新的疑难疾病的不断出现和一些旧有顽症的复杂性，为防止一些庸医和江湖郎中借机愚弄大众和骗取患者钱财，也迫切需要高质量的医学科普作品引导人们正确地对待健康与求医问题。

近一个世纪以来，特别是最近二三十年来，医学生物学得到了飞速的发展，人们对疾病的认识也不断深入。面对疾病，过去医生只能依靠肉眼和经验诊治，今天有了各种新"武器"，如胶囊胃镜、基因探针、高效影像等的辅佐，这些新技术、新手段的出现常常让人目不暇接，不要说患者和普通百姓，就是多年的医务从业者也常常有隔行如隔山之感。在这种情况下，迫切需要那些一直从事或追踪新技术的专家学者，而不是那些对新事物一知半解的人，将新技术、新发明和新的研究成果在大众传媒上进行传播。

生活水平和受教育程度的普遍提高，使得人们对个人的健康、生活的质量和人类的生存环境有了更高的要求，大多数人不满足于仅仅知道简单的生活常识和保健知识，像"盛夏防中暑""食盐吃多了不利健康"这样老生常谈的话题已难以吸引人们。一些科普杂志经常会收到各地读者的来信，要求多刊登一些医学新技术、新疗法的文章。在众多的读者来信来电中，很多是求医问药，特别是一些疑难病症的诊治，是需要有经验的高层次医务人员来解答的。

"道高一尺，魔高一丈。"纵观历史，人类与疾病的斗争一直异常艰难。虽然，我们宣布了天花、脊髓灰质炎等疾病的灭绝和控制，但是还有更多的疾病我们对它们无能为力，或能力有限，如让医生束手无措的疯牛病、正在全球肆虐的艾滋病；还有癌症、肝炎、糖尿病、心脑血管疾病等影响广泛的疾病，迄今尚无根治的良策。这种情况下，再优秀的医生仅靠在医院的力量也是有限的,如果他们能够把他们的医学知识用通俗易懂的方式写出来,让更多的老百姓知道如何预防、怎样配合治疗,就能获得事半功倍的效果。此外,由于大众对医学的无知或知之甚少,使得一些卖假药的骗子、封建迷信和伪科学势力时有抬头。如果令人信服的医学界权威人士能够经常性地出现在大众媒体上,教给人们正确科学地对待疾病的知识,就可以避免很多不良宣传误导大众,也会给医疗工作带来方便。

杨秉辉教授曾经说过:"医学不应该仅仅只是给人治病的学问,而是以促进人的健康为己任。"由此可见,社会迫切需要更多从事医学科普工作的高层次的人才。"路漫漫其修远兮",需要更多医学人才为医学知识普及而努力。

参 考 文 献

[1] 斯蒂芬.P.罗宾斯.组织行为学精要[M].第6版.北京:电子工业出版社,2002.
[2] 王复苏.医院全面品质管理实施手册[M].北京:民主与建设出版社,2002.

附录四

"达医晓护"线上子刊(部分)

专栏名称	专栏简介	专栏主编	主编所属单位
"椎"求健康杂志	宗旨是追求脊椎的健康,强健四肢的"关节";目的是搭建医患之间理解的桥梁,对付共同的敌人——疾病,实现医患双赢。	董健	复旦大学附属中山医院
谈"骨"论"筋"杂志	针对骨与软组织损伤、急性创伤、运动保健、骨病、骨肿瘤等骨科疾病预防与处理的科普专题。	居宇峰 李琦	上海市第七人民医院
踏"血"无痕杂志	涵盖血液系统、神经系统等为主的综合性内科疾病及肿瘤的科普专栏。	夏乐敏	上海市宝山区中西医结合医院
"肾"人人心杂志	为公众的肾脏保健和与之相关疾病的预防与康复带来通俗易懂、深入人心的科普文章。	简桂花	上海市第六人民医院
生"肾"不息杂志	普及中医、中西医结合知识,尤其是肾脏病的诱发因素和加重因素,以及如何延缓慢性肾脏病的进展,为老百姓保持身体健康、远离肾脏疾病作出努力。	何立群	上海中医药大学附属曙光医院
泌尿与生殖杂志	关心百姓的生殖健康和泌尿专科疾病的预防保健,将"难言之隐"娓娓道来,为公众的幸福生活保驾护航。	盛旭俊	上海交通大学医学院附属新华医院
大开眼界杂志	以眼部疾病预防和治疗常识为基础,推广眼卫生、眼保健,让公众科学用眼、科学护眼。	周行涛 郑克	复旦大学附属眼耳鼻喉科医院
女人如花杂志	专注女性健康,对妇科常见疾病的日常保健和常见困惑,孕前、孕期和产后的保健问题,育儿过程中的热点问题等女性关注的健康话题进行科普宣传,提升女性健康认知。	戴云	上海交通大学医学院附属同仁医院
白"肤"美健康杂志	介绍中医药治疗皮肤病的优势,以及一些日常皮肤护理经验,提高大众防治皮肤病的意识,增强患者战胜疾病的信心。	李福伦	上海中医药大学附属岳阳中西医结合医院

(续表)

专栏名称	专栏简介	专栏主编	主编所属单位
骨健康在线杂志	关注中老年人骨关节疾病,特别是骨质疏松、骨关节炎、腰椎退行性病变、骨质疏松性骨折等相关严重并发症,希望通过早期生活方式等方面的积极预防和干预,保障有危险因素的人们拥有幸福、快乐的生活。	程 群	复旦大学附属华东医院
针灸与健康杂志	围绕中医针灸科普和艾灸养生保健的传播和推广,通过向民众提供经络穴位自我保健和预防疾病的方法,达到养生保健、延年益寿、防病治病的目的。	常小荣	湖南中医药大学
心理那些事儿杂志	从心理学、社会学等各学科的不同角度,以"助人自助"为原则,帮助人们认知、管理自己的情绪、心理和行为,面对挫折或困难,并对人们生活中经常遇到的一些难题给出建议。	骆艳丽	上海交通大学医学院附属仁济医院
睡出健康杂志	以中医情志病为理论基础,关注公众睡眠健康,对各种睡眠障碍答疑解惑,力求为百姓打造"睡出健康"的医学科普品牌。	许 良	上海市中医医院
上工治未病杂志	弘扬中医药的独特优势,发展中医养生保健治未病的医学科普,推进中医药的继承创新。	方 泓	上海中医药大学附属龙华医院
"心"欣向荣杂志	以中医和西医两个视角,关注以心血管系统疾病为主的健康养生科普,授人以渔,教会公众自我健康管理的手段,促进身心健康。	崔 松	上海中医药大学附属曙光医院
Hello,早到的天使杂志	聚焦早产儿为主的高危儿,包括高危儿出院后的早期喂养,早期干预等,帮助年轻父母早期进入角色,摆脱焦虑,让高危儿顺利完成生长追赶。	陈 菲	上海交通大学附属儿童医院
萌宝养成杂志	致力儿童健康知识的传播和推广,讲述关于萌宝养成的中医适宜技术及养生保健方法,药物使用指导,以儿童常见病、高发病为抓手,以看病就医需求为导向,向广大民众提供科学、安全、有效、方便的儿童喂养、保健和防治疾病的方法,提高儿童身心健康。	沈 健	上海中医药大学附属曙光医院
追求"内"在杂志	围绕成人常见易患的内科疾病展开,通过介绍疾病的相关知识,帮助民众认识疾病、预防疾病,与临床医生配合,更好地治疗疾病、改善生活质量、节约医疗成本。	韩 蕊	复旦大学附属华东医院
"肠子"久安杂志	围绕多种因素导致的肠道疾病如腹胀腹痛、肠炎腹泻、便秘痔疮等,通过介绍疾病的相关知识及预防知识,改善生活幸福指数。	周 璐	华东疗养院
知音中西杂志	围绕女性健康,从中西医角度介绍常见妇科疾病的相关知识、常见误区、养生及预防保健知识。	吴胜男	上海市第一妇婴保健院
胰腺与脓毒杂志	以公众关心的内科疾病为基础,特别关注胰腺等消化系统疾病的预防、发生、演进和并发症,为公众带来温馨、贴心、用心的科普。	裴红红	西安交通大学第二附属医院
麻醉与科普杂志	用风趣易懂的语言,介绍麻醉、镇痛以及其他与手术室相关的科普话题。	薄禄龙	中国人民解放军海军军医大学附属长海医院

(续表)

专栏名称	专栏简介	专栏主编	主编所属单位
降"电"伏虎杂志	从社会大众角度出发,关注电损伤,普及电损伤的基本概念,了解电损伤对人体造成的损害,如何应对处理电损伤,使普通人能够避免电损伤,并把损伤控制在最小的程度。	朱维平	上海电力医院
从"骨"至"筋"杂志	科普骨科常见疾病的防治,以及康复过程中的流程、规范、注意事项,从而让公众了解疾病,了解医学,了解医生。	郭树章	新疆军区总医院
虾米妈咪杂志	以母婴健康为主旨的科普专栏,特别关注低龄宝宝的安全、健康及养育知识。	余高妍	上海市科普作家协会
"营"在健康杂志	聚焦老百姓最关注的"吃"的问题,通过提供专业的食品营养与安全知识,指导您如何吃得安心,吃得营养,吃得健康。	吴 萍	同济大学附属同济医院
有感而发杂志	聚焦各类感染性疾病的发生、预防和应对,立足国际最新感染性疾病防控的前沿,为公众带来及时有效的感染性疾病科普知识。	卢洪洲	复旦大学附属公共卫生临床中心
"检查"风云杂志	检验医学是疾病诊断、预防和治疗过程中必不可少的组成部分,通过对各类体检报告、临床常见病多发病的检验结果解读,向公众普及检验医学的初步知识,使轻松解读化验单不再是一件难事。	施佳华	上海市黄浦区体检站
6e药师杂志	看病找医生,问药找药师,专业的人做专业的事——6e药师,为您的安全用药保驾护航。	张剑萍	上海市第六人民医院
康复在路上杂志	关注脑血管病,特别是脑卒中(即"中风")、脑外伤、脑部肿瘤术后等危害人类健康的严重疾病之康复,通过早期、及时、有效的康复科普,力争让更多的患者早日回归家庭、回归社会。	吴 毅	复旦大学附属华山医院
紧急呼叫120杂志	旨在院前急救科普,普及公众现场急救知识,分享急救经验,指导院前急救资源的合理使用,增强医患相互了解和相互信任。	周国忠	云南省急救中心
急急如令杂志	聚焦危急重症的预防保健、意外伤害的现场处理、突发状况的家庭急救、急诊处置的合理流程。	刘 欣	天津市天津医院
急中生"治"杂志	以社会急救为主题,围绕常见急性病症,利用贯通中西医学的深厚学术背景和丰富的科普教育经验,把预防急性病症的科学知识、面对急重症的正确应对方法和准确有效的基本急救技能传授给公众,积极传播传统医药学的精髓,提升普通百姓的健康内涵。	熊旭东	上海中医药大学附属曙光医院
新闻透视杂志	根据社会新闻、焦点事件,挖掘其中相关的健康养生元素或防病治病内容,加以深度分析和解读,为公众提供及时有效的医学科普知识。	桂 岚	上海和平眼科医院
科教电影杂志	与上影集团科教电影制片厂合作,由资深科教电影导演、制片人带来的最新最好医学科普电影或纪录片的精华片段。	徐 杰	上海大学电影学院
科普教育杂志	综合性医学科普板块,重点强调护理和预防在"治未病"中的重要作用,并把本品牌的各类线下活动的信息和情况及时与公众沟通、交流、反馈,让医学科普走进现实生活和百姓身边。	魏薇萍	上海市第六人民医院

（续表）

专栏名称	专栏简介	专栏主编	主编所属单位
Daily Health 杂志	关注日常健康及医学小知识，特别是兼顾在华的广大外籍人士的医疗保健需求，推出英文医学科普文章。	蒋本然	百汇医疗（中国）
医笔医画杂志	通过科普漫画的形式，向公众讲解医学科普，让医学变得活泼生动，使健康变得通俗易懂，同时展示医务工作者的别样光彩。	陈海燕	复旦大学附属中山医院
医路诗心杂志	医生，对生死有极深的感悟，所以医生具有诗人和哲人的气质。本栏目旨在以诗为载体，与人们分享生命中一切的美好。	陈篁	上海市浦东人民医院
养"声"杂志	利用声音改善人们的情绪，激发人们的感情，振奋人们的精神；同时消除心理、社会因素所造成的紧张、焦虑、忧郁、恐怖等不良心理状态，提高听者的应激抗压能力，实现"听出健康"。	白宾	上海电视台财经频道
行为与健康杂志	以"心理健康是健康的灵魂，行为健康是健康的基石"为指导，倡导健康的生活方式，传播"行为决定健康"的科学理念。	杨志寅	中华医学会行为医学分会前任主委
灰飞烟灭杂志	致力于宣传"行为决定健康"的科学观念，以及珍爱生命、远离烟草与保护环境的健康理念，让不吸烟、早戒烟和保护环境成为新的健康时尚；科普肺癌相关知识以及烟草、环境污染与肺癌的关系。	赵晓刚	上海市肺科医院
幸福银行杂志	以志愿者义工服务为抓手，延伸健康服务，促进医患协作，弘扬医学人文科普，传播医学科学精神，实现患者幸福，社会健康。	何红华	广东医科大学附属医院
男护士手札杂志	聚焦男护士这个新兴的职业群体，从他们工作、生活的所见、所闻、所感出发，呼唤医学人文科普，交流医学伦理心得，推动医患双方互相理解，传播弘扬医学科学精神。	叶磊	四川大学华西医院
仁怀仁术杂志	从社会学及心理学角度出发，关注疾病以外的社会、家庭以及人文科普，在教育患者重视健康的同时，真正做到以人为中心的人文关怀。	徐仲卿	上海交通大学医学院附属同仁医院
医患心桥杂志	将临床医生在工作中与患者、家属接触的真实感受，以及医患互信、医患合作娓娓道来，旨在加强心灵沟通，消弥观念鸿沟，建设正能量的医患关系，推动医学人文科普，传递医学科学精神。	徐灵敏	复旦大学附属中山医院青浦分院
社区卫生服务杂志	围绕新一轮社区卫生服务综合改革，以家庭医生签约服务制度为切入口，向社区居民宣传分级诊疗制度，引导居民合理、有效、便捷就医，让居民了解和信赖社区卫生服务。	施建华	上海市田林社区卫生服务中心

附录四 "达医晓护"线上子刊(部分)

(续表)

专栏名称	专栏简介	专栏主编	主编所属单位
医保笔记杂志	就百姓看病过程中的政策与制度实务,参保人利益的维护,医保基金合理使用等,提供详细答疑解惑,让参保人尽享政策福利,免除奔波的烦恼。	郑 峻	上海市医疗保险检查监督所
就医助手杂志	聚焦公众日常健康事务与就医问药所必需知晓的政策、制度、流程,给予相关指导与贴士,让老百姓足不出户,看病无忧。	夏 萍	广东省中医院
医学传播杂志	通过融合艺术、科技、文化等多种元素,服务与促进医学教育的教与学,将医学知识以科普的形式向社会传播,助力将医学传播打造成为学生创新创业的孵化基地,将医学文化推向社会。	叶 馨	广东医科大学
成长学堂杂志	面向年轻的三口之家,以爸妈们的育儿烦恼为线索,用有趣的视频形式解读儿童成长中的健康科普知识。	石 琰	科普电视专栏资深编导
金牌阿姨杂志	体现"照顾者指导"理念,由基层家政护理人员参与,面向上海家政从业者和家庭照顾者的居家护理康复科普专栏。	方 磊	上海市妇女儿童活动指导中心
走进西藏杂志	以藏区地理、环境和人文为基础,漫谈西藏独有的健康相关问题,尤其关注来到青藏高原旅游、探秘者的身体健康,为藏区人民和访客的身心愉悦保驾护航。	刘汉斌	西藏军区总医院
菁菁校园杂志	以大学生健康科普为主要方向,聚焦大学生关切的健康问题,特别是重大疾病防治和健康生活方式的养成,传播疾病预防保健知识,重视疾病信号,加强自我健康管理,推进校园健康事业的发展。	赵珂漾	上海交通大学学生联合会
杨秉辉专栏	著名健康教育学家,任上海医科大学中山医院院长20年,内科学教授。中华医学会全科医学分会名誉主委,中华医学会肝病学会科学委员会委员,中国抗癌协会理事,上海市抗癌协会常务理事。	杨秉辉	中华医学会全科医学分会名誉主委
医院采访见闻杂志	以医院内采访患者的真实故事为脚本,以近年流行的叙事医学模式,展现医生对患者的关爱,患者对医生的信任,医患互相理解共同努力战胜疾病,传播正能量。故事强调疾病早期表现、可防可治。	王 孜	北京卫视《养生堂》节目主编
健康新"食"尚杂志	民以食为天,中国饮食文化源远流长,"吃"不仅是果腹之需,也是社交之理、养生之道,然而,在传统和听闻中的"怎么吃"的信息,还有不少误区,通过识别常见的饮食误区,给"健康吃"增加色彩和乐趣,吃得健康也可以吃得精彩。	朱珍妮	上海市疾病预防控制中心健康危害因素监控所
智斗传染病杂志	以普及大众普遍恐惧害怕的传染病常识为主要内容,如各种传染性病毒性肝病、痢疾、肺结核、艾滋病、小儿发热出疹性传染病及世界各地各种新发传染病等,用通俗易懂的语言科普这些疾病的流行病学、疾病特点、治疗、预防等,使大众能够科学认识防范传染病,消除其恐惧心理,智斗各种传染病。	王 方	兰州军区总医院

(续表)

专栏名称	专栏简介	专栏主编	主编所属单位
居家护理达人杂志	主要围绕家庭照护所涉及的健康知识、照护技能和急救护理等方面,大家一起聊聊关于您身边的朋友或家庭中的养老难题。结合文章、图片、临床实景、专家讨论和实践操作项目等方式,帮助读者成为护理达人,为"家庭照顾者科普"体系建设添砖加瓦,助"护养结合"养老模式一臂之力。	章雅青	上海交通大学护理学院
神秘的ICU杂志	如果只能用一个词来形容ICU(重症监护病房),大部分人肯定选择"神秘"。那扇似乎永远关着的大门,以及门后戴着口罩帽子忙忙碌碌的医生护士,他们到底在忙什么,我的亲人在里面过得还好吗?现在让我们推开这扇门,看看里面发生的故事。	王学敏	上海松江区中心医院
内分泌点点通杂志	围绕与生命、生活息息相关又神秘强大的"内分泌代谢"系统,和您一起聊聊那些正常、异常的生命和疾病现象,还有这些现象后面动人的调控本质。透过"内分泌",您会对"平衡"有更深入的认识,对"健康"有更全面的理解,带着"由内而外"的期望走上从容的自我健康管理之路。	李 颖	同济大学附属同济医院
健康女性杂志	旨在提高女性的健康智慧,即"健商(HQ)",让名医与女同胞分享健康理念、健康意识、健商概念、健康知识和健康方法。	郭述真	山西省女医师协会名誉会长
伤筋动骨杂志	旨在传播骨科疾病的预防措施与康复科普,帮助大众科学预防骨科常见疾病与损伤,普及骨科相关疾病发病原因,以及骨科相关疾病发生后的正规化、阶梯化、个体化的治疗方案指导,给骨科疾病患者带来福音。	张 波	华中科技大学同济医学院附属协和骨科医院
园蓓医画杂志	园蓓医画杂志,以简单、美观、生动有趣的医学插图和漫画的形式,普及医学知识,令人印象深刻。	胡蓓蓓	山东齐鲁医院
"瘾"隐作痛杂志	"瘾"隐作痛杂志,以大众及在校学生为对象,就各种物质与行为成瘾发生的高危因素进行宣传、普及,提高大家对成瘾物质及成瘾行为的辨识能力,从而达到预防、避免成瘾行为发生的目的。	杜 江	上海市精神卫生中心
儿童保健与成长杂志	儿童保健与成长杂志,采用卡通、图画、小视频结合文字等直观有趣的形式,普及儿童保健与发育行为科学知识,共同促进儿童早期发展,守护宝贝健康成长。	陈津津	上海市儿童医院
心肾一家杂志	高血压、糖尿病、高脂血症是心、肾疾病的共患因素;此外,心衰可以引起肾衰,肾衰也引起心衰,心肾互害;而疾病治疗,却要心肾同治,心肾一家。心肾一家杂志,用通俗、易懂、风趣的文字跟大家分享专业实用的健康故事。	李 青	天津市泰达医院
乳房保卫战杂志	乳腺疾病一直是困扰女性的常见病,乳腺增生普遍存在,乳腺结节经常被发现,乳腺癌也是时有发生,有人认为乳腺就是女性的定时炸弹,不同的乳腺疾病如何发生发展,如何预防和治疗乳腺疾病,需要更多医务人员参与,与患者一道共同战胜乳腺疾病,保卫女性乳腺。	钱明平	上海市第十人民医院

(续表)

专栏名称	专栏简介	专栏主编	主编所属单位
博古达康杂志	多少豪杰,雄姿英发,可惜天妒英才,溘然陨落;多少英雄,历经坎坷,却生命之树常青。追溯他们的生命轨迹,一起探寻健康的秘密。医学及医疗技术发展的历史,是人类对疾病认识不断深化的历史,以史为鉴可以不断修正我们的健康观。	王海龙	中国医学科学院血液病医院
"痔"病救急杂志	"痔"病救急杂志,顺应微创外科的发展方向,就痔病在超声引导下的新技术治疗、腹腔镜下胆囊、胃、十二指肠、结直肠的手术治疗,以及围手术期肠内肠外营养支持治疗等方面普及相关科学知识。	黄东平	同济大学附属普陀人民医院
萌宝护卫队杂志	萌宝护卫队杂志:这是一群懂医学的家长,也是一群懂家长的医生,他们致力从家长的视角观察和解释关于宝贝们的种种医学问题,减少萌宝宝们的意外伤害,减轻由于照护不当导致的急性病症损伤,让家长减少焦虑,让宝贝们更加健康快乐。	胡燕琪	上海健康医学院
补肾养生杂志	补肾养生杂志倡导科学补肾,呵护健康。就各种亚健康状态、药物性损伤和中医"五脏虚损"(特别是"肾虚")的临床表现、自我辨识、防治策略以及补肾食疗等知识进行"靠谱式"宣传、普及,力争成为广大对中医养生保健知识感兴趣的读者朋友们的好帮手。	龚学忠	上海市中医医院
头痛与睡眠障碍杂志	头痛与失眠已成为当今社会的常见症状,与之相关的疾病也越发严重地影响到人们的生活质量。如何辨别常见的急、慢性头痛?出现哪些症状需要就医?哪种情形可以自行在家口服药物?睡眠障碍除了失眠,还有哪些不常见的症状?等等这些都需要医务人员普及头痛与睡眠障碍相关疾病的常识,与患者共同预防疾病和提高生活质量。	满玉红	吉林大学第二医院
科普音乐杂志	Dr.Banana科普医学杂志是青少年原创音乐科普专栏,意为会唱歌的香蕉医生/博士,将香甜可口的健康知识剥开外皮唱给你听。团队将科普与音乐相结合,让科普更加生动有趣;将理论与实践相结合,在音乐创作的同时进行理论化探索。团队成员有来自三甲医院的主管药师及硕士进行内容创作,也有钻研音乐近20年成熟的音乐制作人对音乐进行把关,两者的融合让科普音乐更科学、更美妙。	吴一波 孙昃懿 王小倩	北京大学药学院 原创歌手
"医"笑解忧杂志	"医"笑解忧杂志,聚焦全新科普形式——医学科普相声的创立及全媒体推广。将医学健康知识编入相声,充分发挥相声"说学逗唱"的艺术手段,在笑声中向观众科普健康知识——寓教于"笑"。	蒋 平 李宏烨	上海市精神卫生中心 上海交通大学材料学院
心"晴"杂志	随着生活节奏明显加快,竞争压力不断加剧,人们对情绪是否稳定,人际是否和谐,幸福感是否充分越来越关注,心"晴"杂志,通过心理健康知识的传播,提高公众对心理健康知识的知晓率,掌握稳定情绪、缓解压力的技巧,进而从容面对工作与生活,迎接希望与挑战。	桑 红	长春市第六人民医院

(续表)

专栏名称	专栏简介	专栏主编	主编所属单位
泌尿疾病那些事儿杂志	专业的人做专业的事,为您带泌尿系统疾病的知识及其诊疗的专业解读	王伟	复旦大学附属上海市第五人民医院
呵护女性泌尿杂志	呵护女性泌尿杂志,帮助女性朋友了解泌尿系统生理常识,及女性尿失禁、女性尿路感染等泌尿系统疾病的病因及诊治方法,从而达到预防此类疾病的发生、发展的目的。	包娟	上海市公共卫生临床中心
"药"安全保健康杂志	"药"安全保健康杂志,提高安全用药资讯,指导大众准确用药,防范用药安全问题,确保大众用药安全。	王建平	浙江省中医院
急救包杂志	打开急救包,就像开启了潘多拉魔盒;掌握了基础急救小常识,就像随着携带着拯救生命的钥匙。	江玉	上海市第六人民医院东院
息息相关杂志	吸烟、大气环境污染、雾霾等因素加剧,造成呼吸道疾病高发,公众健康受到危害。该栏目以大家关心的呼吸道疾病为主题,运用详实的医学文献及通俗易懂的言语,提升公众对呼吸道疾病的认知,提倡做好自我防护及保健。通过对呼吸道疾病的早发现、早诊断及康复治疗,达到减少疾病致残致死的目的。	李俊	上海市徐汇区中心医院
80天变身"五虎将"杂志	80天变身"五虎将"杂志,以"健康中国"国策和医养结合政策为背景,以获得"中国科普作家协会优秀科普作品奖"的《80天变身护理达人》一书为蓝本,由一位医生和四位男护士组成的"护理五虎将"团队,向公众推荐自编、自导、自演的家庭急救护理操作视频,推广传播简单、易学、实用的居家护理康复指南。	王韬	同济大学附属东方医院
"肩"护人杂志	"肩"护人杂志,结合中医传统康复理念及现代康复医学,采用示范图片、小视频结合文字的通俗易学的形式,普及颈、肩及脊柱侧弯等疾病的防治知识。	孙萍萍	上海中医药大学康复医学院

附 录 五

医学科普文章集锦

◆ 文章一： 流感肆虐，帮您 get 就医小技能 ◆

进入冬季以来，各地相继出现了流感高发的情况，其中，尤以儿童多见，许多医院儿科门急诊人满为患，平均需要等候 2~3 小时。

根据北京、上海等地疾控中心的监测，本次流感以乙型流感为主，乙型流感虽然传染性不及甲型流感那么强，但是也有可能出现群体爆发的现象。

在这个流感肆虐的季节，让我们帮您快速 get 六点就医小技能，轻松掌握流感小知识，减少在医院的排队等候时间。

1. 哪些人容易得流感？

儿童、老年人最易得，其他还有孕妇，患有糖尿病、老慢支等慢性疾病，或者有肿瘤、艾滋病、长期应用激素等免疫力低下的人群。在流感高发的季节，这些人群应尽量少去人流集中的公共场所。

2. 出现哪些症状，可能是得流感了？

在目前这个流感流行的季节，有以下症状，可能是得了流感：

（1）发热伴咳嗽和（或）咽痛等急性呼吸道症状的。

（2）发热伴原有的慢性肺部疾病急性加重的。

（3）婴幼儿和儿童单纯发热，没有其他症状和体征的。

（4）老年人新发生的呼吸道症状或者原有呼吸道症状加重，伴或不伴有发热。

3. 哪些情况下必须尽快去医院急诊看病？

- 儿童

（1）高热（体温>39℃）超过 3 天不退的。

（2）呼吸费力，或者呼吸急促的。

（3）呕吐、腹泻次数多，并有小便明显减少的。

（4）喉咙痛，出现透气困难的。

（5）精神软，不思进食的。

（6）出现惊厥或者抽搐的。

（7）口唇青紫的。

- **老年人**

（1）体温>38.5℃的。

（2）突然出现的意识淡漠、反应迟钝的。

（3）突然出现的胡言乱语、烦躁不安的。

（4）有呼吸急促，或者呼吸困难的。

（5）伴有胸闷、心慌，或者胸痛的。

（6）口唇青紫，或者四肢湿冷的。

（7）呕吐、腹泻次数多，并有小便明显减少的。

（8）咳嗽剧烈，有脓性痰的。

4. 哪些情况下去看门诊就可以了，而不一定要看急诊？

- **儿童**

（1）体温不超过38.5℃的。

（2）有咳嗽，或者喉咙痛、肌肉酸痛，但是没有发热的。

（3）有呕吐、腹泻，但是没有小便减少的。

- **老年人**

（1）体温不超过38.5℃的。

（2）有咳嗽、咳痰，但是没有呼吸急促或者呼吸困难的。

（3）有喉咙痛、肌肉酸痛，但是没有明显发热的。

（4）有发热，但是精神状况良好的。

（5）有呕吐、腹泻，但是没有小便减少的。

5. 流感病毒是通过什么传播的？

（1）通过飞沫传播，比如咳嗽或者打喷嚏。

（2）通过皮肤接触传播，比如握手，或者接触流感患者的物品。

（3）通过唾液传播，比如和流感患者共用餐具，或者接吻。

6. 流感流行季节，应当注意些什么？

（1）尽量避免去人群密集、空气污浊的场所，如果必须，尽量戴口罩。

（2）居家，或者工作场所，应当勤通风，保持空气清新，每天至少通风两次，每次半小时左右。但是，通风的同时也要避免着凉。

（3）勤洗手，接触了不干净的物品后，应当用肥皂或者香皂洗手，并用流动水冲洗干净。

(4) 平衡饮食,保证充足的睡眠。

(5) 避免接触已知的流感患者,如果必须,需要戴口罩及洗手。

◆ 文章二: 从榆林悲剧看产妇权益 ◆

最近,发生在陕西省榆林市的产妇跳楼事件可谓是沸沸扬扬,且不论谁对谁错,发生了这么一起悲剧,无论是家属还是医院,都是不愿见到的。事件的真相,交由调查组进行,今天,我们就从这起悲剧中,来看看产妇究竟具有哪些权益。

《侵权责任法》第五十五条规定:"医务人员在诊疗活动中应当向患者说明病情和医疗措施。需要实施手术、特殊检查、特殊治疗的,医务人员应当及时向患者说明医疗风险、替代医疗方案等情况,并取得其书面同意;不宜向患者说明的,应当向患者的近亲属说明,并取得其书面同意。"这项条款是我国对患者知情权的首次规定。而《医疗机构管理条例》第三十三条也规定:"医疗机构施行手术、特殊检查或者特殊治疗时,必须征得患者同意,并应当取得其家属或者关系人同意并签字;无法取得患者意见时,应当取得家属或者关系人同意并签字。"

从以上两项条款,可以看到,医院首先应该向患者,也就是产妇本人说明病情和医疗措施,并取得其书面同意。但是,任何医疗行为,都是具有一定风险的,一旦产妇出现并发症,比如说陷入昏迷了,那之后的医疗行为,应该向谁说明,由谁签字呢?所以,此次事件中,产妇签署了授权委托书,由其家属全权代表其本人,对于一切医疗行为进行认可并签字。

那么,授权委托书又意味着什么呢?授权委托书,实质上是患者作为委托人和被委托人之间签署的一份委托合同。委托合同是否生效,首先要看这份委托书是否是委托人,也就是产妇本人的真实意愿的表现。在这里,产妇授权委托自己的家属代表自己行使自己的合法权益,我们姑且看作是产妇真实意愿的表现。那么,在委托书签署以后,医院任何的医疗行为和告知义务,都会向被委托方,也就是产妇的家属告知并取得其认可,而不再向产妇单独告知。

在这里,又会遇到一个问题,是否委托书签署后就不可以更改了呢?也就是产妇一旦签署授权委托书之后,就意味着她本人没有决定的权利了吗?

并非如此。榆林悲剧的发生,在于顺产还是剖腹产之争。这个时候,如果产妇本人的意愿与被委托人,也就是家属不同,完全可以取消授权委托。这就是说,产妇此时可以取消授权委托给家属,而由她本人决定生产的方式。

《民法通则》第六十九条第二项和即将生效的《民法总则》第一百七十三条第二项均规定了"被代理人取消委托或代理人辞去委托",委托代理终止。对于被代理人取消委托的形式,民事立法和理论中均没有明确,一般认为,产妇只要重新签署一张取消授权委托书就可以了。

这里,还需要明确的是,在产妇取消了授权委托后,也就意味着由产妇本人对于一切医疗行为进行认可及签字。如果这个时候，产妇出现了并发症，陷入了昏迷，那之后的医疗行为应该由谁来决策？

《侵权责任法》第六十六条规定："因抢救生命垂危的患者等紧急情况，不能取得患者或者其近亲属意见的，经医疗机构负责人或者授权的负责人批准，可以立即实施相应的医疗措施。"

从这项条款，我们可以看到，在产妇本人没有委托其他人的情况下，一旦产妇陷入昏迷，那之后的医疗行为就是由医疗机构，也就是产妇所在的医院当时的最高行政负责人进行决策。

榆林悲剧，在我们这个现代社会，其实不应该发生。我们希望，通过这个悲剧，能有更多的人了解法律、熟悉法律，知晓自己所有的权利，避免悲剧的再次发生。

◆ 文章三：国内看病并不难 ◆

经常听到有人吐槽，看病实在太难啦！排队3小时，医生只看了3分钟啊！想看的专家挂不到号，只能高价求助号贩子啊！做个检查排队那么长，居然还要等好几天才能做！

听说国外医生，一个患者至少看半小时，专家都耐心得不得了，检查环境又好又安静。听起来似乎在国内看病很难，而在国外就简单多了，事实真的是这样吗？

那我们就来比较一下国内外的情况吧。

先说看病的时间。

在国外，医生接诊一个患者的确是至少半小时，但这是有前提的，那就是必须预约。在基础医疗发达的西方国家，大部分人都会有自己的家庭医生，每个人要看病，必须先找自己的家庭医生看，而这个家庭医生是预约制的，并不是你当天想看就能看到的，通常一个医生一天至多只能看20个患者，所以医生的接诊量非常有限，如果不是比较紧急的疾病，一般可能要预约个好几天，甚至几个月都是有可能的。常常是患者的病已经快好了，医生还没有预约到。

再看看我们国家，除了少部分专家门诊以及特需诊疗门诊，大部分医院的门诊都没有实行全预约制，而且医院并不能拒绝患者，也就是说，如果一个患者临时决定当天去看医生，虽然有可能会排队3小时，但至少在当天他是能看到医生的。而那个看病的3分钟，是门诊医生放弃了喝水、休息、上厕所的时间，努力挤出来的。即使当天门口有200个患者排队，医生也要把这些患者看完才能下班的，因为今天看不完，明天还是有那么多患者在等着，所以医生努力再努力，加班再加班，就是为了当天的患者能够在今天就看到医生。

再说专家看病。

在国外，看病找专家，一般行不通。患者得病，需要先找家庭医生，家庭医生能够处理的给予处理，家庭医生不能处理，会帮患者转诊。转诊有两种，一种是转到某个专科医生处，另一种是转到某家医院，由这家医院选派相应的专科医生接诊。患者如果想跳过家庭医生，自己找专科医生看，那是不可能的，即使有家庭医生的转诊，专科医生也不是马上能接诊的,同样需要预约,这个预约时间有多长,就很难说了,几天,几个月,甚至一年都是有可能的。如果,预约时间错过了,怎么办? 重新走一遍预约流程吧。

而在我们国内,大部分专家的号源是面向所有人开放的,患者可以自由地选择自己想看的专家医生。当然,很多著名专家由于想看的患者多,非常抢手,曾经有一段时间内,滋生了一批贩卖号源的号贩子,随着网络预约、手机预约的兴起,还有一部分专家号面向社区开放,社区转诊的患者可以优先拿号,渐渐地,号贩子也就没有了用武之地。常常可以看到一个患者,由于不放心病情,辗转于几家医院,每个医院都找到最著名的专家看病,手中握有一大堆检查资料。当然,这并不是正面的例子,对于一个患者来说,辗转几家医院是医疗资源的浪费,但是从另一方面来说,患者就诊的自由度非常高,找到专家的难度也相对并不高,这在国外是不可想象的,除了医生自认为自己接诊不了某个患者的疾病,会把患者转诊或者介绍给其他医生,怎么可能会有一个患者同时给这个行业内几个专家同时看过的情况出现呢?答案是绝对否定的。所以说,虽然国内找专家看病不算很简单,相比国外还是容易太多了。

最后说说检查吧。

国外很多医院检查的环境的确非常好,也很安静,检查时会让患者感到很舒心。不过,什么时候能做上检查?那就很难说了,因为需要预约啊。可能需要几天,也可能需要几个月。等不了,怎么办?没办法。很多海外华人,实在等不及了,就回国检查和看病了。

而我们国内,以前有些医院不太注重隐私,检查环境不算很好,但这些年每家医院都相当关注患者的隐私,检查环境已经改善了很多。而且,检查的等候时间,那可绝对是体现中国速度的,很多检查,当天就能完成,就算当天完不成,需要预约的一些检查,一般也就预约个几天,几乎不会有等待几个月的现象存在。可以看到很多医疗机构,为了帮患者完成相应的检查,会预约患者在晚上以及周末来检查,就是为了提升检查的速度。

看病难,这个问题,其实在很多国家都存在,在我们国家,当然也有,但是绝不是大众普遍想象得那么难,相对很多其他国家而言,我国的优势还蛮明显的。在大部分的城市以及区县,医疗资源还是较为丰富的,真正看病难的,是在偏远的乡村,尤其是一些山区。这些年,国家一直在努力推动全科医生以及乡村医生的培养及建设,相信在不久的将来,随着全科医生以及乡村医生的普及,看病难的问题就会得到全面解决。

◆ 文章四: 所谓的"患者满意度"究竟是什么? ◆

前两年,美国做了一项严格的前瞻性多中心对照研究,将患者随机分为两组,一组采用常规医护,另一组进行患者满意度调查,以此作为医生收入和奖惩依据。结果显示:提高患者满意度使死亡率升高238%,发病率增高146%,抗菌素应用增加858%。

这样的结果,很是令人震惊。

在曾经热播的医疗剧《外科风云》中也有这样一个桥段,进修医生因为患者的要求给并不需要输血的患者输了血,被上级医生一顿臭骂。因为这样做的话,患者是满意了,却很可能影响到更需要输血的患者。

好吧,满意度有没有那么夸张,居然会影响到其他患者的治疗,甚至生命?

那么,所谓的"患者满意度"究竟是什么呢?我们就先来了解一下吧。

住院的患者,一般在出院时,医院都会发一张问卷,上面会问到很多问题,除了医护方面的专业操守、工作态度等问题外,还会有饮食好坏、病房条件如何、检查流程是否顺畅等多方面的问题,患者可以自由勾选和打分。做得好的医院,现在已经实行了电子问卷调查,不需要纸质版了。医院会收集所有的问卷,进行统计分析。医院虽然不能完全列为服务类行业,但是搜集资料分析,寻找可以改进的地方,力求更好地医治患者,这也是现代医疗体系中体现对于患者人文关怀的一种方法。

门诊的患者,医院多数采用的是抽样调查,因为各个医院的门诊患者基数都非常巨大,不可能做到问询所有患者。一般都会在某一个时间段里,调查一部分的患者,很多也是用问卷调查的方法,可以匿名,也可以实名。问的问题多数与门诊相关,目的与住院患者的问卷调查一样,也是为了改善流程、便捷患者。

以上只是各家医院自身为了调查内部的"患者满意度"而采用的方法。

事实上,"患者满意度"的数据,并不是靠医院自己得出的。以上海为例,上海各家医院的"患者满意度"是由一家既非医院又非卫健委的第三方公司来进行调查并最终得出结论的。由第三方进行调查,一方面避免了利益关系,可以得出相对公正的结论;另一方面,非医学专业人士的眼光,更有可能与患者保持一致,有时可能会看出一些医学专业人士所无法看出的问题。

这家第三方公司,每年都会在一个时间段内对各家医院的门诊和住院患者(包括当日出院和在院患者)进行抽样问卷调查,然后统一进行数据统计和分析,并最终得出结论和排名。

满意度就是这样得出的。

那么满意度,真的就像电视剧或者国外调查中说的,一旦提高,就意味着会提高患者发病率、死亡率和抗生素使用率吗?

并非如此。

首先,提高满意度,并不是唯患者是从。

患者作为非医学专业人士,一旦得了病之后,心情一定是非常焦灼的。他希望能够得到专业人士的治疗和帮助,所以,有时候他会先咨询亲戚朋友中的相关医疗人士,得到一些意见后,再来和自己的主治大夫讨论。更有些患者,不认识什么医生朋友,就会先百度咨询,然后带着百度上的回复来找自己的医生讨论,有时真是让人啼笑皆非。

作为医生来说,我们可以提高服务,改善流程,以期让患者满意,但是对于患者的治疗方案,一定会有自己的原则,因为无论百度也好,还是那些所谓的医生朋友也好,都不是患者的主治医生,不可能对患者负责,只有患者的主治医生,才是患者的负责人,医生所做的一切医疗行为,是为了治病救人,并不单纯是为了让患者满意。医方可以通过提高沟通技巧,更多地从患者的立场和角度考虑。

作为患者或者患者家属来说,您当然可以有自己的想法和立场,也尽可以把这些想法拿来和主治大夫讨论。但是,除非您已经决定放弃治疗,其他任何时候,请相信,您的医生给您的意见,多数都是最直接和最可靠的。

除了满意度之外,我们更希望获得的是您的信任。只有双方的互信互认,我们才能做得更好。所以,我们会参考您的意见,但最终我们仍会按照我们所受的专业训练做出对患者最有利的选择。

其次,提高满意度,不单单指医疗行为本身。

患者在一家医院,所感受到的氛围是全方位的,除了医生、护士是否专业,是否亲切,还包括很多其他内容,病房条件是否舒适,伙食是否好吃,检查流程是否顺畅,指示牌是否醒目,这些都能影响到患者对医院的看法。而这些内容的改善,相对来说都是较为客观的。通过这些内容的改善,也可以很大程度地提高患者的满意度。试想,在一家拥挤不堪,食宿条件很差,常常需要排很长的队才能做到检查的医院,和另一家环境温馨,食宿条件优越,检查流程很快的医院,当然是在后一家的患者满意度会更高。

一般来说,如果单从满意度来说,患者多数会选后一家医院就诊,但是从国内的实际情况出发,前一家很可能是一家著名的公立医院,后一家则是环境优美的私立或者合资医院。私立医院虽然服务好,流程快,却有着收费高昂的缺点,有时可能还不能使用医保,并非所有患者都能接受。所以,即使公立医院环境拥挤,排队很长,还是会有很多患者选择。毕竟大部分患者选择医院,还是靠专业是否强大、医生是否著名、收费能否报销,并不单纯靠满意度。

当然,如果有一家公立医院,既能做到专业强大,又能做到环境优美、流程顺畅,那么它的满意度必然是非常高的。患者也自然会首选这些公立医院。

其实,有很多公立医院,已经开始注意到这些问题。这些年来,各家医院都在做硬件改造,流程改善,健康宣教,都是在为了提高患者满意度而努力。

应该说,满意度的提高也是对患者的一种人文关怀,我们都希望您在医院里能够安心、舒适地得到恰当地治疗。大家也无需特别担心,"患者满意度"的提高,不等同于发病率、死亡率的上升。

◆ 文章五:你应该怎么预防疾病? ◆

医生经常会教导患者:你需要进行疾病的预防。患者常常一知半解,有的患者甚至会偷偷地想:我都已经得病了,还预防什么呀,这个医生的话不靠谱。

其实,医生的话没错,无论在哪个阶段,都需要进行疾病的预防,只不过,这个医生没有把道理讲得很清楚,让患者误解啦。

我们现在就来分别理一理,疾病的预防是什么,在每个阶段又都应该怎么预防疾病吧。

疾病的预防分三个层次。

第一层：病因预防，也就是说要预防疾病的发生。

早在战国时期，我国历史上第一部医学典籍《黄帝内经》中写道："上医治未病。"2 000多年前的古人已经认识到预防疾病发生的重要性啦。

那么，怎么进行病因预防呢？最主要的就是危险因素的控制。什么是危险因素呢？简单点说，危险因素就是那些可能会导致疾病发生的因素。比如说，吸烟可能会引起肺癌，也可能会导致心脑血管的损害，应该说吸烟是一种很不健康的生活方式，应该避免，尤其是那些家族中已经有人得了肺癌或者心脑血管疾病的人群。又比如说，肥胖是糖尿病、高血压等一系列疾病的危险因素，对于一个胖子来说，要想少得病，首先是减肥啊。再比如说，老年人一般体质差，容易得肺炎，注射肺炎疫苗就是一种很好的病因预防的方式，还有现在很热门的HPV（人乳头瘤病毒）疫苗，也是预防宫颈癌发生的有效方式。

医生经常会教导人们要有健康的生活和行为方式，在饮食方面，要少油、少盐、低脂、低糖，要不吸烟，少喝酒，还要经常运动，控制体重。健康的生活和行为方式，会降低很多疾病的发生率。有些人说，如果按照这么健康的方式，生活就没有乐趣啦。每个人当然都有选择自己生活方式的权利，你可以选择健康的生活方式，也可以选择自认为舒适的生活方式。要知道，不同的生活方式，未来对你身体健康的回报必然是不同的，如果你能够接受未来的一切后果，那么，如今的生活方式选择或许对你不是那么重要。只不过，医生还是会教导你，一定要有健康的生活和行为方式。

第二层：三"早"预防，是指疾病的早发现、早诊断、早治疗。也就是说，在疾病的早期阶段，就能够发现它，并进行及早的诊断和治疗。

这一级预防的实施，最常见的就是各种疾病的筛查。比如说，在社区老年人群中，进行大便隐血的筛查，就是发现早期大肠癌的一种有效手段。

以恶性肿瘤举例，恶性肿瘤现在发病率很高，很多人听到恶性肿瘤就吓得半死，这里介绍一些常见的癌前症状，也就是说如果出现这些症状，要尽快到医院去检查有没有得恶性肿瘤啦，很多肿瘤早期发现的话，治愈率还是很高的。常见的癌前症状包括：① 身体任何部位逐渐增大的肿块；② 身体任何部位没有外伤，经久不愈的溃疡；③ 不正常的出血和分泌物；④ 进食后胸骨后异物感和吞咽不顺；⑤ 经久不愈的干咳，声嘶和痰血；⑥ 没有原因的长期消化不良，进行性食欲减退和消瘦；⑦ 大便习惯改变和便血；⑧ 鼻出血，单侧头疼伴有复视时；⑨ 赘生物或黑痣的突然增大或有破溃、出血；⑩ 无痛性血尿。

对于一般人来说，建议定期进行体检，体检是非常重要的，可以早期发现很多疾病。如果没有正规的体检，那么当出现身体不适的时候，也建议尽早去正规医院检查。

第三层：临床预防。防止并发症、防止致残、防止死亡。

对于一个已经得病的患者来说，主要涉及的是第三层预防。要知道，就算是得了病，也要进行正规的临床治疗和康复。比如说，得了高血压后，那么就要把血压控制好，防止高血压对于肾脏、心脏、脑血管损害的出现；得了脑卒中（中风），半边身体不会动了，那么就要积极地康复治疗,希望能够恢复功能,重新回到工作岗位。

最后,简单的总结一下:对于一个普通人来说,首先要有健康的生活和行为方式,饮食要健康,要多运动,不抽烟,少喝酒,还不能太胖;其次,最好能够定期体检,如果没有体检,那么当身体有了不适症状,要尽早去正规的医院检查;最后,即使得了病,也要正规地进行治疗和康复,还是有很大机会可以重返正常的工作和生活。

◆ 文章六:预防肿瘤改变的是习惯,不变的是保健 ◆

在科技发展迅猛的当下,人的预期寿命越来越长,而年轻人不良的生活习惯和高压力的工作环境导致了患癌人群的慢慢增加,平时疏于体检,或者体检后忽视结果的跟踪和随访,让很多社会精英出现了健康问题。

比如复旦大学患癌女教师,写的生命日记《活着就是王道》告诫大众不注意生活习惯,即便没有遗传风险,平时体质很好,也同样可能患癌。比如著名导演患晚期胰腺癌,也是疏忽了以下几点:没有养成良好的生活习惯比如戒烟限酒;没有管住重口味的进食习惯,爱吃咸辣的食物,急着吃烫的,有时候一忙过了饭点吃凉的,大大咧咧不注意吃了过期的变质食物;有时候因为工作压力生活压力,心态难以调整,工作过度疲劳,睡眠不足,出现焦虑或抑郁;因为忙于工作和应酬,疏于体育锻炼,长期在空调环境里,缺少日晒和出汗的机会,对机体产生不良影响。

综上所述,对于肿瘤的预防我们应该从细节入手,一级预防是宣传科学防癌知识;二级预防是早发现早诊断早治疗;三级预防是规范化治疗。目前社区开展肠癌筛查发现了较多高危人群,转诊到上级医院做肠镜检查避免了早期肠癌的漏诊。各个单位给职工的每年体格检查,发现了很多肿瘤的患者。或许是癌症发病率高了或许是医学越来越发达了,本来隐藏着的肿瘤,常能被高科技的医学手段发现,比如医学扫描技术CT横断面扫描、强化技术分辨和模拟成像等火眼金睛般地发现了肿瘤;比如内窥镜检查技术能让全消化道置于内镜之下,并获取消化道各个部位的可疑组织的病理,通过镜检和其他手段发现各个时期的肿瘤;比如通过磁共振的生物磁自旋成像技术,用探测器检测并输入计算机,经过处理转换在屏幕上显示图像,对于脑部疾病、骨科疾病和腹部实质性脏器疾病尤其有参考价值。比如PET-CT是利用正电子核素标记葡萄糖等人体代谢物作为显像剂,通过病灶对显像剂的摄取来反映其代谢变化,从而为临床提供疾病的生物代谢信息,主要用于肿瘤的早发现。高科技手段让肿瘤越来越容易被发现,所以自己对于健康的重视,更重要的是督促自己定期体检,发现问题,追踪溯源,定期随访至关重要。而对于肿瘤指标的异常懂得自我分析也是非常需要的。以下是对于常规肿瘤指标分析的医学知识。

肿瘤标志物是指肿瘤组织产生的可以反映肿瘤自身存在的化学物质,又称肿瘤标记物。是反映肿瘤存在的化学类物质。它们或不存在于正常成人组织而仅见于胚胎组织,或在肿瘤组织中的含量大大超过在正常组织里的含量,它们的存在或量变可以提示肿瘤的性质,借以了解肿瘤的组织发生、细胞分化、细胞功能,以帮助肿瘤的诊断、分类、预后判断以及治疗指导。

常用肿瘤标志物介绍：

（1）AFP：主要相关肿瘤为肝细胞癌和生殖细胞癌。

（2）CEA：较广谱，多见于肺癌、大肠癌、胰腺癌、胃癌、乳腺癌、甲状腺髓样癌等。

（3）CA242：主要相关肿瘤为胰腺癌、胃癌、结肠癌。

（4）CA125：主要相关肿瘤为卵巢癌。

（5）CA199：主要相关肿瘤为胰腺癌、胆管癌、结直肠癌。

（6）CA153：主要相关肿瘤为乳腺癌的首选标志物。

（7）CA724：主要相关肿瘤为胃癌的最佳肿瘤为志物之一。

（8）CA50：主要相关肿瘤为胰腺和结、直肠癌的标志物。

（9）NSE：主要相关肿瘤为小细胞肺癌。

（10）CYFRA21-1：主要相关肿瘤为肺鳞癌、宫颈癌、食管癌。

（11）f-PSA：主要相关肿瘤为前列腺癌。

（12）t-PSA：主要相关肿瘤为前列腺癌。

（13）Free β-hCG：主要相关肿瘤为妇科肿瘤和非精原性睾丸癌。

（14）SCCA：主要相关肿瘤为宫颈鳞癌、肺鳞癌、头颈部鳞癌、食管癌等。

（15）proGRP：主要相关肿瘤为小细胞肺癌、类癌、神经内分泌肿瘤等。

人们总是谈癌色变，因为肿瘤的治愈率不高，肿瘤的复发用五年生存率评估，癌症的疗效用五年生存率来表示。

结合五年生存率特点，早发现、早诊断、早治疗对于肿瘤的生存率尤其重要。做好肿瘤知识的宣教，健康生活，劳逸结合，健康饮食，戒除不良嗜好，如吸烟嗜酒晚睡等，定期体格检查，定期全科门诊随访。疾病在于防，长寿不是治疗的结果，而是长期自我防范意识保持健康的结果。

◆ 文章七：年轻人如何远离这对难兄难弟——高血压和糖尿病 ◆

现在由于生活环境和生活方式的改变，高血压、糖尿病的发病年龄逐渐年轻化。

高血压和糖尿病两者往往像"难兄难弟"一样，如影随形。有专家认为，这是因为高血压与糖尿病拥有许多共同的致病危险因素，享有共同的发病土壤，包括年龄增加、吸烟、遗传因素、肥胖、不良生活方式、胰岛素抵抗等。

年轻人并没有年龄方面的危险因素，为什么如今年轻人的高血压和糖尿病发病率也日益增高呢？那是因为现代很多年轻人的生活方式和饮食都不再健康，比如吃得越来越多，动得越来越少，体型越来越胖。那么，年轻人如何才能远离高血压、糖尿病呢？必须保持健康的生活方式和科学的膳食，这是维持健康的基础。

首先，需要保持理想的体重，也就是说不能太胖。

男性理想体重（千克）= 身高（厘米）-100，女性理想体重（千克）= 身高（厘米）-105。

高血压、2型糖尿病风险随体重增加而升高,减重可显著降低血压。该效应的幅度大致为:通过饮食减重4千克,可使收缩压降低6毫米汞柱。糖尿病预防与体重减轻的相关性最强,体重每减少1千克,2型糖尿病的风险就降低16%。

其次,要合理膳食。

饮食方面要清淡。每天食用盐摄入量不超过6克,每天多吃新鲜蔬菜及水果,蔬菜至少吃够500克,其中深色蔬菜占一半,每天蔬菜种类5种以上。每天吃水果200克左右。注意补充钾和钙,应增加含钾含钙的食物,如绿叶菜、鲜奶、豆制品等。此外主食食用方法应该是粗细搭配,糙米、燕麦、荞麦、小米等粗杂粮可以替代一部分主食。

第三,运动必不可少。

每天坚持合理运动,如游泳、骑自行车、跳舞、快步走、慢跑等,每天运动30分钟,每周运动至少5天。运动可以有效地防治糖尿病、高血压、冠心病等。

第四,戒烟限酒。

吸烟酗酒会增加高血压、糖尿病、冠心病等慢性疾病的发病风险。防治指南中,对于烟酒的限制都是有明确说明。远离烟酒才能远离这些慢性疾病的困扰。

最后,年轻人要调整心态,放松自己,保持积极乐观的生活态度,祝年轻人都能远离这对"难兄难弟"——高血压、糖尿病。

◆ 文章八: 谁说抗生素包治百病 ◆

最近天气转热,感冒的人又多起来了,屋内开着空调,屋外烈日当头,很多人由于不恰当地穿脱衣服而着凉。季节交替的时候,合理地更换衣服以及合理地应用空调都是非常必要的。

很多患者,一旦有了诸如鼻塞、流鼻涕、喉咙痛、打喷嚏等感冒症状,第一个想到的就是使用抗生素。有很多的咳嗽患者,也会要求用抗生素,还有很多有排尿不适的患者,以及有腹泻的患者,都会要求:"医生啊,给我开点抗生素,现在药房里买不到啦,我要囤点货。"

听起来,抗生素就是那武林秘籍中的神药,啥病都能治,家里缺啥也不能缺抗生素,一定要备一点。事实果真如此吗?

首先,大家要知道,现在药房里买不到抗生素,并不是因为抗生素紧缺。而是因为抗生素是处方药,必须要有医生的处方,也只有在医生认为患者需要用的时候才能开具。这和一般的OTC(非处方药)是有明显区别的。

其次,有很多疾病,比如感冒,大部分的感冒是不需要用抗生素的。感冒多数是病毒感染,病毒感染的特点就是缺乏特异性的药物治疗。也就是说,并没有什么特效药。很多病毒感染具有自限性,可能过几天,不需要用什么特别的药物,它自己就好了。那抗生素是什么,抗生素主要是治疗细菌感染的。我们来思考一下,病毒感染和细菌感染是一回事吗?单从字面上看,那完全就是两回事啊!那么,病毒感染需要用抗生素吗?当然不需要,因为抗生素没有抗病毒的作用。只有一种情况例外,如果一个患者病毒感染的同时合并有细菌感染,且医生认为其病情需要用抗生素,那么这个时候就需要用抗生素啦。

那么,多用抗生素有什么坏处吗?还真不少。

滥用抗生素可能会引起细菌耐药。耐药是指什么?打个比方,一个经常头痛的患者,服用某种止痛药物效果良好,但是吃得多了,就会发现效果越来越差,这就是耐药。但是这种耐药只存在于这个特定的患者身上,对其他患者来说,这种止痛药效果可能还是很好。而细菌耐药就有点不一样,细菌耐药不是特指某一个患者对这种抗生素耐药了,而是指这个细菌对某种抗生素耐药了,那么,这个抗生素耐药的问题,就不是针对某个患者,而是对所有人都存在。由此可见,一旦出现细菌耐药,是一个非常棘手的问题。听说过"超级细菌"吗?"超级细菌"就是对已知的抗生素全部耐药的细菌。2011年,世界卫生组织提出"今天不采取行动,明天就无药可用"的口号,这句话绝对不是耸人听闻。

除了细菌耐药,滥用抗生素也会有其他毒副作用。古话说:"是药三分毒。"抗生素是一种药物,不是维生素,也不是保健品。不同种类的抗生素具有不同的副作用。举些简单的例子:"四环素牙"就是应用四环素这种抗生素出现的典型副作用;链霉素这一类的抗生素有耳毒性、肾毒性,可能会引起耳聋,或者肾功能减退。因此,抗生素一定要在医生的指导下应用,绝对不能随便滥用。

说到这里,大家应该都知道了吧,抗生素绝对不是神药,不能包治百病,也有一定的副作用。如果你得病了,最好的办法还是去咨询医生需不需要服用抗生素,千万不要自己胡乱吃。为了大家的健康,为了不要明天无药可用,让我们大家一起努力,抵制抗生素滥用。

图书在版编目(CIP)数据

医学传播学:从理论模型到实践探索/王韬,牟怡,徐仲卿著. —上海:上海科技教育出版社,2019.8

ISBN 978-7-5428-7006-3

Ⅰ.①医… Ⅱ.①王… ②牟… ③徐… Ⅲ.①医学—传播学—研究 Ⅳ.①R-05

中国版本图书馆 CIP 数据核字(2019)第 122141 号

责任编辑　陈雅璐
封面设计　符　劼

医学传播学:从理论模型到实践探索
王　韬　牟　怡　徐仲卿　著

出版发行	上海科技教育出版社有限公司
	(上海市柳州路218号　邮政编码200235)
网　　址	www.sste.com　www.ewen.co
经　　销	各地新华书店
印　　刷	山东鸿君杰文化发展有限公司
开　　本	787×1092　1/16
印　　张	14.75
插　　页	6
版　　次	2019年8月第1版
印　　次	2019年8月第1次印刷
书　　号	ISBN 978-7-5428-7006-3/R·466
定　　价	98.00元